W0259249

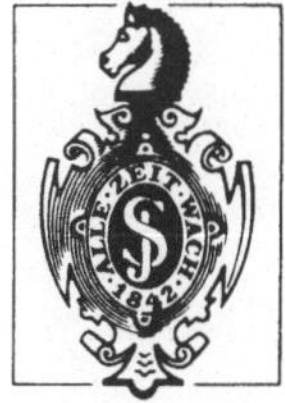
ALLE ZEIT WACH
1842

E. Kretschmer

Psychiatrische Schriften

1914 - 1962

Bearbeitet und herausgegeben von
W. Kretschmer

Springer-Verlag Berlin Heidelberg GmbH

Professor Dr. Wolfgang Kretschmer
74 Tübingen, Osianderstraße 22

Library of Congress Catalog Card Number: 74–6762
Kretschmer, E.
Psychiatrische schriften 1914–1962.
Germany Springer-Verlag
Sept. 1974 4-15-74

ISBN 978-3-662-02270-2 ISBN 978-3-662-02269-6 (eBook)
DOI 10.1007/978-3-662-02269-6

Ursprünglich erschienen bei Springer-Verlag Berlin Heidelberg New York 1974

VORWORT

Kretschmer (1888-1964) hat seine psychiatrischen Erkenntnisse nie geschlossen dargestellt. Es widerstrebte seiner Art, ein klinisches Lehrbuch zu schreiben. Die Erträge seiner Forschungen sind darum in Büchern und Zeitschriften über einen großen Zeitraum hinweg locker und wenig systematisch verstreut. Will man z.B. seinen Standpunkt gegenüber dem Schizophrenieproblem kennenlernen, so muß man zumindest die entsprechenden Stellen in "Körperbau und Charakter", "Medizinische Psychologie" und "Geniale Menschen" lesen.

Um einen Gesamtüberblick zu vermitteln und durchlaufende Linien des wissenschaftlichen Vorgehens zu zeigen, waren die wichtigsten Einzelarbeiten in sachlichem Zusammenhang zu gruppieren. Dies geschah in drei Etappen.
Zunächst gab ich an die gebildete Öffentlichkeit gerichtete Vorträge und Artikel unter dem Titel "Mensch und Lebensgrund" heraus. Hier werden nicht nur wissenschaftliche Grundideen skizziert, sondern auch allgemein interessierende Lebensgebiete (Begabung, Erziehung, Sport, Ehe, Psychotherapie, moderne Kunst, Medizingeschichte u.a.) diskutiert. Sodann stellte ich die Vorlesungen und Aufsätze über Psychoanalyse zusammen, ein Thema, das bei Kretschmer eine größere Rolle gespielt hat, als gemeinhin angenommen wird und das bis heute Prüfstein von Kritikfähigkeit und selbständigem Denken geblieben ist.
Der vorliegende Band soll schließlich die für die Fachwelt verfaßten Schriften (1)[1] in Erinnerung rufen, weil sie wesentliche Wendepunkte und Abschnitte in der Entwicklung des Forschers spiegeln und bedeutende Hypothesen entfalten. Andererseits darf nicht übersehen werden, daß der weitaus größere Teil der Forschungsergebnisse in den Monographien niedergelegt ist, auch wenn Aufsätze und Bücher sich unmittelbar ergänzen und stückweise überschneiden. Darum auch werden in der vorliegenden Ausgabe nicht alle Beziehungen des Autors zu anderen Wissenschaftlern und i.b. zu seinen Schülern vollständig sichtbar. Was dieser Auslese den Akzent gibt, ist die Leistung Kretschmers als *überlegener Theoretiker* und als *subtiler Kliniker*.

Seine Laufbahn als Psychiater ist ungewöhnlich. Von 1918 bis 1927 erscheinen seine fünf grundlegenden Bücher, die alle noch auf dem Markt sind. Die ersten vier enthalten schon alle wesentlichen Ideen und Programme. Während sie entstehen (bis 1923) lockert Kretschmer die Kraepelinsche Systematik auf und erweitert sie. Er setzt sich mit den Begriffen der Kausalität, der Krankheit und des "Unbewußten" auseinander und verteidigt seine psychologischen und biologischen Resultate mutig und geschickt. Er untersucht seine Patienten nach einem reich gegliederten Schema und bestimmt den Körperbau. Er verwendet Verhaltenstherapie (Wachsuggestion), Hypnose und tiefenpsychologische Analyse nebeneinander. Es läßt sich kaum vorstellen, wie eine derart intensive Arbeit bewältigt wurde und zu schöpferischen Zielen führte. Die Ergebnisse waren so konzentriert, die Konzepte so breit angelegt, daß die späteren Veröffentlichungen lediglich das früh Begonnene fortsetzen konnten.

[1] Diese und weitere Zahlen in Klammern verweisen auf die Anmerkungen am Schluß des Bandes, Seite 195.

Das eigentliche wissenschaftliche Ziel Kretschmers war die Schaffung einer *medizinischen Psychologie*, d.h. eines biologisch fundierten Systems, das sich auf gesundes und krankes Seelenleben anwenden ließe, also Psychologie und Psychopathologie zugleich wäre. Er verfolgte seine Absicht sozusagen in drei selbständigen Anläufen:
1. Im Sensitiven Beziehungswahn wird eine *psychiatrische Charakterlehre* vorgelegt, die auf der Reflextheorie aufbaut. "Charakter" heißt hier die im "Strom des Lebens" entstandene, also nicht vererbte oder angeborene individuelle Reaktionsweise, bzw. die Verarbeitung der Reizenergie. Davon zu trennen ist die "Konstitution", unter der bis 1921 nur die Anlage für eine endogene Seelenkrankheit und das entsprechende prämorbide "psychopathische" Persönlichkeitsbild verstanden wird.
2. Aus den *Hysterie- und Schizophrenieforschungen*, die ebenfalls an der Reflexlehre anknüpfen, ergeben sich allgemein menschlich angelegte, der Sicherung oder der Kontaktaufnahme dienende hypobulische und hyponoische Mechanismen, die das Verhalten im Rahmen des Charakters bestimmen. Bei ihrer Einschaltung spielen Triebstörungen und Willenshaltung eine Rolle.
3. In der *Konstitutionsforschung* schließlich wird der Charakter, der auf verschiedenen *typischen polaren Temperamentsakzenten* ruht, von der individuellen Anlage her beleuchtet. Diese gerät in Wechselwirkung mit den organisch und psychologisch angreifenden Umständen der Ontogenese, so daß dieser Charakter in seinem Grundentwurf stabil, sonst aber gestaltbar ist. Er gehört zu bestimmten Körperformen und organischen Funktionsprinzipien. Das so erschlossene psychophysische Ganze kann nun je nach Konstellation als Grundtyp (z.B. pyknisch-zyklothym), als dysplastisches Entwicklungsergebnis (z.B. Retardierung oder eunuchoider Typ) oder als akuter klinischer Typ (z.B. endokrine Entgleisung; Gehirnverletzung und Wahn; Temperamentsverschiebung bei Orbitalhirn- und Hypothalamusverletzung) bestimmt werden.

Die drei Perspektiven werden nicht zu einem geschlossenen System verschmolzen, sondern stehen als jeder in seiner Art fruchtbarer Erfassungsgesichtspunkt nebeneinander. Sie sind aber auch Etappen einer theoretischen Entwicklung, die stets aufs neue vom Charakterbild zu den biologischen Tiefen vordringt, um dann wieder die Ebene von Erleben und Handeln zu erreichen. Die drei Prinzipien, *Form der Erlebnisverwandlung*, angeborenen und erworbenen *Reaktionsschablonen* und *Temperamentsbereitschaften* sind jedoch auf die subjektive Bewußtseinsebene bezogen und verbinden sich – ungeachtet des kategorialen Unterschiedes – mit dem Bereich des Verstehbaren. Verstehbar sind nur *Bedeutungs- und Sinnzusammenhänge*. Diese bilden für Kretschmers Theorie gleichsam die äußerste Grenze, stehen aber in seiner ärztlichen Praxis im Mittelpunkt. Hier kommen auch die Triebe und das Ethos zu ihrem Recht.

Wir haben also auf folgende Schwerpunkte zu achten: Temperamente, Erlebnisverarbeitungsformen, phylogenetische Reaktionsformen, Triebe, ethischer Sinn, zusammengefaßt im wollenden und vorwärtsstrebenden Subjekt, das seinerseits von der Umwelt geprägt wird.

Ein englischer Psychiater sagte mir, Kretschmer sei zu jung berühmt geworden. Doch kann man die Zeit schöpferischer Blüte ein- für allemal festlegen? Der Kampf um die Durchsetzung neuer Gedanken und Erkenntnisse wird kaum jemandem erspart, ob er jung oder alt ist. Das Problem liegt vielmehr in der Denkweise Kretschmers. Schon von der Doktordissertation an heben sich seine Darstellungen – was Weite der Dialektik, Anschaulichkeit und Einfallsreichtum, aber auch die Fähigkeit, vorhandene Ideen synthetisch zusammenzufassen anbelangt –

deutlich von der zeitgenössischen Literatur ab. Allerdings waren begriffliche Schärfe und strenge Systematik nicht seine Stärke, was besonders im Vergleich mit JASPERS, K.SCHNEIDER und GRUHLE auffällt. Ihre diesbezüglichen Einwände waren zwar berechtigt; doch ist das schwungvolle intuitive Denken, sofern es nicht den Zusammenhang mit der Erfahrung verliert, lebensnäher aber auch theoretisch und praktisch fruchtbarer als das Sammeln und Ordnen. Dabei fehlt es Kretschmer nicht am harten Schliff der Argumentation, und in der Entwicklung seiner Forschungen – das zeigen die nach Interessengebieten in zeitlicher Reihenfolge geordneten Arbeiten des vorliegenden Bandes – erkennen wir klar die innere Konsequenz. Doch ist der *Sinn für das Wesentliche* wichtiger als die abgestochene Grenze des jeweils Gemeinten.

Im Bemühen, das Lebendige mit dem Denken einzufangen mußte sich Kretschmer den *Übergängen* in den gesunden und kranken Erscheinungen besonders widmen. Das erforderte – wie schon die Habilitationsarbeit (1918) zeigt – ein so reich abgestuftes Begriffssystem, daß es sich in der Psychiatrie nur teilweise durchsetzen konnte. Das einfache Entweder-Oder ist diagnostisch in der Tat bequemer als das Sowohl-als-auch oder die Zwischenstufe. Nuancen zu sehen setzt eine hohe Sensibilität und Beweglichkeit voraus. Nun hat Kretschmer nie behauptet, es gäbe keine qualitativen Unterschiede zwischen gesundem Charakter und Psychose, was ihm in monotoner Hartnäckigkeit immer wieder unterstellt wird. Sondern er bemühte sich um den Nachweis gemeinsamer Reaktionsstrukturen in normaler und krankhafter Verfassung. Um den großen Spannungsbogen des sich ganzheitlich darstellenden Lebens zu umgreifen, mußte sich Kretschmer – was ihm nicht bewußt war – magischer Ganzheitsbegriffe bedienen: Die "Konstitution" ist eigentlich der Mikrokosmos der organischen Kräfte, der "Tonus" der Stil, in welchem sich die Kräfte jeweils auswirken.

Den folgenden Seiten wird der Leser entnehmen, daß das Werk des Autors differenzierter und anspruchsvoller ist, als es nach den oberflächlichen und routinemäßigen Zitaten in der Literatur meist erscheint. Die umfassenden und weit in die Zukunft weisenden Konzepte sind frisch geblieben und geben nach wie vor – auch dem Nicht-Psychiater – viele Anregungen. So ist dieser Band nicht nur ein historisches Dokument, sondern besitzt auch bleibenden didaktischen Wert.

Tübingen, im Juli 1974 Wolfgang Kretschmer

INHALTSVERZEICHNIS

II. Medizinische Psychologie

III. Psychotherapie

IV. Pathographie

V. Kriminologie

I. ALLGEMEINE UND SPEZIELLE PSYCHIATRIE

1. Wahnbildung und manisch-depressiver Symptomkomplex (2)

Wenn wir die Umbildung der psychiatrischen Systeme in den letzten drei Jahrzehnten betrachten, so sehen wir darin mehr als das ephemere Spiel geistreicher Forscher, die eifrig bemüht sind, eine gleichbleibende Menge von Erkenntnissen in immer neue Formen umzugießen. Daß es sich hier um einen folgerichtigen Entwicklungsvorgang handelt, gilt nicht nur von der Vertiefung unseres Wissens, die uns die anatomische und ätiologische Forschung und die Beobachtung des Krankheitsverlaufs gebracht hat, sondern es gilt gerade auch auf dem Gebiet, wo es am meisten bestritten wird, auf dem der *psychologischen Analyse* des Zustandsbilds.

Wenn in die dominierende Stellung, die in den alten Lehrbüchern der Wahnsinn und die Paranoia einnahmen, heute das manisch-depressive Irresein und die Schizophrenie eingerückt sind, wenn heute die Klassifikation von Wahnformen durch die Beschreibung von Gefühls- und Assoziationsstörungen, von Anomalien der Empfindungen und Bewegungsantriebe in den Hintergrund gedrängt ist, so bedeutet das, daß wir nicht mehr die Bewußtseinsinhalte, sondern in erster Linie die Bewußtseinsvorgänge als Grundlagen der pathologischen Psychologie anerkennen. Und in dieser Entwicklung der Psychiatrie erblicken wir einen Fortschritt, wie überall in der Wissenschaft, wo es gelingt, zusammengesetzte Erfahrungstatsachen auf einfachere zurückzuführen.

Die Versuche und Mißerfolge beim Ordnen der Wahnerscheinungen sind mehr als belanglose,isolierte Grenzgefechte an der äußersten Peripherie des manisch-depressiven Irreseins, wie es dem ersten Blick scheinen mag. In ihrer Gesamtheit bilden sie die geschlossene Linie, auf der, wenn auch den Gegnern vielfach unbewußt, eine *zentrale psychologische Prinzipienfrage* der modernen Psychiatrie zum Austrag kommt. Diese Versuche haben alle gemeinsam, daß hier Krankheitsgruppen auf Grund der Tatsache ausgeprägter Wahnbildung vom manisch-depressiven Irresein abgegrenzt werden sollen, indem man die Wahnbildung wie ein gleichberechtigtes Hauptsymptom gegen den manisch-depressiven Grundkomplex ausspielte. Und diese Versuche sind fehlgeschlagen, nicht weil sich ihnen theoretisch-doktrinäre Bedenken entgegenstellten, sondern weil sich ihre klinische Abgrenzung und eine breite symptomatische Fundamentierung als praktisch unmöglich erwies. In ihrer Gesamtheit haben diese praktischen Erfahrungen den Wert eines Experiments; sie zeigen aufs deutlichste, daß es nur zwei Wege gibt: entweder wir diagnostizieren nach dem klinisch ausgeprägtesten Symptom und stellen uns damit auf den Standpunkt, den ZIEHEN in der Paranoiafrage einnimmt; dieser Standpunkt ist nach einer Richtung klar und konsequent; — oder wir suchen in jedem einzelnen Fall zu den Störungen der seelischen Elementarvorgänge vorzudringen, dann bestimmen diese die psychologische Diagnose des Zustandsbilds, auch wenn sie äußerlich kaum hervortreten; und jeder zusammengesetzte Seelenvorgang ist als solcher diagnostisch belanglos, selbst wenn er das klinische Bild vollkommen zu beherrschen scheint. Ungereimt ist es dagegen, zusammengesetzte Bewußtseinsinhalte gegen einfache Bewußtseinsvorgänge auszuspielen, deren fertige Endprodukte sie doch nur sind; und das tun wir, wenn wir im selben Krankheitsbild Wahnvorstellungen etwa gegen Gefühls- und Assoziationsstörungen diagnostisch ins Feld führen. Wir können nicht ein manisch-depressives Irresein anerkennen und doch das Symptom der Wahnbildung zu seiner Abgrenzung benutzen wollen. Denn die Krankheitseinheit manisch-depressives Irresein ist auf krankhaften Seelenvorgängen niedrigerer Ordnung aufgebaut; die Wahnbildung dagegen ist eine krankhafte urteilmäßige Verbindung zusammengesetzter Vorstellungen, ein psychischer Vorgang höchster Ordnung, "eine allgemeine Störung des psychischen Gesamtzustandes" (KRAEPELIN). Wir können eine Urteilsstörung als solche nicht zur Gegendiagnose gegen eine Krankheitsgruppe verwerten, die als Grundsymptom eine Assoziationsstörung enthält, weil ein Urteilsvorgang nur das komplizierte Resultat zahlreicher einfacher Assoziationsvorgänge ist und wir es den Wahnvorstellungen eines bestimmten Krankheitsbilds von vornherein nicht ansehen können, ob sie nicht gerade den Schlußstein aller derjenigen Störungen bilden, gegen die sie zum Beweise dienen sollen. Wenn wir uns einmal entschlossen haben, nicht deskriptiv, sondern analytisch vorzugehen, so sind wir gezwungen, jeden zusammengesetzten Seelenvorgang auf einfachere zurückzuführen, d.h. in unserem konkreten Fall, wir sind solange nicht berechtigt, das Symptom der Wahnbildung diagnostisch überhaupt zu verwerten, solange nicht entweder sein restloses Hervorgehen aus dem manisch-depressiven Grundkomplex oder seine anderweitige Herkunft dargetan ist.

Es ist ein Wagnis, in dem heutigen ungeklärten Durcheinanderwogen der Meinungen auf dem Gebiet der wahnbildenden Erkrankungen an die wissenschaftliche Bearbeitung einzelner solcher Fälle heranzugehen. Wir können es nur unternehmen, wenn wir aus der historischen Entwicklung dieser widerstreitenden Anschauungen sie kritisch zu sichten gelernt haben und wissen, daß hier nicht Anhäufung von Beobachtungsmaterial, sondern nur klare psychologische Begriffe weiterhelfen. Es ist der Zweck dieser Arbeit, zwei komplizierte Krankheitsbilder[1] auf ihre klinische Stellung hin zu untersuchen, die THALBITZER zur Aufstellung des Begriffes des manischen und depressiven Wahnsinns veranlaßt haben.

Die beiden beschriebenen Krankheitsbilder bieten, auch abgesehen von Eigentümlichkeiten des Verlaufs, in symptomatischer Beziehung weithin übereinstimmende Züge, so daß sie wie eine mehr manische und eine mehr depressive Variante desselben Zustands anmuten ("manisch" und "depressiv" als rein symptomatische Ausdrücke). Im Fall Frau K. dominieren Zustandsbilder nach Art der agitierten Melancholie: Anfälle heftigster Angst bis zur Bewußtseinstrübung, ruheloses Umherlaufen, Fortdrängen, hartnäckige Nahrungsverweigerung, großes Mitteilungsbedürfnis, — während Fräulein Tr. nach manischer Art heiter, selbstbewußt, zu flotten Zornausbrüchen geneigt, sich erotisch mit Blumen schmückt und bei gegebenem Anlaß in lange, gereimte, ideenreiche Ergüsse verfällt; doch fehlt es weder hier an depressiven, noch im Fall Frau K. an expansiven Krankheitszügen. Was aber beiden Fällen durchaus gemeinsam ist, was alle anderen Symptome ganz überlagert, das ist eine geradezu abundante, anfangs von Affekt gefärbte, später immer neutraler werdende, barocke Wahnbildung, die mit unablässigen, mannigfaltigen, massenhaften Sinnestäuschungen einhergeht. Das dritte gemeinsame Hauptcharakteristikum, das nach dem Abflauen der akuteren Krankheitserscheinungen zuletzt in beiden Fällen zutage tritt, ist die erhaltene äußere Ordnung des Benehmens und die Fähigkeit, trotz allen Wahnvorstellungen mit der Umwelt in einem ersprießlichen geistigen Konnex zu leben.

---

[1]Die beiden Fälle sind von KREUSER unter den paranoischen Formen seniler Involutionspsychosen rubriziert.

Wenden wir uns nach diesen Feststellungen den ungemein reichhaltigen und wechselnden Symptombildern, zunächst aber dem *affektiven Verhalten* der beiden Kranken zu. Den Beginn der Erkrankung bezeichnet beidemal eine heftige angstvolle Erregung, die das ganze Seelenleben beherrscht, die Vorstellungen und Handlungen bestimmt. Sie geht mit psychomotorischer Agitation einher und führt speziell bei Frau K. manchmal zu nächtlichen Bewußtseinstrübungen, wo sie dann verworrene Handlungen begeht, aus dem Bett fällt, zum Fenster hinausruft, sich zu frisieren beginnt, fortdrängt usw. Bei Tr. alternieren die Angstzustände schon zu Anfang mit einer leichten heiteren Gehobenheit, und während erstere bald schwächer und seltener werden, bildet letztere später den Grundton des ganzen Seelenlebens. Auch die Angst selbst enthält bei ihr expansive Elemente, die sich in entschlossener, aktiver Reaktion auf die vermeintlichen Verfolgungen verraten, und bald gewinnen diese Elemente in ihr die Oberhand, wenn sie dazu übergeht, in heftigen Zornausbrüchen ihre Widersacher zu beschimpfen. Auch Frau K. sind expansive Stimmungen keineswegs fremd. Schon die Größenideen, die gleich zu Anfang mitten zwischen Perioden verzweifelter Angst da und dort auftauchen, sind ohne eine solche Grundlage undenkbar; und ebenso unvermutet hat sie späterhin Tage, wo sie in selbstbewußter Gereiztheit ihren Willen energisch der Außenwelt entgegenstellt. Im ganzen aber ist hier die Angst ebenso vorherrschend, wie bei Tr. Zorn und Heiterkeit. Nachdem wir die gegensätzlichen Stimmungen erkannt haben, die sich in den Kranken um den Vorrang streiten, werden wir uns nicht wundern, wenn wir sie manchmal auch zum ausgesprochenen "Mischaffekt" verschmolzen finden, wenn die Kranken mit Mißtrauen ihre Umgebung betrachten und da und dort Hintergehung und Benachteiligung wittern. – Durchaus übereinstimmend ist beidemal die Stellung des Affekts im Gesamtkrankheitsverlauf: der Beginn in heftigen Affektstößen, die allmählich seltener und leichter werden, um zuletzt einer in mäßiger Breite schwankenden mittleren Stimmungslage Platz zu machen, die bei Tr. mehr nach der expansiven, bei Frau K. mehr nach der depressiven Seite zu liegt. Bezeichnend ist für beide die durchgehende affektive Labilität, die sich zu Anfang in extremen, unvermittelten Affektschwankungen kundtut; und späterhin zeigt sich schon im ruhigen Gespräch und noch mehr bei kleinen Anlässen bei Frau K. die Tendenz, zwischen Gleichmut und Angst, bei Tr. zwischen Zorn und Heiterkeit hin- und herzufallen. Wo aber überhaupt eine affektive Reaktion erfolgt, da ist sie, auch in den späteren Stadien der Erkrankung, stets kräftig und natürlich.

Wenden wir uns nun den Störungen des *Assoziationsablaufs* zu, so sind diese im 2. Fall von Anfang bis zu Ende gleichartig und wohl auch durchaus eindeutig. Die Protokolle zeigen die Kranke bei der Produktion einer bunten Fülle rasch wechselnder, affektbetonter, inhaltlich verständlicher, in größeren Gruppen assoziativ zusammenhängender, aber nicht durch Obervorstellungen logisch zusammengehaltener Vorstellungen, auf Zwischenfragen stets eingehend, aber rasch weiterschweifend; Rhythmus und Reim beherrschen dabei den sprachlichen Ausdruck in viel ausgedehnterem Maße, als es schriftlich festgehalten werden konnte. Kurz, es ist das typische Bild einer mäßigen *Ideenflucht*.

Überblicken wir rasch noch einmal das nach der Krankengeschichte des ersten Falls entworfene Bild, so erkennen wir darin wiederum Zug für Zug die Schilderung einer leichten Ideenflucht. Jede andere Interpretation, vor allem in der Richtung einer irgendwie gearteten Demenz, widerlegt sich nicht nur durch die vorurteilslose Betrachtung der Denkstörung selbst, sondern schon bei einer Inventaraufnahme des Gesamtvorstellungsschatzes.

Störungen des Wahrnehmungsvorganges gab es folgende: Die Auslösung von Sinnestäuschungen ist bei beiden Kranken enorm erleichtert; sie produzieren solche beständig, während sie ruhig im Garten sitzen oder Briefe schreiben, auch am hellen Tag und bei ruhiger Gemütslage.

Inhaltlich lassen sich die Sinnestäuschungen nur als Teilerscheinung des gesamten krankhaften *Vorstellungsinhalts* besprechen. – Hier sind zwei Gruppen verfälschter Vorstellungen zu erwähnen. Wir finden, vorwiegend zu Beginn der Krankheit, einfache, ich möchte sagen geordnete Vorstellungen depressiver Art, die im gesunden und kranken Leben mit den betreffenden Affekten verknüpft zu sein pflegen: bevorstehendes Lebensende, Ermordung, Vergiftung, drohendes Unheil für die Angehörigen, kurz, wahnhafte Einbildungen und Befürchtungen, nur in großen Umrissen vorgestellt, wie wir sie als Korrelat der entsprechenden starken Affekte, speziell bei Melancholien, täglich zu sehen gewohnt sind. Und ebensowenig werden wir uns wundern, wenn wir in beiden Krankheitsfällen bei ihrem so vielfach wechselnden und gemischten affektiven Verlauf da und dort auf einfache *Beziehungsideen* im Sinne des Mißtrauens stoßen, wenn etwa Frau K. hinter einem Versehen beim Abreißen des Kalenders eine boshafte Täuschung oder Fräulein Tr. hinter der Aufforderung, ins Ärztezimmer zu kommen, die Absicht einer unerwünschten Versetzung argwöhnt.

Sobald wir aber mit diesen beiden kleinen Gruppen von Wahnideen zu Ende sind, verlassen wir den festen Boden des geläufigen melancholischen und paranoischen Zustandsbilds und sehen uns umgeben von einem bunten, unabsehbaren, unaufhörlich wechselnden Gedränge der mannigfaltigsten und ungereimtesten Ideen. Wir könnten von "barocker" oder "phantastischer Wahnbildung" sprechen, wenn damit etwas anderes ausgedrückt wäre, als eben die Tatsache, daß wir sie nicht verstehen. Diesen rasch aufschießenden, mit Lebhaftigkeit erfaßten, oft schauerlich klingenden und lächelnd vorgebrachten, bald hartnäckig festgehaltenen, bald spielend fallen gelassenen, so unlogischen und doch so anschaulichen Gedankengebilden stehen wir mit den gebräuchlichen Hauptkategorien von Wahnformen ratlos gegenüber. Sie lassen sich mit den kunstvollen Gedankengebäuden des beziehenden Paranoikers oder mit dem affektschweren Wahnsinn des typischen Melancholikers überhaupt nicht vergleichen, und nur Ähnlichkeiten äußerlichster Art erinnern an die entgleisten Kombinationen und verschrobenen Satzerfindungen des phantastischen Schizophrenen oder das einbildungsschwache Gefasel eines senil Verblödenden. Es bringt auch keine Klärung, wenn wir versuchen, diesen krankhaften Vorstellungsinhalt in Halluzinationen, stabile Wahnideen oder lockere, vergängliche Fehlgedanken zu sondern; denn es stellt sich sofort heraus, daß dies undurchführbar ist. Findet sich doch jeder denkbare Übergang von der optischen Halluzination greifbarster Sinnlichkeit (Nattern werden mit dem Löffel aus den Speisen gefischt) über verschwommene Akoasmen (charakteristischer Konjunktiv: "und mich im Ring herumdrehe" oder: "sie sollen im vergangenen Jahr 600 Personen getötet haben") und über Erinnerungsbilder von der konkreten Deutlichkeit sinnlich erlebter Vorgänge ("ich habe ihnen schöne Kostüme gebracht"...) zur einfachen, subjektiv unumstößlichen Wahnidee in jeder Abstufung des Realitätswerts und von da über zwar fest geglaubte, aber nur einmal flüchtig auftauchende und innerlich belanglose Einbildungen ("im Sofa ist der Sohn vom Erbmedizinalrat") bis zu jenen lockeren Fehlgedanken, die kaum erzeugt, schon desavouiert werden ("ihr Vater ist der Kaiser von Rußland"; nachher "ihr Vater ist Herr Tr.").

Wir fühlen, daß all diese Halluzinationen, Wahnideen und Fehlgedanken inhaltlich gleichartig, Vorstellungen eines ganz bestimmten, gemeinsamen Typs sind, einerlei ob sie affektbetont oder nicht, festgeglaubt oder flüchtig hingeworfen, rasch vergessen sind oder hartnäckig wiederauftauchen. Es gibt wohl nur noch eine Krankheit, die allenfalls jahrelang einen solchen Überfluß ungereimter, bizarrer halluzinatorischer Wahnideen zu produzieren vermag, das ist die paranoide Dementia praecox und gerade der Vergleich mit diesen Formen ist sehr geeignet, die gemeinsame Eigenart der hier vorliegenden Wahnvorstellungen klarzumachen. Stellen wir den phantastischen Schizophrenen, dem die Gedanken abgezogen werden, dem das Hirn sich wie in Wickeln dreht, dem die Natur aufgeregt wird, der sich in öffentlicher hypnotischer Haft befindet usw. gerade mit diesen seinen bezeichnendsten Ideen neben unsere Kranken: man will ihnen die Nase abbeißen, ihnen die Backen mit Farbe anstreichen, sie in einen Metzgerladen auf dem Wunnenstein versetzen, man läßt ihnen ins eine Nasenloch vier Blutläuse und ins andere zwei Blattläuse laufen usw., so ist der Unterschied in zwei Richtungen höchst augenfällig. Es ist einmal die *klare, natürliche Ausdrucksweise, die Ungezwungenheit der sprachlichen Fassung,* was die Wahnideen unserer Kranken vor jenen andern auszeichnet. Auch den verblümtesten Redensarten von Tr., daß man sie "von der Nordseite maschiniere", ihr "etwas einrichte", liegen, im Zusammenhang leicht verständlich, die greifbar drastischen Vorstellungen zugrunde, daß ihr das Gesäß mit Maschinen gewalkt und der Unterleib mit alten Schwämmen ausgestopft werde, und sie verschleiert diese Tatsachen wiederum nur in der psychologisch durchsichtigen Absicht, dem zuhörenden Arzt das Geheimnisvolle, Interessante ihrer neusten Erlebnisse recht eindringlich darzustellen und zugleich nach Art einer alten Jungfer das Anstößige derselben abzumildern und zu umschreiben. Und diese *natürliche Verständlichkeit* des sprachlichen Ausdrucks steht in naher Beziehung zu der inhaltlichen Grundeigentümlichkeit dieser Wahnformen, die sie wiederum zum konträren Gegenteil der schizophrenen Vorstellungsinhalte macht. Wir haben den Schlüssel zur Psychologie unserer Kranken in Händen, sobald wir den Kontrast herausfühlen, der das Wesen dieser ganzen Wahnbildung ausmacht, den Kontrast zwischen der absolut skrupellosen logischen Ungereimtheit der Vorstellungsgruppe und ihrer *klaren sinnlichen Anschaulichkeit,* der konkreten Plastik ihrer Erfindung. Muten viele dieser Gebilde, die Idee von den vier Blutläusen und zwei Blattläusen oder von dem Metzgerladen auf dem Wunnenstein, nicht geradezu an wie naive, drollige Kindermärchen? Es ist gewiß kein Zufall, sondern beruht auf dem gekennzeichneten ästhetischen Kontrast, daß wir uns bei den Erzählungen unserer Kranken, mögen sie noch so schauerlichen Inhalts sein, eines Lächelns nie erwehren können. Ich kann mir keinen größeren Unterschied denken, als das *humoristische Behagen,* das diese skurrilen, unvermittelten Augenblicksschöpfungen in dem empfänglichen Zuhörer auslösen, und den gequälten, geschraubten Eindruck, den die schiefen, nicht nur logisch sondern auch ästhetisch unvollziehbaren Ideen des Schizophrenen hinterlassen. Man kann geradezu sagen, die schizophrenen Wahrvorstellungen werden desto unanschaulicher, je weiter sie sich von der Wirklichkeit entfernen, während umgekehrt hier dieselben je phantastischer, desto konkreter werden.

Aber nicht nur diese krankhafte Gedankenwelt unserer Patientinnen als solche ist durchaus eigenartig, sondern auch ihr Verhältnis zu dem erhalten gebliebenen Bestand gesunder Vorstellungen, wie es in den späteren Stadien der Erkrankung sich allmählich fixiert. Während die gewöhnlichen *manisch-melancholischen* Wahnideen mit der ganzen Expansionskraft der in ihnen verkörperten Affekte den gesunden Bewußtseinsinhalt verdrängen, während der *paranoische Beziehungswahn* ihn wie ein feines Gewebe bis ins kleinste durchsetzt, sehen wir hier sich zwei getrennte Vorstellungskreise bilden, die ganz ohne Rücksicht aufeinander teils nebeneinander stehen, teils sich überlagern.

Man könnte sich nun begnügen, durch die symptomatische Zergliederung festgestellt zu haben, daß die beiden Krankheitsbilder aus *zwei Hauptbestandteilen*, einem manisch-depressiven Symptomkomplex und einer eigenartigen Form der Wahnbildung sich zusammensetzen, und könnte dazu übergehen, auf Grund von Erwägungen mehr oder weniger subjektiver Art diese oder jenen als das wesentliche und primäre Grundsymptom zu proklamieren und demnach die beiden Krankheiten entweder dem manisch-depressiven Irresein zuzuweisen oder als Wahnsinn oder Paranoia von ihm abzutrennen. Nachdem aber der einleitende Überblick wohl zur Evidenz gezeigt hat, wie innerlich unfruchtbar und wie wenig aussichtsreich solche Versuche zu sein pflegen, so müssen wir uns gestehen, daß das Problem an diesem Punkte erst beginnt. Wir sind noch weit von dem Verständnis eines Krankheitsbilds, solange seine Hauptsymptome beziehungslos nebeneinanderstehen und wir nicht den ganzen Krankheitsvorgang als einen innerlich geschlossenen Aufbau durchschauen, wo immer die zusammengesetzteren aus den einfacheren Erscheinungen herauswachsen. Wir wollen versuchen, den Krankheitsprozeß bis in seine Wurzeln, die Störungen der psychischen Elementarvorgänge, aufzudecken, um von dort aus den Zusammenhang der scheinbar so heterogenen zwei Symptomgruppen zu finden.

Das *psychische Element*, der Vorgang, auf den wir bei Analyse unserer Selbstbeobachtung sämtliche psychischen Vorgänge zurückführen können, ist die einfache gefühlsbetonte Empfindung. Es bildet eine unzertrennbare, empirisch begründete Einheit. Seine Zweiteilung ist keiner erfahrungsmäßigen psychologischen Analyse, sondern höchstens einer erkenntnistheoretischen Weiterverarbeitung zugänglich. Es sind dies in etwas schematisierter Form wesentlich dieselben Anschauungen, die WUNDT als Grundlagen seiner Psychologie ausführlich beschreibt. Und wir müssen diese empirisch gegebene Unzertrennlichkeit von Empfindung und Gefühl, der objektiven und subjektiven Seite desselben Vorgangs von vornherein festhalten, weil sie zum Verständnis der manisch-depressiven Wahnbildung unerläßlich ist. Aus der Verbindung der Assoziation zwischen den gefühlsbetonten Elementarempfindungen entstehen sämtliche psychischen Gebilde, die wir, je nachdem wir sie von der subjektiven oder objektiven Seite betrachten, als zusammengesetzte Gefühle bzw. Affekte oder als zusammengesetzte Vorstellungen bezeichnen. Auch hier ist festzuhalten, daß die *Trennung zwischen Gefühl und Vorstellung lediglich eine Abstraktion* ist, während es in Wirklichkeit kein so reines Gefühl gibt, auf dessen Grund nicht eine dunkle Organempfindung oder Erinnerungsvorstellung läge, und kein Begriff so objektiv ist, daß er nicht beim Passieren des Bewußtseins in einem leichten Gefühlston seine Beziehung zum Subjekt erhielte. — Wenn wir somit krankhafte Seelenvorgänge zusammengesetzter Art in ihre Wurzeln zurückverfolgen, so gibt es auch hierfür letzten Endes nur die zwei Möglichkeiten, sie entweder auf Störungen des psychischen Elementarvorgangs, nach der Seite der *Empfindung* oder der *Gefühlsbetonung* hin, oder der Verbindung psychischer Elemente, also auf *Assoziationsstörungen* zurückzuführen.

Suchen wir dies Prinzip auf die Frage nach den Quellen der Wahnbildung im manisch-depressiven Symptomkomplex anzuwenden, so kommt uns die klinische Erfahrung des Zusammenhangs zwischen *Affekt und Wahnbildung* sehr entgegen. Streng genommen, ist auch der Affekt als ein zusammengesetzter psychischer Vorgang ein Sekundärsymptom, dem als Elementarstörung die krankhaft veränderte Gefühlsbetonung jeder Einzelempfindung und -vorstellung zugrunde liegt. Diese Störung des psychischen Elementarvorgangs nun muß nicht nur die Entstehung pathologischer Affekte, sondern auch die Verfälschung des Bewußtseinsinhalts zur Folge haben. Denn es gibt ja in der Wirklichkeit des psychischen Lebens keine Gefühle an sich, die sich untereinander, getrennt von den übrigen seelischen Prozessen, zu Affekten verbänden, sondern es gibt einzig und überall nur gefühlsbetonte Empfindungen bzw. Vorstellungen. Nur sie gehen als unzertrennliche Einheiten die Verbindungen ein, aus denen sich sämtliche höheren psychischen Vorgänge aufbauen. Wenn sich demnach eine Anzahl von Elementarempfindungen von falscher Gefühlsbetonung zu einer Vorstellung verschmelzen, so ist damit nicht nur die Gefühlsseite derselben sondern bereits dieses ganze Gebilde zweiter Ordnung in seiner unteilbaren Gesamtheit verfälscht. Die Unabweislichkeit dieser Behauptung wird sofort klar, wenn wir zu den logisch verbundenen Vorstellungen höherer Ordnung kommen; denn jeder Gefühlston einer solchen Vorstellung involviert ein Urteil, eine Bezugsetzung zwischen derselben und dem vorstellenden Subjekt, eine Wertung, die sich gleichsinnig mit ihm verändert. Ist der Gefühlston krankhaft, so ist damit auch die Wertung falsch, und dieser Urteilsfehler geht nun in die nächstzubildende Vorstellung mit ein. Die Fehler müssen sich mit jeder weiteren Ideenverbindung potenzieren; es muß bei jeder krankhaften Gefühlslage ein ab ovo verfälschter Bewußtseinsinhalt entstehen. Es bedarf lediglich der Emanzipation von der in der Psychiatrie vielfach eingebürgerten Vermögenspsychologie, um die innere Notwendigkeit des gewohnten Zusammenhangs zwischen Affekt und Wahnbildung einzusehen. Man beseitigt selbstgeschaffene Hindernisse, wenn man zunächst diese Krankheitssymptome zwei durch eine künstliche Abstraktion streng getrennten Seelenvermögen zuweist, um nachher wieder ebenso künstliche Brücken zwischen ihnen zu schlagen.

Wir brauchen uns ja nur der Psychologie des Alltags zuzuwenden, um auch dort die natürliche Gesetzmäßigkeit der genannten Beziehungen wiederzufinden. Wenn wir auf der Höhe eines heftigen Ärgers, eines quälenden Angstgefühlt einen Querschnitt durch unser Seelenleben legen, so werden wir denselben jedesmal mehr oder weniger mit falschen Vorstellungen durchsetzt finden, wir werden meist nachträglich feststellen, daß wir die Stellung unserer Person, den Charakter und die Handlungen unserer Nebenmenschen, die Beziehungen unserer Umwelt oft bis ins einzelne "wahnhaft" umgearbeitet hatten, und daß diese Veränderung des Vorstellungsbilds der betreffenden seelischen Phase mindestens ebensosehr das Gepräge gibt, wie die Verschiebung der Gefühlslage. Und niemanden wird es einfallen, diese "Wahnvorstellungen" des gesunden Lebens etwa als "Erklärungsversuche" (SCHOTT u.a.) des Individuums seinen Affekten gegenüber oder aus einer Tendenz der affektgespannten Psyche zu "derivativer, affektentlastender Konkretisierung" (STRANSKY) zu interpretieren. Vielmehr wird jedermann den natürlichen Kausalzusammenhang darin finden, daß das Individuum falsch urteilt, weil es falsch wertet und falsch wertet, weil es falsch fühlt. Wenn aber in der Krankheit die Wahnvorstellungen konkretere und wirklichkeitsfremdere Formen annehmen, so liegt darin nicht nur kein prinzipieller Unterschied, sondern es ist dies der notwendige, gesetzmäßige Ausfluß der Tatsache, daß hier starke Affekte von so stabiler Höhe und Dauer auf den Vorstellungsverlauf einwirken, wie sie im gesunden Leben niemals vorkommen.

Die Frage lautet nicht, wie es unter manisch-depressiven Affekten zur Wahnbildung kommen kann, sondern weshalb sie nicht viel allgemeiner und stärker ist. Dies liegt vorwiegend daran, daß nicht der gesamte Vorstellungsinhalt unter der Herrschaft des pathologischen Affekts neu gebildet wird, sondern daß stets die präformierten Vorstellungen aus der gesunden Zeit in die neuentstehenden mit eingehen und sie so teilweise zu sanieren vermögen. Daß diese *Sanierung* im einen Krankheitsfall weithin, im anderen nur unvollständig gelingt, hat seinen Grund einmal in der verschiedenen Resistenzfähigkeit des betreffenden Individuums gegen krankmachende Einflüsse überhaupt, wie sie durch das Lebensalter und viele andere Faktoren bedingt sein kann, dann in dem unendlich variablen Verhalten der Affekte selbst, ihrer Höhe, ihrem zeitlichen Verlauf, ihren Schwankungen und Mischungen. Der Gedanke ist nicht von der Hand zu weisen, daß Verschiedenheiten im Assoziationsablauf mitbestimmend sind, die die Grenzen des Blickfelds variieren. Da sie hier zum mindesten nur eine Nebenrolle spielen und wohl weniger auf der spezifisch krankhaften Assoziationsstörung, als vielmehr auf individuellen Eigentümlichkeiten beruhen, so soll die große Gruppe manisch-depressiver Wahnbildung von der geschilderten Entstehungsweise einfach als *Affektwahn* bezeichnet werden. Unter Affektwahn ist also die krankhafte Weiterbildung von Empfindungen und Vorstellungen im Sinne des herrschenden Affekts zu verstehen.

Als die durchsichtigste klinische Erscheinungsform fand die Wahnbildung der reinen, unkomplizierten Manien und Melancholien auf dem Boden der einfach heiteren oder einfach traurigen Verstimmung schon früher Erwähnung. Ihre unterste Stufe bildet der *krankhafte Optimismus* und *Pessimismus*, der hier, wie im gesunden Leben, das gesetzmäßige Korrelat jeder gehobenen oder deprimierten Stimmung auf dem Gebiete der Vorstellungstätigkeit bildet. Die falsche Wertung der Vorstellungen hat sich hier noch nicht zu Wahnideen verdichtet, sondern der Kranke beschränkt sich darauf, allen seinen Beziehungen und Erlebnissen im Rahmen des erfahrungsgemäß Möglichen die extrem günstige resp. ungünstige Beurteilung zu geben. Die Sanierung durch die präformierten Vorstellungen ist also denkbar vollständig. Und doch ist, streng genommen, schon die erhöhte Selbsteinschätzung, die jedem typischen Maniakus eigen ist, eine Wahnidee, d.h. eine unkorrigierbare Vorstellung, die der Wirklichkeit nicht entspricht. Allerdings stehen optimistische oder pessimistische Ideen niemals in der Luft, sondern entwickeln sich ganz unmerklich organisch aus Wahrnehmungen und richtig gebildeten Vorstellungen heraus; und zwar schöpfen sie entweder aus Empfindungen, wie sie von der Außenwelt zugeleitet, vor allem aber von der Selbstwahrnehmung krankhaft veränderter körperlicher und psychischer Funktionen geliefert werden, oder aus Vorstellungen, die dem Erinnerungsschatz entnommen sind. Ist es doch augenfällig, daß in der Melancholie die objektiven Empfindungen *schweren Darniederliegens aller somatischen Vorgänge* und die quälende, rätselhafte Wahrnehmung der intrapsychischen und motorischen *Hemmung* speziell geistig wenig differenzierte Menschen unter der Herrschaft eines adäquaten starken Affekts mit noch viel unwiderstehlicherer Gewalt zur wahnhaften Umdeutung und Weiterbildung drängen müssen, als dies schon den indifferenten Wahrnehmungen des gesund Affektiven widerfährt. Und ebenso augenfällig ist es, daß neben ständig vorhandenen unfreundlichen Eindrücken aus der gegenwärtigen Umgebung im Erinnerungsschatz jedes Menschen massenhaft halbvergessene Erinnerungsbilder eigener *Schuld* und *Unfähigkeit* bereitliegen, die nur der Wiederkehr des entsprechenden Seelenzustandes warten, um alsbald geschlossen aufzutauchen. So entstehen die *drei Hauptgruppen rein pessimistischer Vorstellungen*, die zunächst nur Übertreibungen realer Erlebnisse sind, und die zum Inhalt Verfall und schwere *Krankheit des eigenen Körpers* oder die *Schlechtigkeit* und *Minderwertigkeit* der eigenen Persönlichkeit haben, wobei die Hemmung als Gemütslosigkeit und Dummheit empfunden wird, oder endlich von da aus auf Umwelt und Vergangenheit weiterspinnend, allgemeines *Unglück* oder das Bewußtsein schwerer *Verschuldung* (der letztere Doppelvorstellungskreis des Nichtichs kann nicht nur diese gleichsinnige Umbildung erfahren, sondern auch durch optimistische Kontrastfärbung das pessimistische Gesamtgemälde noch wirkungsvoller machen).

Steigt nun der Einfluß des Affekts, so muß, gemäß den besprochenen psychischen Mechanismen, eine *selektive Wirkung* erfolgen, indem die pessimistischen Vorstellungen, auf die sich im Gedankenablauf jedesmal der Gefühlston legt, immer hochwertiger werden, während alle anderen Vorstellungen, die einer depressiven Gefühlsbetonung unzugänglich sind, infolge dieser geringeren Beziehung zum krankhaft veränderten Ich gar nicht mehr zum Anklingen kommen und ganz in den Hintergrund gedrängt werden. Die Wirkung dieses Selektionsprozesses auf die Kritik des Kranken muß verhängnisvoll werden. Sobald nicht mehr genügend affektiv unverfälschte Vorstellungen im Bewußtsein vorhanden sind, werden die pessimistischen nicht nur nicht mehr durch Verbindung mit jenen sich korrigieren können, sondern werden durch ausschließliche Verbindung untereinander sich *potenzieren* müssen. Da auf diese Weise sich der gesamte Bewußtseinsinhalt auf die pessimistische Seite hinüber verschoben hat, also sein durchschnittlicher Wahrheitswert stark gesunken ist, so werden in diesem Rahmen auch Vorstellungen unkorrigiert bleiben, die die Grenze des subjektiv Möglichen bereits überschritten haben. Diese aus dem Boden des selektiv eingeengten Bewußtseinsinhalts ebenfalls wieder organisch herauswachsenden Vorstellungsfälschungen sollen als *einfacher reiner Affektwahn* bezeichnet werden. Die einfachen Affektwahnvorstellungen unterscheiden sich von den optimistischen und pessimistischen Vorstellungen nur graduell, sie sind die folgerichtige Weiterbildung der bereits dort charakterisierten, der realen Wahrnehmung und Erinnerung entstammenden Vorstellungskreise. Aus dem primär pessimistischen Vorstellungskreis der *somatischen Selbstempfindung* entwickeln sich die hypochondrischen Wahnideen, aus dem der *psychischen Selbstempfindung* vorwiegend die Kleinheits- und Unwerts-, und aus dem sekundär pessimistischen Vorstellungskreis der *Vergangenheit* und *Umwelt* vorwiegend die Versündigungs- und Unglücksideen. Die einfachen Affektwahnideen unterscheiden sich von ihrer Vorstufe hauptsächlich dadurch, daß sie von der diffusen Verfälschung großer, allgemeiner Vorstellungskomplexe ins einzelne fortschreiten. So werden wir die Meinung, schwer körperlich krank zu sein, hier als den Wahn wiederfinden, etwa die Kehlkopfschwindsucht zu haben, oder den pessimistischen Selbstvorwurf, die Familie ins Unglück gebracht zu haben, zu der unumstößlichen Idee gesteigert sehen, die Frau habe sich ertränkt; dabei wird wohl stets durch eine belanglose Körpersensation, ein flüchtig aufgefangenes Wort, eine abergläubisch gedeutete kleine Beobachtung usw. die spezielle Gedankenrichtung gegeben, die nun in dem pessimistisch selektiv veränderten Bewußtseinsinhalt keine Korrektion mehr findet. Oder die Weiterentfernung vom Bereich des Möglichen geschieht einfach durch Steigerung, wenn z.B. der Schaden, den der Kranke durch einen kleinen Geschäftsfehler angerichtet zu haben glaubt, nun etwa nicht mehr 50 Mark, sondern einige 1000 Mark beträgt. Hier ist das rein Graduelle des Unterschieds noch viel selbstverständlicher.– Die Angstideen, soweit sie sich von den rein depressiven inhaltlich unterscheiden, werden nicht besprochen, da die Ungeklärtheit der psychologischen Stellung des Angstaffekts hindernd im Wege steht. – Die manischen Wahnideen sind selten reine Formen, sondern fast stets Mischprodukte der Affekt- und Assoziationsstörung.

Auf der Höhe heftiger, vor allem depressiver Affekte kann die Selektion des Vorstellungsinhalts, die Einengung des geistigen Gesichtskreises exzessive Grade annehmen. Eine Anzahl gesunder Vorstellungen mag dabei gewöhnlich noch vorhanden sein, wie die richtige Beantwortung von Orientierungsfragen u.ä. beweist; allein sie sind völlig beiseite gedrängt, farblos, spielen im Gedankenablauf und damit in der Urteilsbildung gar keine Rolle mehr. Es sind Zustände, die lebhaft an die in schwerer, gemütlicher Erschütterung durchwachten Nächte

Gesunder erinnern, wo stundenlang in quälender, eintöniger Regelmäßigkeit eine Reihe von wenigen Gedanken immer wieder in sich selbst zurückkehrt. Und gerade dies bezeichnet auch die klinisch wohlcharakterisierte kleine Gruppe krankhafter Gedankenbildungen, die man *"phantastischen" Affektwahn* nennen könnte. Unter der Einwirkung stärkster Unlustaffekte auf den hochgradig eingeengten und völlig pessimistisch umgewerteten Vorstellungsinhalt muß jeder Maßstab, jede vergleichende Kritik unmöglich werden, besonders wenn bei der häufig hinzutretenden Bewußtseinstrübung die Verbindung zwischen den Einzelvorstellungen sich zu lockern beginnt. Der Vorstellungsinhalt wird phantastisch, d.h. er überschreitet nicht nur die Grenze des individuell, sondern auch des allgemein menschlich Möglichen. Hierher gehören die schweren *Angstzustände*, wie sie wohl KRAEPELINS depressivem Wahnsinn zum Teil zugrunde lagen. Es mag paradox klingen, daß die Gedanken der von HÜBNER erwähnten Angstdepression im Grunde gar nicht phantastisch sind; d.h. dieser Ausdruck ist nur in dem Sinne richtig, daß sie für einen gesunden Hörer vom Standpunkt seines Seelenlebens aus fremdartig wirken, aber nicht in dem Sinne, daß sie die Ausgeburten einer herrenlos schweifenden Phantasie wären und nicht vielmehr dem Zwange der psychischen Gesamtverfassung gesetzmäßig entsprängen. Sie erweisen sich bei näherem Zusehen ebenfalls wieder als wahnhafte Weiterbildungen derselben real bedingten Vorstellungskreise, denen wir seither begegnet sind. Es ist nichts anderes, als das entstellte Bild von Ich und Außenwelt, wie es der Spiegel der affektiv extrem verschobenen Psyche zurückwirft, ein Bild völliger *Leere* und *Verwüstung*, wo die quälende Selbstempfindung der gähnenden inneren Leere sich bis zu dem Gefühl körperlicher Hohlheit steigert, wo die ratlos gehemmten Gedanken überall an verriegelte und vermauerte Pforten stoßen, wo jeder lebendige Eindruck sofort klanglos zu Boden fällt, so daß die Welt zuletzt als ein einziges stummes Leichenfeld erscheint, in dem die Personen der Umgebung als körperlose Schatten hin und her huschen, – um im nächsten Augenblick vor dem Delirium wilder, verzweifelter Selbstanklage in einem grausigen Brande aufzuflammen, aus dem das Geschrei der Unglücklichen herübertönt. – Ist das Phantastik? so wenig, daß man von *innerer Wirklichkeit* sprechen möchte. Das alles ist die getreue Wiedergabe des Weltbildes, das der Gesunde niemals haben kann, welches aber der gehemmte Affektkranke in manchen Fällen notwendig haben muß: so sieht es im Innern eines schweren Melancholikers wirklich aus. Gerade hier läßt sich der strikte Beweis erbringen, daß *Wahnbildung nicht ein Einzelsymptom ist*, das man entweder als gleichgültiges Nebenprodukt des Krankheitsprozesses vernachlässigen oder gar als Ausdruck irgend einer unklaren, selbständigen Intellektstörung dem übrigen Krankheitskomplex gegenüberstellen dürfte. Wir werden doch nicht von Zufall sprechen wollen, wenn in beiden Fällen HÜBNERS ein geschlossener Ideenkreis fast in jeder Einzelvorstellung sich bis zur Wörtlichkeit entspricht, der genau synchron dem Affekt sich entwickelt, genau mit diesem abklingt; der sofort abgeschnitten ist, wenn, wie in Fall 6, der depressive in einen manischen Affekt umschlägt, und der später mit dem alten Krankheitsbild stereotyp wiederkehrt; sondern wir werden anerkennen müssen, daß ein gleicher Vorstellungsinhalt unter den gleichen Umständen wörtlich sich wiederholt, weil er durch eben diese Umstände bis ins einzelne gesetzmäßig determiniert ist.– Dieser "phantastische" Affektwahn unterscheidet sich in jedem Punkt aufs schärfte von anderen Formen "phantastischer" Wahnbildung, wie sie durch die Fälle K. und Tr. repräsentiert sind, und die ganz anderen Gruppierungen manisch-depressiver Grundstörungen, wenn auch ebenso gesetzmäßig entspringen.

Fassen wir das *Resultat der bisherigen Untersuchung* kurz zusammen: Der *Affektwahn* ist eine krankhafte Veränderung des Bewußtseinsinhalts im manisch-depressiven Irresein, die sich aus der Verfälschung des psychischen Elementarvorgangs nach seiner Gefühlsseite hin gesetzmäßig entwickelt, die in ihrer allgemeinen Richtung durch den herrschenden Affekt und in ihrem speziellen Inhalt durch gewisse reale, krankheitseigentümliche Vorstellungskreise ausschließlich und vollständig determiniert wird.

Betrachten wir nun von hier aus weiter die Gestaltung des Bewußtseinsinhalts, wenn er nicht mehr, wie bisher, durch reine Lust- bzw. Unlustbetonung jeder Einzelvorstellung eindeutig ausgerichtet wird. Der Übergang von einer depressiven in eine manische Krankheitsphase kann so rasch oder so gleichmäßig erfolgen, daß mit dem Affekt auch die Gedankenwelt des Kranken ohne Zwischenstufe von einer pessimistischen in eine optimistische übergeht. Häufig aber ist der Übergang nicht glatt, sondern es kommt zu einer *Zwischenphase*, die je nachdem den Charakter eines selbständigen, langdauernden Zustandsbilds annehmen kann, und die dadurch charakterisiert ist, daß der Affekt – gemäß dem manisch-depressiven Grundgesetz der Affektlabilität – in feinsten bis gröbsten Ausschlägen um den Indifferenzpunkt schwankt. Gerade diese fortwährende, schwankende Unsicherheit der Gefühlsbetonung bezeichnet, wie die Selbstbeobachtung lehrt, den eigentümlichen psychischen Mischzustand des Mißtrauens nach seiner Gefühlsseite hin (Mißtrauen ist kein Affekt, sondern ein komplexer psychischer Zustand, der sich neben Gefühlen vorwiegend aus Vorstellungselementen zusammensetzt). Unter diesen unklaren Affektschwankungen wird sich die manisch-depressive Vorstellungswelt nicht in ihrer Gesamtheit allmählich umzubilden vermögen; vielmehr finden wir regelmäßig im Zustandsbild der Übergangsphase den seelischen Inhalt als eine Mischung optimistischer und pessimistischer Vorstellungsgruppen.
Mit der Zeit zeigt dieses Gemisch gewöhnlich die Tendenz, sich nach zwei Polen hin zu sondern, indem der Vorstellungskomplex der eigenen Persönlichkeit (wohl einem Grundzug menschlichen Seelenlebens entsprechend) zum Zentrum optimistischer, ein der Außenwelt entnommener Vorstellungskomplex zum Zentrum pessimistischer Denkbeziehungen wird. Selbstverständlich handelt es sich hier nie um eine Trennung, sondern nur um ungefähre Richtung der Vorstellungsgruppen. Wir sehen im Verlauf von Tagen und Stunden die Ausdehnung des optimistischen und pessimistischen Gebietes gleichsinnig der Affektlage in weiten Grenzen schwanken. Stets finden wir auch innerhalb dieses Grenzgebiets eine mehr oder minder große Unsicherheit der Wertung der Einzelvorstellung, die schon in ihrer Beeinflußbarkeit im Gespräch zum Ausdruck kommt, und die zu den Schwankungen des Gefühlstons in genauer Parallele steht. In dem Moment aber, wo die besprochene Anordnung der Vorstellungsgruppen manifest zu werden beginnt, steht der *manisch-depressive Paranoiker* (nicht identisch mit dem Paranoiker schlechthin) vor uns. Denn das paranoische Zustandsbild im engeren Sinne ist determiniert 1. durch die optimistische Wertung der eigenen Persönlichkeit, 2. durch die pessimistische Wertung der Handlungen und Absichten der Umwelt und 3. das unklare Schwanken des Gefühlstons jeder neu auftauchenden Wahrnehmung gegenüber, wie es vom Subjekt charakteristisch als mißtrauische Unsicherheit empfunden wird. Es leuchtet ein, daß aus dieser Symptomgruppierung heraus eine von den seither besprochenen Typen ganz verschiedene Form der Wahnbildung erwachsen muß, indem einmal der Antagonismus der beiden gleichstarken Wertungsprinzipien die Selektion und Einengung des Vorstellungsschatzes nach dem Mechanismus der reinen Affektwahnbildung verhindert und indem die von Augenblick zu Augenblick fluktuierende Wertung im Grenzgebiet jedem neu auftauchenden Detail gegenüber eine Überproduktion von Urteilen, Schlüssen und Vermutungen hervorruft, die wir als *Beziehungswahn* bezeichnen, während der Umriß des Wahnsystems durch die polaren Vorstellungskomplexe fixiert bleibt. Dieser Beziehungswahn, diese ge-

steigerte vorstellungsmäßige Produktivität charakterisiert die Wahnbildung der Übergangsphase gegenüber der Vorstellungsverarmung des reinen Affektwahns (die *manische* Vorstellungsproduktivität ist nicht durch den Affekt bedingt).

Die letzte Krankengeschichte des Bauern, der in einem geschlossenen Zyklus 2 Jahre lang im Frühjahr pfeift, singt und einkauft, im Herbst queruliert und sich mißtrauisch verfolgt wähnt, um im Winter in Angst und Lebensüberdruß zu versinken, zeigt in charakteristischer Weise die Stellung der *Paranoia* als Mittelglied zwischen der hypomanischen und melancholischen Phase. Wir sehen, wie in die reine Gehobenheit des Frühjahrs nach und nach immer mehr Unlustelemente eindringen, so daß sie über die selbstbewußte Gereiztheit allmählich in mißtrauische Verfolgungsangst und von da in reine Depression übergeht. Auch innerhalb der paranoischen Phase ist die Gemütslage durch den Antagonismus der beiden gegensätzlichen Affektrichtungen bestimmt, von denen nach Tagen, Stunden und Augenblicken bald die eine, bald die andere die Oberhand gewinnt. Aber auch bei extremen Ausschlägen nach der depressiven Seite hin bleibt ein Rest optimistischer Beurteilung, das Bewußtsein des eigenen Rechts, an dem Ichkomplex haften, ebenso wie auch dem gehobensten Selbstgefühl der bittere Nebengeschmack fremder Gemeinheit nie verloren geht. Sobald dieser letzte Rest verschwände, wäre das Zustandsbild reiner Depression bzw. Manie gegeben, denen sich der Patient in manchen Augenblicken stark annähert. Diese beiden gegensätzlichen Vorstellungsgruppen, die optimistische der eigenen Vortrefflichkeit und die pessimistische der Schlechtigkeit gewisser Nebenmenschen, bilden die festen Pole seines paranoischen Zustandsbildes, den allgemeinen Umriß seines fixierten Wahnsystems, dessen spezieller Inhalt sich genau wie beim reinen Affektwahn, aus realen Erlebnissen organisch heraus entwickelt. Und zwischen diesen affektiv fixierten Polen kommt das Schwanken der Wertung des Detailerlebnisses im vorliegenden Krankheitsbild aufs schönste zum Ausdruck, das bis zur vollkommen gegensätzlichen Umwertung einer Tatsache in der Richtung des momentanen affektiven Ausschlags gehen kann. Abgesehen von der mangelnden Ausbildung feiner, detaillierter Beziehungsideen, die in der geringen geistigen Beweglichkeit des wenig intelligenten Patienten ihre Erklärung findet, ist dieser Fall für den psychologischen Mechanismus der *zirkulären Paranoia* paradigmatisch.

Wenn nun seither der Zusammenhang krankhafter Vorstellungsbildung mit den drei *Kardinaltypen zirkulärer Affekte*, dem reinen *manischen Lustaffekt*, dem reinen *melancholischen Unlustaffekt* und der genau um die Mittellinie schwankenden *gemütlichen Zwischenlage der mißtrauischen "Paranoia"* betrachtet wurde, so ist damit der Reichtum zirkulärer Affektwahnformen keineswegs erschöpft. Denn der weite Affektabstand der Manie zur Melancholie ist ausgefüllt von einer ausgedehnten Skala von Stimmungsnuancen von der beinahe rein manischen, leicht gereizten Gehobenheit bis hin zu der beinahe rein melancholischen Verfolgungsangst, der sich die ersten Spuren selbstbewußter Reaktion beimischen. Und ihnen entspricht das ganze Heer von Verfolgungs- und Beeinträchtigungsideen von der zornigen über die mißtrauische bis zur ausgesprochen ängstlichen Färbung. Noch viel mannigfaltiger sind die Übergangsformen, die Beimengungen aus den anderen Quellen manisch-depressiver Vorstellungsverfälschung. Die mehr oder weniger reinen oder gemischten Affektwahnformen sind auch zu Beginn der Krankheit selten ganz typisch und schon stark mit Wahnelementen anderer Genese vermischt. Später ist diese Quelle der Wahnbildung fast nur noch an optimistischer bzw. pessimistischer Verfärbung des gesamten Bewußtseinsinhalts erkennbar, von der auch die Wahnideen mitbetroffen sind, die im übrigen eine andere inhaltliche Struktur zeigen. Dies ist selbstverständlich, weil in den späteren Stadien nicht mehr die Affekte, sondern die sensorischen Störungen und die Anomalien des formalen Gedankenablaufs das Krankheitsbild beherrschen.

In der Tat müssen wir annehmen, daß es sich bei unseren Kranken um eine selbständige sensorische Störung, d.h. um eine *primäre Störung des Empfindungsvorgangs* mit zentralem Ursprung handelt. Gewiß zwingt nicht jedes Auftreten einer Sinnestäuschung zu dieser Interpretation; finden wir doch schon die bisher besprochenen affektiven Wahnbildungen da und dort durch sporadische Sinnestäuschungen verstärkt (vgl. beim phantastischen Affektwahn), die nur auf der Höhe des Affekts, besonders bei leichter Bewußtseinstrübung, auftauchen und sich zwanglos durch die *Einwirkung abnorm lebhafter Affektvorstellungen auf einen normalen sensorischen Apparat* erklären lassen. – Daß der Affekt im vorliegenden Fall keine wesentliche Rolle bei der Entstehung der Sinnestäuschung spielt, lehrt ein Blick auf die Krankengeschichten; die vorübergehenden, leicht deliranten Zustände können in diesem Zusammenhang außer acht bleiben. – Auch die Störungen des Vorstellungsablaufs mit dem unmittelbaren, lebhaften In-den-Blickpunkt-Treten der Gedanken genügen nicht zur Erklärung, denn diese Lebhaftigkeit findet sich bei der manischen Denkstörung ganz gewöhnlich, ohne daß es deshalb in der Mehrzahl der Fälle zu Sinnestäuschungen käme. Vielmehr läßt sich dieses fortwährende Halluzinieren bei Abwesenheit jeder stärkeren psychischen Emotion nur aus einer *krankhaft gesteigerten Resonanz* erklären, die schon die gewöhnlichen Reize in den Entstehungsstätten des psychischen Wahrnehmungsvorgangs, den zentralen Perzeptionsfeldern finden, eine Auffassungsweise, wie sie, von KAHLBAUM, KRAEPELIN u.a. mit einleuchtenden Gründen gestützt, ziemlich allgemeine Anerkennung genießt. Es liegt nahe, im speziellen Fall diese *psychosensorische Erregung* als zwar inkonstantes, aber typisch manisches Symptom aufzufassen, das zu der psychomotorischen Erregung in genauer Parallele stünde. Denn es sind auch sonst in der Literatur Fälle beschrieben, wo die Sinnestäuschungen eine ganz selbständige, dominierende Rolle im manischen Zustandsbild spielen, und wo ihr Zusammenhang mit einer Erregung des zentralen Empfindungsapparats beinahe mit Händen zu greifen ist. Hierher gehört insbesondere der von GOLDSTEIN ausführlich beschriebene Fall, wo neben psychomotorischer Erregung und lebhafter Ideenflucht subjektiv ein quälendes Gefühl "unangenehmer Schärfe" aller Sinneseindrücke, ein peinlicher Zwang des Alles-beachten-müssens und objektiv eine Fülle von Halluzinationen sich entwickeln, die exquisit durch indifferente äußere Sinnesreize ausgelöst wurden und sich auf diesem Wege experimentell studieren ließen. Es ist bemerkenswert, daß diese exogen ausgelösten Sinnestäuschungen keinen entscheidenden Einfluß auf die Bildung des Vorstellungsinhalts gewannen, daß das Individuum ihnen als etwas Äußerlichem, Fremden einigermaßen objektiv gegenüberstand. Diese exogene Auslösung findet sich auch in der zweiten Erkrankung von Frl. Tr., die Geräusche des Bronchialkatarrhs zu bedrohenden Stimmen ausgestaltete, ganz nach Art der Patientin GOLDSTEINS. Inwieweit bei der Krankheitsgenese von Frau K. die Ertaubung und die dadurch etwa bedingten Reizzustände im peripheren Sinnesorgan als auslösendes, die Entstehung von Sinnestäuschungen begünstigendes Moment mitgewirkt haben mögen, entzieht sich einer sicheren Beurteilung. Eine solche Annahme ist aber mit Rücksicht auf anderweitige bei Taubheit gemachte Beobachtungen nicht unwahrscheinlich. Sicherlich spielen auch späterhin periphere Reize, unklare körperliche Mißempfindungen u.ä. bei beiden Kranken eine gewisse Rolle, allerdingt nur nebensächlicher Art. Denn eine derartige Beziehung ist häufig gar nicht, dagegen der Zusammenhang mit den intrapsychischen Vorgängen, das Herauswachsen aus dem übrigen Vorstellungsablauf sehr deutlich zu erkennen. Die Auslösung der Sinnestäuschung ist also hier ausgesprochen endogen, reperzeptiv im Sinne KAHLBAUMS (3). Und diese enorme Erleichterung der *Reperzeption*, die wir mit KAHLBAUM als einen notwendigen, im gesunden Leben beständig sich vollziehenden und im Falle der Sinnestäuschung nur pathologisch gesteigerten Seelenvorgang auffassen, ist für die Ausbildung des spezifischen Bewußtseinsinhalts unserer Kranken und damit für die gesamte Entwicklung ihrer psychose von entscheidender Bedeutung.

Um aber den speziellen Mechanismus zu verstehen,werden wir das Gebiet des psychischen Elementarvorgangs, auf dem sich die seitherigen Untersuchungen bewegten, vorläufig verlassen müssen und uns den Verbindungen der psychischen Elemente, der Betrachtung des *Assoziationsablaufs* zuzuwenden haben. Es wurde schon an früherer Stelle ausgeführt, daß die Denkstörung unserer Kranken nur als Ideenflucht aufgefaßt werden kann. Es wurden auch bereits die eigenartigen Vorstellungsgruppen geschildert, die sich auf dieser Grundlage entwickelt haben. Wenn wir uns die unterste Stufe derselben, die einfachen, lockeren, vergänglichen Fehlgedanken vergegenwärtigen, so zeigt es sich, daß sie sich in nichts von den Gedankengebilden unterscheiden, die uns von den typischen Manien her geläufig sind und die wir gemeinhin als *ideenflüchtige Einfälle* bezeichnen. Gibt es doch Manische, die solche abenteuerlichen, abrupt auftauchenden, mit Lebhaftigkeit vorgebrachten und rasch wieder versinkenden Vorstellungsgruppen, die stets halb geglaubt und halb nur spielerisch hingeworfen werden, in großer Menge produzieren, deren ganze Vorstellungstätigkeit sich oft tagelang in solchen Gebilden erschöpft.

In der letzten Probe einer rezidivierenden gereizten Manie finden wir die früher an unseren beiden Kranken entwickelten Hauptcharakteristika wieder: Die flotte *Produktivität*, die "Lust zu fabulieren", den bezeichnenden Gegensatz von *Anschaulichkeit und bizarrer Unlogik* und vor allem das *Schwanken des Realitätswerts*. Um die Beziehung des einfachen ideenflüchtigen Einfalls zu der formalen Grundstörung zu verstehen, betrachten wir den Vorstellungsablauf, d.h. den Mangel der Zielvorstellung im Gedankengang des Manischen bei noch erhaltenem assoziativen Zusammenhang überhaupt. Wenn wir uns daran gewöhnt haben, im Sinne WUNDTS die psychischen Realitäten nicht als fertige Gegenstände, sondern ihrem wahren Charakter entsprechend als werdende *Vorgänge* zu denken, so vermeiden wir es lieber, von Zielvorstellung zu sprechen, was doch notwendig den Gedanken eines fertigen Dinges erweckt, das unverändert über den Einzelvorstellungen schwebt, und werden uns statt dessen des Ausdrucks *mangelnde Resultantenbildung* bedienen. Dadurch, daß aus einer Anzahl elementarer Empfindungen je die übereinstimmenden Züge zu einem neuen psychischen Gebilde, einer einfachen Vorstellung, zusammenlaufen, die das Gemeinsame aus allen enthält und das Unterschiedene als nebensächlich unterdrückt, und daß aus diesen einfachen Vorstellungen auf dieselbe Weise Vorstellungen zweiter, dritter usw. Ordnung hervorgehen, baut sich der seelische Inhalt aus zusammenhanglosen Einzelempfindungen über die einfacheren konkreten bis zu den abstraktesten Vorstellungen, den großen Zusammenfassungen, den letzten Endresultanten auf, wobei immer die nächsthöhere die Obervorstellung der nächstniederen bildet. Wenn wir diese Auffassungsweise auf die realen Verhältnisse, d.h. den Gedankenablauf in der Zeit übertragen, so sehen wir, daß dieser Vorgang fortwährend stattfindet, daß jedesmal die nächstfolgende mit den nächstvorausgegangenen Vorstellungen Resultanten bildet, deren höchste, schematisch gesprochen, die jeweilige Zielvorstellung darstellt, nicht im Sinne eines jedesmal bewußt vollzogenen komplizierten Urteilsprozesses, sondern genau so, wie über einem Tongewebe, kaum bewußt wahrgenommen, die leisen Obertöne schweben. Die Zielvorstellung ist also nichts Konstantes, sondern ein mit jedem neuen Glied der

Gedankenreihe neu zu Bildendes. Diese fortwährende *Resultantenbildung* ist es, was im physiologischen Maßstab die logische Kontinuität der Gedankengänge des Gesunden garantiert. Ihre mangelhafte Entwicklung bedingt die Eigentümlichkeiten der ideenflüchtigen Gedankenreihe nach der formalen wie nach der inhaltlichen Seite hin. Der Mangel dieser fortlaufenden dichten Verflechtung von Obervorstellungen ermöglicht der ideenflüchtigen Vorstellungsgruppe das plötzliche, zwanglose Aufschießen und Wiederversinken ohne Rücksicht auf die vergangenen und zukünftigen und damit eine Massenproduktion von solchen Denkeinheiten, wie sie unter der sichtenden Logik des normalen Gedankengangs ausgeschlossen ist. Er allein ermöglicht auch die bis zu einem momentanen Realitätsgefühl sich steigernde Lebhaftigkeit, mit der der Manische in seiner Idee aufzugehen vermag, eine Lebhaftigkeit, die beim Gesunden durch die sofort entstehenden logischen Resultanten kritisch abgedämpft wird.

Nun ist allerdings die Wirkung der Denkstörung auf die Vorstellungsgruppe je nach ihrem Grad sehr verschieden. Bei leichtester *hypomanischer* Ausprägung vollzieht sich die Resultantenbildung innerhalb der Einzelgruppe vollständig, d.h. bis zur logischen Zusammenordnung, die Ideenflucht wird nur in der mangelnden straffen Zusammenfassung einer längeren Reihe solcher Einheiten erkennbar. In der *schweren Manie* andererseits fehlen die Resultanten überhaupt, damit ist die Bildung von Vorstellungsgruppen ausgeschlossen, der Kranke produziert nicht mehr Sätze mit Subjekt und Prädikat, sondern nach primitivsten Assoziationsverwandtschaften weitertreibende Wortreihen. Zwischen beiden Extremen aber liegt der Fall, wo die Ideenflucht nicht nur den Zusammenhang der Vorstellungsgruppen, sondern auch diese selbst lockert, ohne sie jedoch völlig aufzulösen. Durch die unvollständige Resultantenbildung innerhalb der einzelnen Denkeinheiten muß es somit zur Entstehung von Gruppen niedrigerer Zusammenordnung kommen, mit anderen Worten: das Denken wird auf der bereits angedeuteten Zwischenstufe zwischen der ungeordneten Aneinanderreihung von Primitivvorstellungen und dem beständig sich zu logischen Zielgedanken zusammenfassenden Vorstellungsablauf des gesunden, erwachsenen Kulturmenschen stehen bleiben. Wie das märchengläubige Kind, das in seinem seelischen Aufbau noch nicht von den konkreten Anschauungen über die Dinge zu ihrer logischen Zusammenfassung fortgeschritten ist. Das Kind glaubt und erfaßt eine Märchenidee desto lebhafter, je anschaulicher sie ist, nicht je logischer – genau, wie der Ideenflüchtige seinen Einfall. In dieser Beleuchtung wird uns auch der kindliche, naiv wichtige Ton,in dem die Kranken ihre Ideen vorbringen, nicht als Zufall erscheinen. Fassen wir das *Resultat der Untersuchung* zusammen: Der *Einfall* ist eine in Mengen produzierte, mit ihrer Umgebung assoziativ locker zusammenhängende, rasch auftauchende und rasch verschwindende, mit Lebhaftigkeit erfaßte Vorstellungsgruppe schwankenden Realitätswerts, die inhaltlich nicht von der konkreten zur logischen Zusammenordnung fortgeschritten ist.

Das *Schwanken des Realitätswerts* beruht einmal auf den Eigenschaften des Einfalls selbst: Dieser kann sich einerseits der logisch geordneten Vorstellungsgruppe, andererseits der aufgelösten ideenflüchtigen Wortreihe beliebig annähern und dadurch der Lebhaftigkeit, der isolierten Geschlossenheit, der zwingenden Plötzlichkeit weithin verlustig gehen, während der in jeder Beziehung typische Einfall, wie wir täglich beobachten können, in statu nascendi einen fast absoluten Realitätswert bis zum Grade der Einbildungstäuschung erreichen kann. Noch mehr aber bestimmt das Schicksal des Einfalls das psychische Milieu, in das er hereingeboren wird. Es geht aus den Krankengeschichten mit aller Deutlichkeit hervor, daß die Affektlage für die Stellung im gesamten Bewußtseinsinhalt von großer Bedeutung ist.

In der leicht gehobenen *hypomanischen Laune* sind die Einfälle für den Kranken nicht viel mehr als ein buntes Gedankenspiel, dem er sich aus reiner Freude am Fabulieren hingibt. Wenn man ihm sein ganzes Kartenhaus nachher als Unsinn bezeichnet, so ist er lachend damit einverstanden. Sobald aber diese Gedankenwert unter die Herrschaft ausgesprochenerer Affekte kommt, gewinnt sie bedeutend an Festigkeit, so daß sie ohne scharfe Grenze in das Gebiet der barocken Wahnbildung hinübergreift. Wenn wir trotzdem unter bloßer Affektwirkung den Einfall kaum zu einem wichtigen, bestimmenden Faktor im Gesamtseelenleben werden sehen, so mag das, abgesehen von der mit Ideenflucht häufig verbundenen Affektlabilität vor allem daran liegen, daß Affekt und Ideenflucht sich in ihrer Wirkung auf den Vorstellungsinhalt deshalb schlecht zu kumulieren vermögen, weil sie das eine Mal auf den einengenden Gedankenzwang, das andere Mal auf das ungebundene Gedankenspiel, also in entgegengesetzter Richtung wirken.

Während aber hier, nach der Seite der starken *Affekte* hin, der Einfall eine gewisse mangelnde Affinität zeigt, ist er in einem anderen Sinne recht eigentlich präformiert, nämlich in der Richtung der *Sinnestäuschung*. Es gehört im kranken und eigentlich auch schon im gesunden Leben zu den schwierigsten Aufgaben, gesteigerte intrapsychische *Vorstellungslebhaftigkeit* und *sinnliche Realität* voneinander abzugrenzen, besonders wenn die Produkte der ersteren, nämlich die Einbildungstäuschungen als Erinnerungstäuschungen in zeitlichen Abstand gerückt werden. Gerade die Lebhaftigkeit gehört aber zu den Haupteigentümlichkeiten des Einfalls. Und ist nicht die plötzliche Unmittelbarkeit des Auftauchens und die logische Unabhängigkeit eine Eigenschaft, die den Einfall im Mechanismus des Vorstellungsablaufs neben die Sinneswahrnehmung stellt? Wenn aber schon bei normaler Funktion der zentralen Sinnesflächen der Einfall zur Einbildungstäuschung tendiert, so muß bei *sensorischer Übererregbarkeit* in spezifischer Weise dasjenige Vorstellungsgebilde zur Entstehung kommen, das dem gesamten Krankheitsbild der Fälle K. und Tr. vollkommen das Gepräge gibt: *der reperzipierte Einfall*. Frau K. gibt selbst die beste Beschreibung dieses Vorgangs, wenn sie in einem ihrer Briefe, nachdem sie eben von Herrn v. H.s Tod gesprochen hatte, plötzlich mit der Wendung "und man sagte mir soeben" auf die abenteuerliche Idee überspringt, "man habe mir dann das Bett samt dem Leintuch mit den Totenflecken gegeben": also ein Gebilde von der typischen Struktur des Einfalls, das in lockerem, aber gut erkennbarem assoziativen Zusammenhang aus der vorangehenden Gedankenreihe plötzlich entspringt und im Auftauchen sofort halluziniert wird. Es ist klar, daß solche aus dem eigenen Gedankengang des Kranken hervorgewachsene Vorstellungseinheiten durch diese scheinbar sinnliche Bestätigung eine Fixation, einen Stempel untrüglichster Gewißheit erhalten müssen, daß sie bei der Massenhaftigkeit, in der sie produziert werden, dem gesamten Krankheitsbild den Charakter zu geben, das Seelenleben des Kranken weithin zu beherrschen und alle anderen Symptome äußerlich zurückzudrängen vermögen. Im Gegensatz zum einfachen Einfall handelt es sich also hier durchweg um einen echten Wahn, der sich dadurch bilden kann, daß entweder die Reperzeption nicht bis zur Halluzination fortschreitet, sondern nur die Bildung von Ideen abnormer sinnlicher Lebhaftigkeit mit dem Charakter unumstößlicher Gewißheit zur Folge hat, oder daß aus der wirklichen Halluzination sofort direkt die Wahnidee entspringt, oder daß aus reperzipierten und halluzinierten Einfällen sekundäre Wahnideen abgeleitet werden. Diese Form "phantastischer" Wahnbildung hat mit dem "phantastischen" Affektwahn, außer der Fremdartigkeit vom Standpunkt des normalen Seelenlebens aus, überhaupt nichts gemein. Ihre Nichtunterscheidung muß zu dem THALBITZERschen Schluß führen: Erlahmen des Affektes bei immer unsinnigerem Wahninhalt und folglich Demenz.

Bei unseren Kranken laufen jahrelang diese vielen reperzipierten Einfälle von untereinander völlig unvereinbaren Wahnideen im Bewußtsein ungestört nebeneinander her und gehen ebenso, ohne das geringste Deckungsbedürfnis, einem wohlgeordneten Komplex realer Vorstellungen parallel. Diese paradoxe Symptomgruppierung: absurd unlogischer Vorstellungsinhalt ohne Demenz, beruht auf den Eigentümlichkeiten des ideenflüchtigen Blickfelds im Gegensatz zum normalen. Bei der engen Verflechtung der Resultanten im gesunden Vorstellungsablauf vermag sich das Blickfeld nicht scharf abzugrenzen, sondern die im Blickpunkt stehende Vorstellung deutlichster Präsenz hängt durch eine ununterbrochene Kette mit den zeitlich immer entfernteren bis hinein in den unterbewußten Gesamtvorstellungsschatz zusammen. Eine einzelne Vorstellung, die dem letzteren in irgend einem Punkte nicht adäquat ist, kann somit den Blickpunkt nicht passieren, ohne durch diese geschlossene Leitung die Gegenvorstellung ebenfalls ins Blickfeld zu ziehen und so ihre Korrektion zu finden.– Tritt aber die ideenflüchtige Vorstellungsgruppe ins Blickfeld, so ist beim Fehlen genügender Resultantenbildung dasselbe vom übrigen Vorstellungsinhalt abgeschnitten. Die *isolierte Vorstellungsgruppe* füllt das Blickfeld vollkommen aus mit der Lebhaftigkeit und Souveränität, die sich an manischen Kranken täglich beobachten läßt. Es besteht also nicht die Möglichkeit, daß die widerstreitenden Vorstellungsgruppen in ein Blickfeld gebracht und vom Urteil in Beziehung gesetzt werden könnten.

Daß die der realen Sinneswahrnehmung und die der früheren gesunden Denktätigkeit entstammenden Vorstellungen bei unseren Kranken von diesem *Isolierungsprozeß* nicht ergriffen werden, liegt erstens daran, daß die der realen Sinneswahrnehmung entstammenden Vorstellungen komplexer sind, als die reperzipierten, d.h. daß sie meist aus verschiedenen Sinnesgebieten zugleich schöpfen und somit eine viel ausgedehntere assoziative Verankerung haben. Zweitens sind sie den Vorstellungen aus früherer gesunder Zeit gleich und assimilieren sich leichter an diese. Drittens sind die letzteren durch die frühere gesunde Denktätigkeit fest und mannigfach miteinander und eng mit dem Vorstellungskern der eigenen Persönlichkeit verknüpft. Es kann demnach keine von allen diesen Vorstellungen ins Blickfeld treten, ohne zahlreiche zugehörige Vorstellungen nach sich zu ziehen. So kommt es zu der ziemlich strengen Scheidung zwischen dem gesunden, *festen Persönlichkeitskern* und den *gelockerten wahnhaften Gedankenreihen*, die ihn arabeskenartig umziehen. Diese Scheidung ermöglicht das früher beschriebene merkwürdige Phänomen der *Wechselbilder*. Aus dieser Scheidung erklärt sich auch die normale affektive und willensmäßige Reaktion der Patienten auf ihre gesunden, und die schwankende oder fehlende auf ihre wahnhaften Vorstellungen.

Damit sind wir am Schlusse der symptomatischen Untersuchungen angelangt, deren Resultate hier in einem kurzen schematischen Überblick zusammengestellt werden sollen:

Quellen der Verfälschung des Bewußtseinsinhaltes im manisch-depressiven Symptomkomplex:

- Störungen des psychischen Elementarvorgangs
  - Störungen in der Gefühlsbetonung
    - 1. Reine Affekte
      - *Pathologischer Optimismus und Pessimismus*
        - *Einfacher reiner Affektwahn*
          - *"Phantastischer" Affektwahn* (Kraepelins depressiver Wahnsinn, Hübner)
    - 2. Affektive Zwischenlage
      - *Kombinatorischer Beziehungswahn* im Sinne des Mißtrauens (Specht, Laehr, unser Fall J)
  - Störungen im Empfindungsvorgang
    - 3. Psychosensorische Übererregbarkeit
      - *Vorwiegend perzeptive Sinnestäuschung* (Goldstein)
      - *Vorwiegend reperzeptive Sinnestäuschung*
- Störungen in der Verbindung der psychischen Elemente
  - 4. Ideenflucht
    - *Einfacher ideenflüchtiger Einfall* (unser Fall S)

Vorwiegend reperzeptive Sinnestäuschung + *Einfacher ideenflüchtiger Einfall* → *Reperzipierter Einfall* (Thalbitzers depressiver und manischer Wahnsinn, Fall K. und Tr.)

Es sind zunächst die *Verblödungsprozesse* auszuschließen. Eine Kranke, wie Frau K., mit einem frischen, lückenlosen Gedächtnis für Altes und Jüngstvergangenes, mit der Fähigkeit richtiger Orientierung, einem intakten Persönlichkeitsbewußtsein und vor allem mit einem reichen ethischen Gefühlsleben, fähig, mitzufühlen, zu lieben und zu zürnen, ein unverwischter, wertvoller und sympathischer Charakter von einem in seiner Situation geradezu rührenden Altruismus bis zu den feinen Formen gesellschaftlicher Höflichkeit (Dingen, die sich allerdings in einer Krankengeschichte nur mangelhaft wiedergeben lassen), – eine solche Kranke ist *nicht dement*. Die Affektlosigkeit wie die Unsinnigkeit der Wahnbildung müssen nicht nur nicht, wie THALBITZER meint, in diesem Sinne interpretiert werden, sondern sie können vielmehr nur in anderer Weise interpretiert werden.

Eine *senile oder arteriosklerotische Verblödung* führt bei einer Dauer von vielen Jahren stets zu schwerer körperlicher und psychischer Destruktion. Man wird auch sagen dürfen, daß diese beweglichen, produktiven, mitteilungsbedürftigen und affektiv ungemein lebhaften Kranken in allen Punkten das gerade Gegenteil von alten, schizophrenen Anstaltsinsassen sind, ganz abgesehen von dem tiefgreifenden Unterschied in der Wahnbildung. Was haben wir denn überhaupt für unsere Erkenntnis gewonnen, wenn wir die Wahnbildung auf eine Intellektkrankheit zurückführen? Wir haben damit doch nichts anderes ausgesagt, als daß eine Störung in der Bildung von Urteilen eben auf einer Urteilsstörung beruhe, d.h. wir haben das Problem von einer Seite auf die andere gelegt. Die Annahme einer "partiellen Trübung der Kritik" (KAUSCH u.a.) ist noch weniger eine Erklärung, daneben aber eine psychologisch unvollziehbare Vorstellung.

Was diagnostisch gegen die groben Defektpsychosen angeführt wurde, gilt in geringerem Maß auch gegen die feineren wahnbildenden Verblödungsprozesse, die KRAEPELIN neuerdings als *Paraphrenien* zusammengefaßt hat. Bei Frau K. schließt schon das hohe Lebensalter, bei Frl. Tr. die dreimalige Erkrankung mit gesunden Zwischenzeiten eine solche Diagnose aus, ganz abgesehen davon, daß beide Fälle sich von den von KRAEPELIN gezeichneten Untergruppen im einzelnen mannigfach unterscheiden. Überhaupt ist eine solche natürliche Frische in Handeln und Affektreaktion nach vieljähriger Krankheitsdauer bei jedem, auch leichtestem, Verblödungsprozeß undenkbar.

Die Kardinalsymptome des *manisch-depressiven Irreseins* wurden teils als wechselnde Erscheinungen, teils als dauernd konstituierende Grundlagen in beiden Krankheitsbildern nachgewiesen. In dieser Richtung weist bei Frl. Tr. auch der periodische Verlauf in vorwiegend manischen mit schwach ausgeprägten depressiven Phasen. Die Schilderung ihres früheren Charakters: heiter, lebhaft, sehr gesellig, gutmütig, tätig, oberflächlich, selbstbewußt – scheint sie in die Reihe der manisch gefärbten Konstitutionen zu stellen, die ja in höherem Alter gewöhnlich dauernd und zwar in manischem Sinne entgleisen. Noch anschaulicher zeigt der Fall K. das Herauswachsen der Psychose aus dem Boden einer abnormen Charakteranlage, die dem entspricht, was KLEIST, wenn ich ihn recht verstehe, als "ängstlich-lebhafte Konstitution" bezeichnet. Was diese Konstitution der Frau K. von einer im engeren Sinne psychopathischen durchaus unterscheidet, ist, daß ein in seiner Gesamtheit ebenmäßig gebauter, ausgeglichener Charakter von fester innerer Struktur nur eben nach ganz bestimmten Seiten hin eine gewisse affektive Überansprechbarkeit zeigt, so daß bestimmte, schon im normalen Leben sich auf die entsprechenden Vorstellungsgruppen legende Gefühlstöne hier generell gesteigert erscheinen, wie es in der unermüdlich pflichttreuen, ängstlichen Besorgnis der Frau K. um ihre Angehörigen und in der ebenfalls ängstlich gefärbten starken Abneigung gegen alle Veränderungen in ihrem Lebenskreis nach der Seite des Fremden, Unbekannten hin sich kundtut. Diese konstitutionell abnormen Züge steigern sich zusehens mit den höheren Lebensjahren, um unter Mitwirkung des äußeren Moments einer starken Schwerhörigkeit ohne scharfe Grenze ins eigentlich Psychotische überzugehen; das akute Einsetzen der schweren Symptome im Herbst 1910 bedeutet nur die Exazerbation einer bisher schleichend verlaufenen Psychose.

Die beiden Fälle entsprechen sich also auch hinsichtlich des Verlaufs, indem beidemal, hier mehr kontinuierlich, bei Frl. Tr. mehr schubweise mit dem Eintritt ins Greisenalter aus einer leicht abnormen Konstitution sich eine chronische Psychose entwickelt, eine Psychose, die die Erleichterung des Denkens und Handelns im Verein mit einer heiter bzw. ängstlich verschobenen Affektlage als Wesenszüge erkennen läßt, dieselben Züge, die noch in physiologischem Maßstab *der heiter-lebhaften Konstitution* von Frl. Tr. und *der ängstlich-lebhaften Konstitution* der Frau K. zugrunde liegen. Nach einer geläufigen Auffassungsweise könnte man annehmen, daß hier gewisse, von Hause aus *zu schwach angelegte Teile der Persönlichkeit,* sei es durch bloße *Abnutzung durch die gewöhnlichen Lebensreize* oder außerdem unter Einwirkung *seniler Involutionsprozesse* (funktioneller, nicht grob anatomischer Natur) versagen und dadurch die eigentliche Psychose in Erscheinung treten lassen, deren chronischer Verlauf in der durch das ganze Leben vorbereiteten und im hohen Alter einer Reparation schwer zugänglichen Entwicklung mit Notwendigkeit bedingt ist.

Wenn wir nach alledem keinen Anstand nehmen, beide Fälle dem z.Z. stark erweiterten Rahmen des manisch-depressiven Irreseins einzufügen, so geschieht das mit vollem Bewußtsein des großen Unterschieds, der diese *chronisch verlaufenden, komplizierten Wechsel- und Mischzustände des Greisenalters* mit der überwuchernden Ausbildung von Sekundärsymptomen von den typisch zirkulären Psychosen trennt. So notwendig aber der erweiterte Rahmen für eine großzügige Diagnostik ist, die von der scholastischen Zerlegung von Paranoien und Wahnsinnsformen sich befreien will, und die nicht Symptömchen sammelt, sondern Grundlinien zeigt, so notwendig erfordert er eine gründliche Durcharbeitung der verschiedenartigen Krankheitsbilder, die er umfaßt, in Einzelstudien, um auf diesem Weg zur Gewinnung brauchbarer Untergruppen zu kommen, die dringend nötig sind, wenn wir nicht aus der Oberflächlichkeit in die Unklarheit verfallen wollen. KLEIST hat mit seinem System autochthon und reaktiv labiler Konstitutionen, noch über die Grenzen des manisch-depressiven Irreseins hinausgreifend, diese Arbeit in Angriff genommen, und die Ansichten von STRANSKY über manisch-depressives Irresein und Paranoia, von WILMANNS u.a. tendieren in derselben Richtung. Die vorliegende Abhandlung kann zu dieser wichtigen Aufgabe eben nur einen Beitrag liefern; es wäre durchaus verfrüht, mit den geschilderten Fällen die Aufstellung einer selbständigen Gruppe versuchen zu wollen.

Jedenfalls aber ist es für unser praktisches Handeln nicht gleichgültig, ob wir den bizarren Wahnsinn dieser Kranken nach einem oberflächlichen Blick mit dem Schlagwort "Demenz" abtun, oder ob wir uns entschließen, darin die lebendigen, wenn auch in Unordnung geratenen Seelenvorgänge aufzusuchen. Denn im einen Falle werden wir an dieser Fülle seltsamer Gebilde vorübergehen, achtlos, wie an einem toten Trümmerhaufen; andernfalls aber werden wir hinter dem Spiel wirkender Seelenkräfte, die uns auch dann noch anziehend sind, wenn sie in Verwirrung durcheinandergreifen, die scheinbar verschüttete Persönlichkeit finden, die zu Pflegen und zu erhalten unser Beruf ist dort, wo wir nicht heilen können.

2. Über psychogene Wahnbildung bei traumatischer Hirnschwäche (4)

Man hat bisher zwei Formen von Wahnbildung nach Schädeltrauma vorzugsweise Beachtung geschenkt. Die eine Gruppe von Urteilsfälschungen entstand im frischen Stadium der schweren akuten Kommotionspsychose in naher Beziehung zu deliranten Erlebnissen und vor allem zum *Korsakowschen* Syndrom. Da sind z.B. die zum Teil mit wahnhafter Zähigkeit wochenlang festgehaltenen *szenischen Verkennungen*, die das Erlebnismaterial der jüngsten Vergangenheit als Ganzes auf eine frühere Lebensstufe, in die heimatliche Umgebung zurückzuversetzen. Völlig anderen Wesens, aber ebenso bekannt ist jene Spezialform der *Unfallneurose*, wo ein leichteres Schädeltrauma nicht in erster Linie als organische Hirnschädigung sondern als psychisches Erlebnis weiterwirkt und unter dem Rentengesichtspunkt katathym verarbeitet zum Ausgangspunkt für einen *abulisch-hypochondrischen Wahnkomplex* oder eine *Querulantenpsychose* werden kann.

Von beidem ist hier nicht die Rede. Vielmehr fassen wir folgende Konstellation ins Auge: Nach einem schweren Gehirntrauma (sei es Erschütterung oder Wunde) bleibt nach Abklingen aller akuten Symptome der chronische Restzustand der *traumatischen Hirnschwäche* zurück. Seine Echtheit wird in unseren Fällen dadurch sichergestellt, daß neben der diffusen seelischen Veränderung noch einzelne umschriebene zerebralorganische Restsymptome erhalten bleiben. Dieses neugeschaffene seelische Bild der traumatischen Hirnschwäche wird von uns daraufhin betrachtet, inwiefern es eine Grundlage für spätere Wahnbildung darstellt, d.h. wie weit es seinen Träger im Verlauf seines späteren Lebens wahnfähig macht, dann nämlich, wenn frische psychische Erlebnisreize auf ihn einwirken, die weder mit der organischen noch mit der psychischen Komponente des Hirntraumas direkt etwas zu tun haben. Es wird also eine organische Hirnschwäche zur Mitbedingung für eine spätere psychogene Wahnbildung. Die innige Verschlingung von organischen mit psychischen Ursachen ist das theoretisch Interessierende und berührt Hypothesen, die in der Schizophrenielehre jüngster Zeit vielfach benutzt worden sind und die bei unserem Gegenstand besonders überzeugend werden, weil hier die einzelnen Kausalfäden, psychische und zerebrale, reinlich trennbar nebeneinander liegen. Um das zu zeigen, werden wir nicht nur den durch das Trauma geschaffenen *Hirnzustand* und das später auslösende psychische *Erlebnis* betrachten, sondern auch die *Charakteranlage* in Rechnung setzen und das reiche kausale Wechselspiel zwischen diesen drei Faktoren so am besten erkennen.

Abgesehen von diesen grundsätzlichen Punkten sind psychogen-paranoide Bilder auf dem Boden der traumatischen Hirnschwäche bisher, auch rein klinisch-kasuistisch, wenig beachtet worden. Zusammenfassende monographische Arbeiten der letzten Jahre heben sie nicht besonders hervor. In FÖRSTERS Würzburger Referat fehlen sie. Nun sind diese Bilder, wie ich mich durch Anfragen bei verschiedenen Militärstationen mit großem hirntraumatischem Material überzeugt habe, tatsächlich recht selten, sofern man die Gesamtzahl der Hirnverletzten zugrundelegt. Forscht man dagegen umgekehrt bei Patienten mit reaktiv paranoischen Störungen nach früher durchgemachten Hirntraumen, so ergibt sich ein etwas anderes Verhältnis. Unter den 19 Fällen psychopathisch reaktiver Wahnbildung, die in meinem Buch über den sensitiven Beziehungswahn beschrieben sind, finde ich nachträglich nicht weniger als 3 Patienten, die in ihrer Jugendzeit eine ernste Hirnerschütterung mit nachher nicht mehr ganz zurückgebildeten Beschwerden durchgemacht haben. Es sind dies ein expansiver (der Malermeister), ein sensitiver (BACHMAYER) und ein primitiv-sensitiv gemischter Fall (URBAN), also keine Bevorzugung einzelner Charaktergruppen. Diese Verhältniszahl, wenn auch statistisch nicht verwertbar, gibt doch als beiläufige Beobachtung sehr zu denken.

Was ist nun traumatische Hirnschwäche, oder, wie andere unter Betonung der psychischen Seite es ausdrücken: traumatisch-psychopathische Konstitution? Wir sehen ab von noch nicht geklärten Fragen der Lokalisationslehre, besonders hinsichtlich der Abgrenzung der Stirnhirnsyndrome. Andererseits bringt es keinen Nutzen, eine scharfe Trennungslinie zwischen allgemeiner Hirnschwäche und einzelnen psychischen Dauersymptomen der *traumatischen Epilepsie*, speziell der "epileptischen Reizbarkeit" zu ziehen. Die Reizbarkeit bei manifesten Anfällen geht kontinuierlich in diejenige der allgemeinen Hirntraumatiker über, und auch bei diesen werden nur selten jene episodischen gehirnvasomotorischen Krisen vermißt, die man als entfernteste Äquivalente des epileptischen Anfalls betrachten kann. Statt zu sagen: Wenn zu einem hirntraumatischen Zustand Epilepsie hinzutritt, so hat diese oft starke Reizbarkeit im Gefolge, hieße es oft besser umgekehrt: Hirntraumen mit starker zerebraler Reizbarkeit disponieren zu epileptischen Anfällen.

Aber auch von alledem abgesehen scheint über das, was wir als zurückbleibende typische Allgemeinsymptome nach Hirntrauma betrachten dürfen, noch keine völlige Klarheit erzielt zu sein. Ich greife einige Stellen aus dem Referat über die Würzburger Kriegstagung heraus, die sich besonders auf die Affektivität der Hirntraumatiker als die für unser Thema wichtigste Seite beziehen. POPPELREUTER findet geringere Energie und Frische, Einbuße an Interesse und Affektivität. Die meisten Hirnverletzten sind generell ruhiger und gleichgültiger, lenksamer als früher. Verminderung der aktiven Persönlichkeitsfaktoren ist die Regel, wenn auch zwischendurch erhöhte Reizbarkeit gefunden werden kann. Ähnlich schildert RÖPER die traumatisch-psychopathische Konstitution als einen Zustand, wo bei erhaltener Intelligenz der Charakter verändert und die Reizschwelle für physische und psychische Reize erheblich herabgesetzt ist. Im Gegensatz dazu findet HÜBNER vornehmlich Reizbarkeit und Neigung zu Verstimmungen bei alten Dauerzuständen, und STRANSKY betont bei Kopfverwundeten eine höhere Anfälligkeit für Affektdelikte. Das Zurücktreten von grob intellektuellen und im engeren Sinne ethischen Störungen wird auch von den beiden letzten Autoren betont. Derselbe Beobachtungskontrast zieht sich durch das FORSTERSCHE Referat hindurch, wobei der Redner mit seinem ausgesprochen lokalisatorischen Interesse das abulisch-apathische Syndrom für das Stirnhirn und die Reizbarkeit und Neigung zu impulsiven Wutausbrüchen für die Zentralgegend zu reservieren sucht.

Um das Dilemma aufzulösen, werden wir sogleich weiter fragen müssen: *wofür* ist der Hirntraumatiker erhöht und wofür ist er vermindert reizbar. Hierbei fällt uns auf, daß der Wortführer der einen Anschauungsweise, POPPELREUTER, sich ausdrücklich auf Lazarettbeobachtungsmaterial, sein scheinbarer Gegner STRANSKY jedoch auf forensische Erfahrungen stützt. In einem geschützten Milieu also, wo vorwiegend nur die nivellierten, leisen Dauerreize des Alltags auf den Hirnschwachen einwirken, wird er ruhig, gleichgültig, minder aktiv gefunden, während vor den Schranken des Gerichts, wo die Folgen einzelner, starker Affektstöße des freien Lebens zum Austrag kommen, der Eindruck der erhöhten Affektivität und mangelnden Triebhemmung überwiegt. Ich habe schon (1917) darauf hingewiesen, daß diese beiden Formen von *Eindrucksfähigkeit* auch vom charakterologischen Standpunkt aus zu unterscheiden sind und nicht miteinander parallel gehen.

Übrigens wiederholt sich hier beim Hirntraumatiker dieselbe Beobachtung, die uns von anderen Zerebralorganikern her längst geläufig ist. Beim Paralytiker, Arteriosklerotiker, auch beim Alkoholiker sehen wir in einem bestimmten Stadium vielfach, daß er für Reize generell indolent ist, die beim Normalen durch ihre unmerkliche, im Stimmungshintergrund wirkende chronische Präsenz das Seelenleben aufs nachhaltigste beeinflussen, wie etwa die mit Familie und beruflicher Zukunft verknüpften Gefühlstöne, während er auf momentanen starken Affektstoß mit Ausbrüchen übermäßiger Heftigkeit reagieren kann. Kurz gesagt: Die *affektive Ansprechbarkeit für nivellierte Reizreihen ist erniedrigt, diejenige für Reizstöße erhöht.* Dasselbe Bild einer unter einer generellen leichten Indolenz schlummernden explosiven Bereitschaft ist beim Hirntraumatiker geläufig. Neben diesem *kontrastierenden Syndrom* findet man allerdings zuweilen *reine Affektbilder,* wo die Überreizbarkeit für jede Art von Eindrücken die Szene beherrscht, andererseits solche mit solider Indolenz, die auch von kräftigen Reizen kaum noch durchbrochen wird. Daß das Stärkeverhältnis zwischen beiden Komponenten sich von Fall zu Fall in allen Schattierungen abstuft, kann zum Teil hirntopographisch verstanden werden; andererseits spielt die vorherige *Charakteranlage,* wie wir unten sehen werden, auch für die Symptomgestaltung der traumatischen Hirnschwäche eine große Rolle.

Soviel über die Veränderungen der *affektiven Schwingungsweite* beim Hirntraumatiker. Was die *Stimmungsfarbe* betrifft, so kann man hauptsächlich drei verschiedene Typen unterscheiden: *dysphorische Verstimmung, gleichmütigen Ernst* und ausgesprochene *Euphorie.* Entsprechend anderen Gehirnleiden scheint es auch hier, daß gerade die leichteren, speziell die reizbaren Fälle, am meisten unter ihrem Zustand leiden, die feinen Veränderungen in ihrer intellektuellen und affektiven Leistungsfähigkeit wahrnehmen, und darauf mit Mißmut und Depression antworten. Ruhig-ernsthaft scheinen viele mittelschweren Fälle, ohne daß man diese Stimmungsunterschiede einfach zum Gradmesser für die Schwere des Hirnschadens machen dürfte.

Ausgesprochene Euphorie findet man selten. In ihrer Verbindung mit schwerer Indolenz und ernstlichen assoziativen Minderleistungen ist sie offenbar ein Ausdruck schwerer zerebraler Veränderungen, die man in ihrem sozialen Effekt ruhig als *traumatische Demenz* bezeichnen darf. Einen solchen Restzustand sah ich neulich bei einem jungen Menschen, der einen Sagittaldurchschuß durch die linke Hemisphäre von der Stirn bis zum Hinterhaupt erlitten hatte. Gutmütig-lenksam und gar nicht explosiv, lebte er trotz bedrängter sozialer Lage ohne den geringsten Entschluß für seine Zukunft dahin, indem er Tag für Tag mit einer ebenmäßigen Vergnügtheit am Bach lag oder im Stall herumsaß. Obgleich auch hier die euphorische Affektstörung und der Mangel an Antrieb die Intelligenzstörungen stark überwog, wird man doch solche Fälle nicht mehr im Rahmen der traumatischen Hirnschwäche unterbringen wollen, die nur die leichteren funktionellen Minderleistungen des Gehirns ohne groben Ausfall umfaßt.

Diesem fließend begrenzten *Unterschied zwischen Hirnschwäche und Demenz* entsprechen übrigens bei anderen diffus organischen Hirnleiden analoge Verhältnisse. Auch beim Paralytiker können wir oft den dysphorisch-reizbaren Beginn als Stadium der Hirnschwäche dem euphorisch-indolenten Demenzstadium gegenüberstellen, wobei jenes oft ohne, dieses immer mit groben Intellektstörungen einhergeht. Was aber dort beim progressiven Hirnleiden eine wenig beachtete Durchgangsphase darstellt, das ist beim regressiven Hirnleiden, also besonders bei dem des Traumatikers, häufig der dauernde Endzustand, auf dem der Schwerpunkt der Betrachtung liegt. Und auch bei der traumatischen Hirnschwäche mischen sich in das, wie man früher gern sagte: "neurasthenische" Bild solche Züge, z.B. Gemütsstumpfheit, die man bei anderen Zerebralorganikern unbedenklich dem Begriff der Demenz unterordnet. Aus diesem Vergleich ergibt sich, daß es mit unserem sonstigen Sprachgebrauch nicht im Einklang stünde, wenn wir den Ausdruck Demenz bei den hirntraumatischen Folgezuständen ganz ausschalteten, und auch, wenn wir bei der Abgrenzung des Begriffes der traumatischen Hirnschwäche alles Demente glaubten reinlich abtrennen zu können.

Wenn wir nun die wesentlichen Züge der traumatischen Hirnschwäche zusammenfassen wollen, so werden wir sagen: *Der Hirntraumatiker hat eine Temperamentsverschiebung erlitten,* indem wir mit dem Wort "Temperament" Gemütslage und affektive Schwingungsweite (diese sowohl nach Höhe als Dauer) zusammenfassen und diesen Begriff den *Charaktergewöhnungen,* speziell der *ethischen Struktur* gegenüberstellen. Temperamentsverschiebungen sind durch biologische Einflüsse aller Art, z.B. schon durch Ermüdung, leicht zu erzielen, während die ethische Charakterstruktur nur der schweren zerebralen Auflösung weicht.

Welche Punkte in dem Symptomkomplex der traumatischen Hirnschwäche fördern speziell die Wahnbildung? Zunächst wird die *einfache Erhöhung der affektiven Reizbarkeit* die Wahnfähigkeit bei solchen Personen erhöhen, deren Charakterstruktur schon vor dem Unfall eine bestimmte Bereitschaft dieser Art hatte, ohne daß das entsprechende Temperament vorhanden gewesen wäre. Die einfache *Herabsetzung der gemütlichen Erregbarkeit* muß wahnhemmend wirken. Dagegen wird die praktisch häufige, schon oben erwähnte Konstellation, wo bei *Indolenz für nivellierte Alltagsreize die Erregbarkeit für kräftige Affektstöße erhöht ist,* die Bildung überwertiger Vorstellungen dadurch begünstigen, daß die *Überwertung* grober Affektkomplexe erleichtert, ihre allmähliche *Usur* durch die feineren Affektnuancen des Alltags aber hintangehalten wird. *Dysphorische Gemütslage* wird die Empfänglichkeit für Unlustreize und dadurch bei entsprechender Charakterstruktur auch für Wahnkeime erhöhen, und besonders wird die *Selbstwahrnahme der verminderten seelischen Leistungsfähigkeit* den Angelpunkt für Insuffizienzgefühle und dadurch für die Wahnentstehung hauptsächlich in sensitiver Richtung abgeben können. Bezüglich des indolenten Typs der Hirntraumatiker hat neulich wieder FORSTER darauf hingewiesen, daß oft nur ein isolierter *"Mangel an Antrieb",* d.h. ein Minus an Wille und Motilität vorliegt. Die Unfähigkeit zu einer aktiven Willenspannung höheren Grades und längerer Dauer hat auch BUSCH auf experimentalpsychologischem Weg – und zwar als hirntraumatisches Allgemeinsymptom, ohne Rücksicht auf bestimmte Hirnteile gekennzeichnet. Demgegenüber ist die rezeptive Seite, das Interesse und die Affektfähigkeit, ganz gut erhalten. Diese Konstellation bedeutet, daß so – künstlich-traumatisch – ein *Mangel an Ausdrucksfähigkeit* erzeugt werden kann, der bei gleichzeitig guter Rezeptivität die *Neigung zu Affektstauung und Verhaltung,* also wiederum zu sensitiven Wahnentwicklungen, erhöhen kann.

Daß auch die *leichten Störungen auf assoziativem Gebiet*, die mindestens in subjektiven Klagen über Denkerschwerung und Gedächtnisschwäche bei den wenigsten Hirntraumatikern vermißt werden, im gegebenen Augenblick der Wahnerzeugung Vorschub leisten können, wird man nicht bezweifeln. Doch scheinen die intellektuellen Störungen bei traumatischer Hirnschwäche noch nicht genügend exakt bearbeitet zu sein, um eine Analyse der Wahnbildung fruchtbar zu machen. Immerhin sei auf kommotionelle Assoziationsstörungen hingewiesen, die BERTSCHINGER *als fleckförmige Einschränkung des geistigen Blickfeldes und Erschwerung der Lenkbarkeit der Aufmerksamkeit bezeichnet*. Beim Auftreten affektbetonter Komplexe wird sich dies mit den analog – auf Einengung und Fixation – gerichteten Wirkungen der überwertigen Idee auf die Assoziationstätigkeit kumulieren können. Wie endlich *erhöhte zerebrale Ermüdbarkeit* für die Wahnentwicklung ein geradezu ausschlaggebendes Moment werden kann, habe ich beim sensitiven Beziehungswahn (1918) gezeigt. Sie gehört zu den fast konstanten Eigenschaften des Hirntraumatikers.

Die Wendtsche Familiengeschichte entlockt uns die Frage: Weshalb haben diese Leute nicht alle eine Zwangsneurose? Es findet bei ihrer strebsamen Ehrlichkeit, Anständigkeit und besorgten Gemütsweichheit, bei ihrer Umständlichkeit, Pedanterie und Religiosität geradezu eine *Inzucht sensitiver Charaktereigenschaften* statt, die im Lebensverlauf wenigstens einzelner Familienmitglieder die entsprechenden neurotischen Blüten treiben müßte – wenn an diesen Leuten überhaupt etwas Neurotisches wäre. Wir können so sagen: wenn diese Leute mit ihrer spezifischen Charakteranlage überhaupt nervös wären, so müßte ihre Nervosität aller Voraussicht nach in der Form einer Zwangsneurose oder eines sensitiven Beziehungswahns ihren Ausdruck finden. Das Gegenteil ist der Fall: wir finden Leute von einer beneidenswerten nervösen Gesundheit, von einem behaglichen seelischen Gleichgewicht, von einer Ruhe und Heiterkeit, die in die Augen fällt. Während also *die charakterliche Struktur der zwangsneurotischen entspricht*, ist der biologische Unterbau dieses Charakters, die *allgemeinkörperliche Konstitution und die des Gehirns von solider Festigkeit*. Es fehlt jene erhöhte Labilität, jene reizbare Schwäche, die den Nervösen überhaupt und so auch den Zwangsneurotiker erst zum Neurotiker macht. Gerade auch die Jugend des Patienten, über die wir besonders genaue, zuverlässige Angaben besitzen, hat nichts von der Vorgeschichte eines Psychopathen an sich. Von den sensitiven Struktur abgesehen ist er *kräftig und ausgeglichen* und steht gesellig und beruflich seinen Mann, heiter in Ruhe und widerstandsfähig in Gefahr. Nirgends war er in seinem bisherigen Lebensgang gestrauchelt. Vergleicht man diese Persönlichkeit mit den von mir andernorts geschilderten sensitiven Menschen, die später an Beziehungswahn erkrankten, mit ihrer durchweg schon von Jugend auf ausgeprägten seelischen Labilität und Überempfindlichkeit, so würde man Wendt für ziemlich gefeit gegen eine spätere wahnhafte Entgleisung seines Gemütslebens halten – wenn nicht neue, besondere Umstände hinzugetreten wären.

Dies geschah mit dem *Kopfschuß* 1914. Die Beteiligung des Gehirns ist durch die leichten hemiparetischen Anfangsstörungen und die vereinzelten epileptischen Anfälle im weiteren Verlauf sichergestellt. Der psychische Schaden ist bis auf weiteres scheinbar gering: ein wenig Einbuße an Frische und geistiger Lebendigkeit. Hinter dieser spurweisen *Indolenz* versteckt sich bei genauerem Zusehen allerdings eine wesentlich erhöhte Ermüdbarkeit und eine entschieden verringerte Widerstandskraft gegen kräftige affektive Belastungsproben, wie sie besonders in der Schreckhaftigkeit und Erregbarkeit bei erneutem Felddienst zum Ausdruck kommt. Die *psychische Kraft* ist also gesunken, die *Reizbarkeit* gegenüber schwierigen, affektiven Situationen erhöht; die Rüstigkeit eines früher sehr gesunden Gehirns hat notgelitten. Genau ausgedrückt: *Wendt hat zu der sensitiven Charakteranlage, die er vorher besaß, eine neurotische Konstitution hinzuerworben.* Er ist von nun ab nicht mehr bloß ein sensitiver Mensch sondern ein Sensitivneurotiker. Gerade das, was in seiner angeborenen Anlage noch fehlte, um ihn wahnfähig zu machen, ist nun durch den Hirnschuß hinzugekommen.

Der Erfolg dieses pathologischen Ergänzungsvorgangs tritt mit überraschender Pünktlichkeit ein. Über den Mechanismus der *Erlebniswirkung*, die die sensitive Wahnbildung auslöst, ist alles Wesentliche schon früherenorts (1918) gesagt. Auch bei Wendt ist es das *Erlebnis der beschämenden Insuffizienz*, der ethischen Niederlage, was die wahnhafte Erkrankung heraufführt. Er ist in der Strafsache gegen den Quartiermeister in eine Situation hineingeraten, die zwar objektiv – wie so oft beim Sensitivneurotiker – eigentlich recht unverfänglich, subjektiv aber für ein empfindliches Gewissen so gestaltet war, daß sie sich zum Haken für nachträgliche skrupulöse Selbstbeschuldigungen aufs beste eignete. Diese skrupelhafte Anständigkeit der Gesinnung ist bei Wendt angeborenes Familiengut. Erworben, und zwar durch den Hirnschuß, ist nur die ganz überraschende nervöse Empfindlichkeit, mit der der früher so ruhige Mann nun plötzlich auf ein verhältnismäßig unbedeutendes Ereignis reagiert. In der Tat konnte er sich vorwerfen, daß er in gewissem Sinn dadurch an dem Unterschleif mitschuldig geworden, daß er ihn nicht sogleich beim ersten Verdacht zur Meldung gebracht. Niemand aber, der die Schwierigkeiten der militärischen Situation eines Untergebenen in solchem Fall kennt, hätte ihm daraus einen Strick drehen können, zumal seine Rechtlichkeit allgemein bekannt war. Die von dem Schuß herstammenden starken Kopfschmerzen, die ihn gleichzeitig mit der Angst und Aufregung befallen, bestätigen den Anteil der zerebralorganischen Schädigung an der affektiven Komponente der Erlebnisreaktion.

Bei seiner Krankmeldung im Revier trifft ihn obendrein eine *zweite seelische Verletzung* durch die fälschliche Mitteilung des Arztes, daß seine *Beschwerden auf Lues beruhten.* Dieser Schlag mußte nun gerade einen Punkt seines Charakters treffen, der schon vor dem Hirnschuß besonders empfindlich gewesen war. Denn gerade die pedantische Reinlichkeit, die Furcht vor Ansteckung und die sexuelle Skrupelhaftigkeit zeichnete ihn seit seinen jungen Jahren aus. Was ihn damals als Gesunden beunruhigte, das mußte ihn nun als empfindlichen Zerebralorganiker geradezu niederschmettern. Die zügellose Höhe des ausbrechenden Affekts, der rasch alle Kritik zerstört, fällt zweifellos zu Lasten des hirnschwachen Traumatikers, während die Affektrichtung, das Qualitative der Erlebnisverarbeitung genau in der Bahn der sensitiven Charakteranlage läuft, wie denn die Idee der luetischen Ansteckung für Gefühle der eigenen Schuld und niemals abreißende Ketten selbstquälerischer Vorwürfe die breiteste Bahn schafft und damit gerade den Nährboden aller Sensitivpsychosen abgibt. *Die Affekthöhe ist hirntraumatisch, die Affektrichtung charakterlich bedingt.*

Besonders hübsch ist es zu sehen, wie die *beiden Erlebnisquellen des sensitiven Affekts nun sogleich eine Anastomose bilden.* Die beiden verschiedenen Vorstellungen, einerseits luetisch, andererseits mit dem Quartiermeister zum Dieb geworden zu sein, finden ihre Vereinigung über die Tatsache, daß der Quartiermeister luetisch ist und nach seiner Verhaftung ins Lazarett kommt. Es bildet sich dadurch bei Wendt eine Art *Identifikation der eigenen Person mit der des Quartiermeisters.* In seinen ausschweifenden Selbstquälereien fließt unter der Hitze des Affekts Verseuchung und moralische Verkommenheit zu einer nicht mehr klar scheidbaren Legierung zusammen. Der immer gleichbleibende Affekt hat nun ein doppeltes Vorstellungsgefäß: je mehr er aus dem einen verdrängt wird, desto mehr füllt er das andere. Je triftiger dem Patienten ärztlich bewiesen wird, daß er nicht luetisch ist, desto stärker wirft er sich auf die Selbstanklage wegen des Paketdiebstahls und umgekehrt.

Wie der Affekt, so ist auch der Vorstellungskomplex der Wendtschen Psychose mit seiner *Mischung von Hypochondrie, ausgebreitetem Beziehungswahn und Andeutung von Verfolgungsideen* ganz der einer typischen Sensitivpsychose. Es fällt nur das *selbständige Heraustreten der Psychomotilität* auf, deren Erregung sonst beim sensitiven Beziehungswahn nicht so die Szene zu beherrschen pflegt, zumal Sensitivaffekte im ganzen mehr nach innen als nach außen arbeiten. Dieses unaufhörliche Einreden auf die Angehörigen, dieses stundenlange triebhaft monotone raubtierhafte Auf- und Abrennen in Gang und Zimmer, das noch nach Verblassen der Wahnbildung andeutungsweise die Psychose überdauert, waren wir sonst bei Sensitiven nicht gewohnt. Man ist versucht; sie vermutungsweise der Hirnverletzung zuzuschreiben und denkt daran, wie bei Beschädigungen der motorischen Rindenregion vielfach eine gesteigerte Explosivität, d.h. eine Erleichterung der psychomotorischen Entladungen eintritt. Was sich beim mehr primitiv veranlagten Menschen, wenn er hirnverletzt ist, als Explosivität, als momentane, schlagartige Affektentladung äußert; das würde sich beim sensitiven Menschen, entsprechend seinem angehaltenen, chronisch gebundenen Affektverlauf mehr in der sich hinziehenden, rhythmisch wiederholten Form, wie bei Wendt, kundtun. Man könnte diesen Trieb zu laufen geradezu mit der epileptischen Poriomanie in Parallele setzen. Ich sage zunächst nicht, daß es so ist, sondern nur, daß man an diese Möglichkeit denken muß.

Zusammenfassend werden wir also an sicheren Ergebnissen folgendes herausstellen: Der Hirschuß hat bei Wendt eine erhöhte psychische Reizbarkeit geschaffen. Die Reizbarkeit des Hirntraumatikers ist nun aber nicht ein grobes organisches Allgemeinsymptom, das durch den Hirnschuß sozusagen von außen her als fertige Größe jedem Seelenleben in derselben Form eingepflanzt würde. Wo keine schwere Hirnzerstörung vorlag, wird vielmehr *diese Reizbarkeit in den vorgebildeten Bahnen der Charakteranlage streng individuell aus dem früheren Seelenleben heraus in der Weise entwickelt*, daß einmal die Affektivität nur in bestimmten Richtungen gesteigert ansprechbar wird, in denen sie schon vorher erhöht empfindlich war, und sodann, daß die so gereizte Affektivität sich nicht nach einer schematischen hirntraumatischen Einheitsform, sondern *in den charakterlich vorgebildeten Formen entlädt*. Wir sehen bei Wendt keine generell erhöhte Reizbarkeit. Wir beobachten ihn durch Jahr und Tag (Mai 1916 bis Juli 1917) und sehen, daß er gegenüber den alltäglichen Affektreizen so widerstandsfähig ist wie früher. Nichts greift ihn an; niemand hat im mindesten von ihm den Eindruck eines aufgeregten Menschen. Man könnte meinen, der Hirnschuß wäre spurlos an ihm vorübergegangen. Und nun treffen ihn zwei Erlebnisse, die zur Reizung einer sensitiven Charakteranlage wie geschaffen sind – und nun ist plötzlich das Gleichgewicht zerstört, die Widerstandslosigkeit des traumatisch geschädigten Gehirns kommt in einem ungebändigten Aufruhr von Gefühlen hell zum Vorschein, aber wiederum nicht in der Form der Explosivität, sondern nach innen gewendet und andauernd in dem durch die Charakteranlage präformierten Bild des sensitiven Beziehungswahns.

Hiltmann hat im *16. Lebensjahr ein sehr schweres Hirntrauma* durchgemacht, das dauernde Wesensveränderungen, speziell im Sinne einer *explosiven Temperamentsverschiebung* bei ihm hervorbrachte. Vorher war er von Geburt an psychisch ziemlich gesund angelegt gewesen. Außer einer mäßigen Belastung lag nichts Bedenkliches vor. Er war ein normales, unauffälliges Kind. In der sehr einfachen undifferenzierten Persönlichkeit des Mannes treten uns vor und nach dem Trauma Züge einfacher Reizbarkeit (diese auch in der Familie), andererseits ein weiches, gutherziges, sehr solides und gewissenhaftes Wesen entgegen. Während nun jene schwach angedeutete primitive Linie des Charakters durch das Hirntrauma erst recht herausgeholt und zu einem hohen Grad gemütlicher Explosivität gesteigert wird, sehen wir den von Hause aus beherrschenden sensitiven Persönlichkeitskern tätig, um die durch die Gehirnerschütterung geschaffene Situation nach Möglichkeit zu verbessern.

Die hirntraumatische Explosivität trug beständig die Möglichkeit gefährlicher unsozialer Handlungen in sich. Diese sind aber mit der sensitiven Charaktergrundlage des Mannes nicht zu vereinbaren. Er paralysiert deshalb den Hang zu Affektausbrüchen dadurch, daß er sich in die Einsamkeit zurückzieht. Er wird menschenscheu aus Reizbarkeit. Menschenscheu enthält an sich schon den Keim des Mißtrauens. Was bei ihm diese Seite besonders zur Entwicklung bringt, ist die Selbstwahrnahme der traumatischen Gehirnveränderung. Er fühlt, daß er ein anderer geworden ist und er verarbeitet dieses Gefühl wiederum in typisch sensitiver Richtung weiter zu dem Gefühl der eigenen Minderwertigkeit gegenüber den andern Leuten und der befangenen Unsicherheit ihnen gegenüber. Die Meinung, einen auffallenden Blick zu haben, ist uns bei den Sensitivpsychosen ganz geläufig. Aus dem Sensitivaffekt hatte sich schon früher episodisch ein leichter Beziehungs- und Beeinträchtigungswahn entwickelt, bezeichnenderweise gerade in den Perioden seiner hirntraumatischen Verstimmungszustände.

Wir sehen also *die hirntraumatischen und die charakterlichen Kausalfäden sich beständig aufs engste durcheinanderweben* zu dem Bild eines Sonderlings, dessen Verhalten sich zwischen schwerer Zornmütigkeit und hindämmerndem menschenfernem Stumpfsinn, zwischen zutraulicher Gutherzigkeit und scheuem Mißtrauen, zwischen gereizter Verstimmung und schüchternen Beziehungsideen abschattet. Das Hirntrauma ist für diese Persönlichkeitsentwicklung in einem doppelten Sinne bedeutsam: einmal direkt biologisch durch die explosive Temperamentsverschiebung und dysphorische Verstimmung; sodann aber mittelbar, indem diese traumatischen Veränderungen, subjektiv wahrgenommen, zum Erlebnis werden, an das sich nun, psychogen verarbeitet, sensitive Affektrichtung und Beziehungsideen ankristallisieren.

In dieser Entwicklung sind eigentlich schon alle Voraussetzungen für die spätere akute Psychose während des Krieges vorgezeichnet. Daß auch bei dieser das Hirntrauma noch ätiologisch wirdsam ist, ergibt sich daraus, daß zwar die epileptischen Anfälle im Lauf der Jahre verschwunden sind, daß sich aber deren Äquivalente, die vasomotorisch bedingten Schwindel-Kopfschmerzattacken, außerdem auch Dysphorie und explosive Diathese in leichterem Grade bis heute erhalten haben. Die Erlebnisverarbeitung bei dem Rinderdiebstahl, der die jetzige akute Erkrankung auslöste, ist *primitiv-sensitiv gemischt*, indem das Erlebnis *einerseits Furcht vor Strafe, andererseits das Gefühl eigener Verschuldung* und moralischer Minderwertigkeit erzeugt. Aus dieser doppelten Wurzel entspringen die beiden Seiten des krankhaften Symptombildes, aus der primitiven Wurzel die Flucht in die Krankheit in Form eines hysterischen Dämmerzustandes mit Schütteltremor und

Sprechstörung, aus der sensitiven die mißtrauische, ängstlich-depressive Verstimmung und der Beziehungs- und Verfolgungswahn, dessen Kernpunkt die Idee darstellt, von jedermann als Verbrecher durchschaut zu werden.

Der hirntraumatische Kausalfaden geht uns auch in dieser akuten Krankheitsepisode nicht verloren, wenn auch die Wechselwirkung zwischen Charakter und Erlebnis den Vordergrund beherrscht. Einmal war die Widerstandslosigkeit für bestimmte Affektreize, wie sie bei Hiltmann erst durch das Hirntrauma entstanden ist, natürlich auch bei dem jüngsten psychischen Trauma von entscheidender Bedeutung. Die halb wider Willen und ganz gegen die angeborene Gesinnung erfolgte Mitverwicklung in eine kriminelle Tat mußte für einen anständigen, aber wenig intelligenten Menschen eine Situation darstellen, in der er bald nicht mehr aus noch ein wußte. Wiederum ist es bei Hiltmann, ebenso wie bei Wendt, von besonderem Interesse, daß für große Gruppen von Affektreizen, hier z. B. für die schweren Erschütterungen des Frontdienstes, gute Resistenz vorhanden ist, während erst auf ein Erlebnis hin, das charakterlich empfindliche Seiten der Persönlichkeit berührt, plötzlich die hirntraumatische Affektlabilität überraschend zum Vorschein kommt. Diese Verminderung der affektiven Resistenz und gerade der sensitiven, hat also der Hirntraumatiker Hiltmann mit Wendt als Ursache der Wahnbildung gemeinsam.

Hinzu kommt bei ihm aber noch die Vorbereitung der mißtrauisch-ängstlichen, wahnhaften Einstellung durch eine *jahrelange, hirntraumatisch mitbedingte abnorme Persönlichkeitsentwicklung*, wie wir sie oben schilderten und in der die Keime des jetzigen akuten Beeinträchtigungswahns schon fertig vorgebildet lagen. Auch in dem jetzigen Symptombild kam die hirntraumatische Linie in der starken motorischen, vasomotorischen und affektiven Überreiztheit und in dem Durchklingen gespannter Verstimmung zum Vorschein. Auch der lang anhaltende, mit explosiven Zügen durchsetzte Dämmerzustand ist zwar psychogen ausgelöst, beruht aber doch biologisch zweifellos auch auf der traumatisch erworbenen epileptoiden Gehirnkonstitution.

Die große zeitliche Reichweite des Hirntraumas ist bei Hiltmann besonders bemerkenswert. Sieben Jahre nach der Verletzung noch wird der Hirnschaden für eine psychogene Erlebnisreaktion und die daraus entspringende Wahnbildung mit entscheidend. Und zwar verschmilzt der hirntraumatische Faktor im Lauf der Jahre mit der Charakterentwicklung richtunggebend und macht vermittels dieser zerebralorganisch erworbenen Verbiegung der Persönlichkeit für den ganzen weiteren Lebenslauf erhöht wahnfähig, sobald ein adäquates Erlebnis hinzutritt.

Nachdem die Wirkungsweise des Hirntraumas nunmehr an zwei vorwiegend sensitiven Charaktertypen erläutert wurde, bringe ich aus der *expansiven Charaktergruppe* einen abortiven Fall.

Der tüchtige und intelligente Mensch ist mit seinem schroffen, verletzbaren Ehrgefühl, seiner zähen Willenskraft und seinem unbeugsamen Starrsinn der Typus einer expansiven, kampfneurotischen Persönlichkeit. Seine Reaktion auf das in der Beförderungssache erlittene Unrecht ist eine Kampfneurose, die bis zur Bildung einer überwertigen Idee, aber nicht bis zur eigentlichen Wahnbildung fortschreitet. Während nun die beiden vorigen Fälle von Hause aus gesunde Persönlichkeiten waren, die erst durch das Hirntrauma neurotisch und auf Grund davon wahnfähig wurden, sehen wir hier den umgekehrten

Fall, daß ein von Hause aus neurotischer Mann auf ein Erlebnis mit der seiner Konstitution entsprechenden gemütlichen Störung reagiert und daß das Hirntrauma erst in die im Gang befindliche Störung eingreift. Obgleich es sich nur um eine leichte Hirnerschütterung handelte, verliert der vorher dienstfähige Mann nun mit einemmal die Herrschaft über die überwertige Idee und es verschlimmert sich durch den groben, mechanischen Insult nicht nur die allgemein nervösen Kopfbeschwerden, sondern auch die in der Tiefe der Charaktergrundlage verankerte paranoische Einstellung ruckweise.

Er letzte Fall bildet gegenüber den drei früheren eine Besonderheit. Es handelt sich um einen Hirntraumatiker, bei dem die Wahnbildung das flüchtige Produkt einer Erlebniskonstellation, einer affektiven Situation des Augenblicks darstellt, Wenn auch die Veranlagung hier keineswegs nebensächlich erscheint, so werden doch nicht Wahnkeime durch das Hirntrauma geradezu aus der Charaktergrundlage heraus entwickelt und streng in der Linie des Charakters weitergeführt, sondern die Wahnbildung des Traumatikers taucht auf und verschwindet mit der äußeren Situation, die ihre wesentliche Erzeugerin ist. Insofern könnte man jene als charakterogene, diese als *konstellative Wahnbildung* von traumatisch Hirnschwachen bezeichnen.

Glück hat im Juni 1916 eine schwere Hirnverletzung, wahrscheinlich mit Schädelbruch und anschließend eine Kommotionspsychose von etwa 4monatiger Dauer durchgemacht. Zerebralorganische Symptome sind jetzt noch in der Störung des Zeigeversuchs, der spurweisen Parese des rechten Armes und dem intensiven Schädelvasomotorismus nachweisbar. Der psychische Restzustand ist der einer ernstlichen traumatischen Hirnschwäche. Nur handelt es sich nicht bloß, wie in den früheren Fällen, um einfache *affektive Überreizbarkeit* in bestimmten, charakterlich präformierten Bahnen, sondern wir finden bei *ernsthafter Affektlage* auch die Kehrseite des hirntraumatischen Zustandsbilds, den *"Mangel an Antrieb", die Schädigung der Ausdruckssphäre* in dem Versiegen von Rede und Bewegung ausgeprägt. Glück ist nach der Gehirnverletzung wortkarg, in sich gekehrt und einsam geworden, wozu er schon andeutungsweise geneigt hatte. Jedenfalls vertritt er gut den in der Einleitung behandelten *Typus des Hirntraumatikers mit kontrastierender Temperamentsverschiebung*, wo hinter dem Bild einer oberflächlichen Indolenz ein hoher Grad affektiver Überreizbarkeit schlummert. Er spricht dies selbst aus, wenn er sagt, daß er für gewöhnlich nicht gerade reizbar sei, wie auch die ärztliche Beobachtung zeigt, daß er im Alltag eher stumpf und unberührt seines Weges geht. Wenn aber einmal ein Reiz die Isolierung durchschlägt, so wird er gleich so wütend, daß er die Besinnung verliert. Die Störung der Ausdruckssphäre kommt hauptsächlich darin zum Vorschein, daß er bestimmte ärgerliche Kleinigkeiten (denn auch die Indolenz ist wie die zerebrale Reizbarkeit nicht generell sondern elektiv) lange Zeit in sich verarbeiten muß, ohne daß man ihm äußerlich etwas davon anmerkt. Der "Mangel an Antrieb" wirkt also hier als Mangel an affektiver Entladungsfähigkeit.

Zu den Reizen, für die Glück elektiv überempfindlich geworden ist, gehört auch der *Garnisondienst*. Es ist dies nicht verwunderlich, weil ihn erfahrungsgemäß alte Soldaten, wenn sie nervös geworden sind, besonders schlecht ertragen. Seine mit dem Gefühl der Zwecklosigkeit und Unselbständigkeit verbundene beständig unfreundliche Pedanterie wirkt chronisch aufreizend auf das Selbstgefühl und Behagen der Leute und führt bei mehr primitiv veranlagten Hirntraumatikern mit einer gewissen Sicherheit zu immer neuen explosiven Widersetzlichkeiten, durch die sie ihre dienstliche Verwendung bald unmöglich zu machen pflegen. Feineren und anständigen, in sich gekehrten Naturen wie Glück ist dieser gerade Ausweg versagt. So sehr das Mißbehagen des Garnisondienstes sein empfindliches Gehirn allmählich bis zum Unerträglichen irritiert, vermag er die angesammelte Erregung doch nicht in explosiven Handlungen zu entladen. Vielmehr ist er "immer so gespannt", wie er selbst sagt, daß er nur noch dasitzt, um auf den nächsten Ärger zu warten. Es wird also *vermöge der beiden Komponenten der hirntraumatischen Temperamentsverschiebung einerseits aus Überreizbarkeit zu viel Affekt aufgenommen, andererseits aus Mangel an Antrieb zu wenig entladen*, wobei sich die zerebralorganische Störung mit bestimmten Charaktereigenschaften kumuliert. Wir haben also den typischen Tatbestand einer *Affektverhaltung* vor uns, der, wie ich früher (1918) ausführte, einen der spezifischen Nährböden für die psychogene Wahnbildung darstellt.

Äußerlich ist zunächst gar nichts zu bemerken. Glück verarbeitet die chronischen Unlustreize der Garnison still in sich verschlossen weiter bis zu einer *überwertig tiefen Abneigung gegen den Militärdienst*. Mit dieser überwertigen Idee reist Glück im Januar 1918 in den Heimaturlaub, und der Punkt, an dem sie endlich zum vollen, krankhaften Durchbruch nach außen kommt, ist nun psychologisch bezeichnend. Es ist die Zeitspanne, wo der Urlaub zu Ende geht und wo sich auch beim normalen Menschen die Abneigung gegen unerfreuliche Arbeitsverhältnisse nach der vorübergehenden gemütlichen Entlastung doppelt stark zu melden pflegt. Dieser Augenblick läßt bei unserem Patienten aus dem überwertigen Haß gegen den Militärdienst die *zugehörige Wunschvorstellung in der Form des katathymen Wahns, nicht mehr Soldat zu sein*, subjektiv realisiert hervorspringen. Durch den Mechanismus der Psychose ist der von Abneigung genährte Wunsch reflektorisch in seine Erfüllung umgeschlagen.

Von hier aus führt der psychogen entwickelte Wahn seine Zwecke wieder mit zerebralorganischen Mechanismen weiter. Sobald nämlich der Patient gezwungen wird, seinen nunmehr fixierten Standpunkt, nicht mehr Soldat zu sein und keinesfalls zur Garnison zurückzukehren, gegen das Drängen der Familie zu verteidigen, findet er auch schon seine Waffe in den *epileptoiden Reaktionen*, die sein geschädigtes Gehirn auf dem affektiven Siedepunkt von sich gibt. Die mit Bewußtseinstrübung verbundenen, rücksichtslos gefährlichen, hochexplosiven Affektausbrüche sind, an der anständigen, gutmütigen Persönlichkeit des Mannes gemessen, nur zerebralorganisch verständlich, wie man überhaupt solchen Fällen gegenüber mit der bequemen Diagnose: Hysterischer Dämmerzustand recht zurückhaltend sein sollte.

Wie oft kann man es z. B. bei epileptoiden Dégénérés beobachten, daß sie einen Anfall zunächst *hysterisch* beginnen, d. h., daß sie sich zweckvoll und mit sichtbarer Willensanstrengung in einen bestimmten Affekt hineinarbeiten. Haben sie so eine bestimmte Temperatur erreicht, so sehen wir auf einmal die leichte Bewußtseinstrübung in eine schwere hinübergleiten und den künstlich forcierten, gespielten Zorn hochexplosiv und unlenksam werden, kurz das hysterische sich in ein von entsprechenden Äußerungen der Epilepsie nicht mehr zu unterscheidendes Zustandsbild verwandeln. Der psychogene Mechanismus wird zum Hebel, der schwerer wiegende organische Syndrome aus der Tiefe eines geschädigten Gehirns heraufholt. In entsprechender Weise haben wir uns auch die Glücksche Psychose mit ihrem regen Ineinanderarbeiten von psychogenem Wahn und explosiver Diathese klarzumachen. Der pedantische Grenzstrich aber, der in unserer heutigen Diagnostik noch an allen Punkten das Psychogene vom Organischen scharf zu trennen sich bestrebt, zerstört unerbittlich das Verständnis der Zusammenhänge.

Die Glücksche Psychose zeigt wie die übrigen Fälle gute Heilungstendenz. Hier wird der Wahn, entsprechend der flüchtig konstellativen Art der Störung, spontan und vollständig korrigiert, während bei der tiefer verankerten charakterogenen Gruppe erst die ärztliche Psychotherapie die Heilung richtig in Gang brachte, die alsdann in der schon von FRIEDMANN bei den leichteren reaktivparanoiden Zuständen beschriebenen unvollständigen Art erfolgte, wobei der Affekt verblaßt, während der Inhalt des Wahns, wenn auch praktisch belanglos, noch fortbesteht. Bei Glück ist die Störung in etwa vier Wochen abgelaufen, während sie sich bei Wendt und Hiltmann durch viele Monate hinzog.

Das, was wir an unsern Fällen an Ergebnissen gewonnen haben, ist für die Methodik unserer klinischen Psychiatrie vielleicht nicht ohne Gewicht. Wir haben aus drei kausalen Faktoren geistige Störungen entstehen sehen: aus einem *charakterlichen*, einem *hirntraumatischen* und einem *Erlebnisfaktor*, von denen jeder für das Zustandekommen der Psychose unerläßlich war. Wir könnten also diese Krankheiten ebensowohl als organisch wie als psychogen bezeichnen. Wir sahen, wie die drei Faktoren nicht nur irgendwann einmal die Krankheitsentstehung förderten, sondern wie sie sich ätiologisch ergänzten, ja wie sie auch im Symptombild selbst lebendig durcheinanderwirkend immer wieder einzeln sich durchzeichneten.

Wir haben damit eine andere Methode der klinischen Darstellung angewandt, als sie bisher meist herrschte. Wir sind gewohnt, bei der Betrachtung eines Krankheitsbildes möglichst auf eine klare, abgegrenzte, einheitliche Diagnose hinzustreben. Wir erreichen dies, indem wir einzelne dominierende Züge im klinischen Bild als wesentlich herausheben, aus diesen die Bezeichnung für das Ganze schöpfen, während wir nun von allem, was übrigbleibt, abstrahieren, es retuschieren und abdunkeln und als scheinbar und unwesentlich aus unserem Blickfeld hinausschieben. Der Wert dieser Methode für den praktischen Gebrauch soll nicht unterschätzt werden. Wir erreichen dadurch faßliche, darstellbare Krankheitseinheiten, wir ziehen die scharfen Grenzen, die wir haben wollen. Aber wir erreichen sie durch die ätiologische und symptomatische Verstümmelung der lebendigen Bilder. *Was wir an Systematik gewinnen, das verlieren wir an Verständnis*. Demgegenüber haben wir hier den umgekehrten Weg gewählt, indem wir möglichst unparteiisch alle auffindbaren Kausalfäden selbständig und gleichberechtigt nebeneinander aufzeigten, von der Erscheinung nicht abstrahierten, sondern sie plastisch rundum beleuchteten und so ein Bild gewannen, das nun allerdings nicht mehr mit einem einzigen Ausdruck diagnostisch abgestempelt werden kann.

Wir fragen uns: wenn wir eine psychische Störung vor uns haben, die offenbar psychogen, als *Erlebnisreaktion* entstanden ist, was hindert uns, den *charakterlichen* Ambozeptor aufzusuchen, der dem Erlebnis sein Eindringen gestattete. Und wenn wir diesen entdeckt haben, weshalb sollen wir nicht gleich auf das biologische Substrat, die *Gehirnbeschaffenheit* zugehen, die die tragende Grundlage für jene psychologischen Wechselwirkungen darstellt? Oder umgekehrt: weshalb soll bei den psychischen Reaktionen eines endogen Gehirnkranken das psychische Erlebnis "nur auslösend", eine quantité négligeable sein? Was zwingt uns denn, ein psychisches Krankheitsbild immer nur an einer *einzigen Skala* zu messen. Können wir es nicht *zugleich in seiner biologischen und in seiner psychologischen Relation* verstehen und bezeichnen?

Man wird mir zugeben, daß es ein leichtes gewesen wäre, die vorliegenden Krankheitsbilder so zu frisieren, daß sie sich als zerebralorganische Erregungszustände mit beiläufigen psychogenen Zutaten und Auslösungsmomenten dargestellt hätten, oder umgekehrt als psychogene Erlebnisreaktionen bei Menschen, die zufällig nebenbei von früheren Kopftraumen her noch etwas nervös waren, So gut wir aber hier von psychogener Wahnbildung auf der Grundlage der traumatischen Hirnschwäche sprechen – wobei wir das Psychologische und das Biologische gleichberechtigt nebeneinanderstellen – so gut werden wir auch einmal unbefangen von einer hysterischen Reaktion auf dem Boden schizophrener Gehirnveränderung oder von einem Querulantenwahn auf dem Boden der Hypomanie sprechen dürfen. Weshalb muß denn der Querulantenwahn gleich "pseudo" sein, wenn wir etwas Zirkuläres dahinter entdecken oder weshalb muß die Diagnose Hysterie gestrichen werden, wenn im weiteren Verlauf einer gut legitimierten Erlebnisreaktion schizophrene Züge auftauchen?

Unser Endziel wäre doch dies: nicht nur in einzelnen Fällen, sondern bei jeder Psychose zu der psychologischen Reaktion die Gehirngrundlage aufzufinden und bei jeder organischen Geistesstörung auch die psychologische Herkunft ihrer Vorstellungselemente zu analysieren. Was dem Hirntraumatiker recht ist, muß dem Schizophrenen billig sein. So gut wir noch nach vielen Jahren in den psychogenen Erlebnisreaktionen Eigentümlichkeiten der hirntraumatischen Affektivität als symptomgestaltendes Moment mit am Werke finden, so gut werden wir erwarten müssen, daß sich in der Hysterie, dem Querulantenwahn, der Zwangsneurose, wenn sie ein – vielleicht latent – zirkuläres oder schizophrenes Gehirn hervorbringt, Züge dieses zugrundeliegenden endogenen Zustandes abspiegeln.

Dies allerdings werden wir für Prognose und Behandlung immer zu unterscheiden suchen: *welcher der beiden Faktoren im augenblicklichen Symptombild das mehr aktive, welcher das mehr ruhende Element ist,* ob ein selbst feststehender abnormer Gehirnzustand nur Vorbedingung und Symptomgestaltung für das psychogene Leitmotiv der Störung abgibt, oder ob der biologische Hintergrund selbst sich dabei prozeßhaft verändert, wobei nicht zu vergessen ist, daß auch im Verlauf der Störung beide Komponenten sich gegenseitig aktivieren können, wie wir es beim Hirntraumatiker zum Teil gesehen haben. Wie diese Dinge sich nun bei andern als den hirntraumatischen Störungen im einzelnen verhalten mögen, das zu ergründen werden wir ganz der Erfahrung, der klinischen Einzelforschung überlassen. Schon jetzt aber können wir als Programm aufstellen, immer mehr von der abstrahierenden zur plastischen, *von der eindimensionalen zur mehrdimensionalen Diagnostik* überzugehen.

3. Gedanken über die Fortentwicklung der psychiatrischen Systematik

Zu den endogenen Seelenstörungen fordern wir unter grundsätzlichen Gesichtspunkten ein selbständiges körperliches Korrelat. Bei der Epilepsie ist es empirisch handgreiflich, bei der Schizophrenie haben wir schon einige Anhaltspunkte dafür, bei den zirkulären Psychosen ist es Postulat. Weil endogene Syndrome eines psychischen Hebels zu ihrer Entstehung nicht notwendig bedürfen, so suchen wir um so mehr auf der körperlichen Seite nach ätiologischen Zusammenhängen. Die Forschung folgt also der Formel: Gehirn und Seele (sofern auch die Blutdrüsen und Stoffwechselwirkungen über das Gehirn gehen). Keineswegs werden wir also an dieser Stelle den systematischen Trennungsschnitt legen, vielmehr gerade versuchen, die körperlichen und psychischen Symptomreihen so innig wie möglich zusammenzusehen, an Hand körperlicher Reaktionen psychologische Zusammenhänge aufzuspüren und an psychologischen Prüfsteinen unsere somatischen Untersuchungsmethoden kritisch zu verbessern.

Das Ziel dieser Forschungsrichtung ist eine *Konstitutionenlehre*. Wir werden auf diesem Weg allmählich eine Reihe spezifischer Konstitutionen wohl nicht scharf abgrenzen, aber scharf charakterisieren lernen, Erbanlagen also, in denen das Körperliche und Seelische in eins zusammenfließt und deren Schwankungen und Katastrophen wir jetzt mit Ausdrücken wie: Depression, Katatonie, epileptischer Dämmerzustand bezeichnen. Um aber ein geschlossenes Bild der schizophrenen, der zirkulären, der epileptischen Konstitution (bzw. Konstitutionen) aufzubauen, darf man diese Begriffe gewiß nicht auf eine enge, durch Übereinkunft festgelegte Definition zusammenziehen. Im Gegenteil: man muß sie recht breit und allseitig bis in ihre feinsten und entlegensten, scheinbar unähnlichsten empirischen Verästelungen ausdehnen, bis man etwa für die schizophrene Konstitution alle ihre hereditären Äquivalente und Teilkomponenten, alle ihr zugehörigen Persönlichkeitstypen, alle Formen ihrer akuten Krisen und chronischen Zerfallserscheinungen in ihren individuellen und familiären Zusammenhängen und somatobiologischen Fundamenten übersieht. Wir werden uns keine begrifflich enge Krankheit ausklügeln, sondern vielmehr aus Krankheitsbildern Lebens- und Familienbilder machen, in deren weitgespanntem Rahmen das, was wir jetzt die *Krankheit* selbst nennen, zur *Episode* herabsinken wird. Und das alles ohne Nomenklaturkommission, mit der größten empirischen Unbefangenheit und dem Bewußtsein, daß die Zusammenhänge, die wir so entdecken, zunächst alles eher als einen einheitlichen Begriff für das Tagesbedürfnis des praktischen Psychiaters geben werden. Von der psychologischen Seite her – dies muß mit programmatischer Klarheit erkannt werden – kann dieser weitgesteckte Plan nur mit Hilfe der *Persönlichkeitsforschung* verwirklicht werden, welche die Psychose mit der Individualität, das Individuum mit der Familie verbindet und erst den psychischen Konstitutionsbegriff schafft, dem die serologische und morphologische Forschung von der körperlichen Seite her als gleichberechtigtes Komplement entgegenkommen muß.

Nun erst verdoppeln wir unsere klinische Systematik, indem wir durch den Kreis von Individualitäten, den wir bisher betrachteten, einen zweiten, neuen Durchmesser legen. Wir sehen dann nicht mehr, wie die Seele von innen getrieben, sondern wie sie von außen gereizt wird, nicht mehr, wie sie unter den Erhitzungen ihres körperlichen Substrates in Gärung kommt, sondern wie sie in Resonanzen zu schwingen beginnt. Kurz, wir vertauschen den einen Schlüssel: "Gehirn und Seele" mit dem anderen "Charakter und Erlebnis". Keineswegs gehen wir aber mit dem Eintritt ins rein psychologische Gebiet aus dem Bereich der Erkenntnis in das der bloßen Nomenklatur hinüber. Dies wäre nur der Fall, wenn wir bei den konstitutionellen Krankheiten das Psychische künstlich von seinem körperlichen Komplement trennten. Solches Schneiden und Pressen wird uns nie mehr liefern als ein reinliches Herbarium abgetöteter Psychismen, wovon wir in älteren Lehrbüchern schon Proben genug haben. Ganz gewiß würde sich so die lebensvolle KRAEPELINsche Psychiatrie nicht weiterentwickeln.

Das rein Psychische muß für sich geordnet werden, aber eben gemäß seiner Besonderheit. Dieselbe Individualität, die wir vorher als Konstitution in ihrer Beziehung zum Körperlichen betrachtet hatten, erscheint nun als Charakter, insofern sie ein Objekt psychischer Reize darstellt. So entsteht die *Charakterlehre als zweites, unabhängiges System, neben der Konstitutionslehre*. Eine neue Kategorie psychiatrischer Gesetzmäßigkeiten beginnen wir in dem Zusammenspiel zwischen *Charakter, Erlebnis* und *Reaktion* zu ahnen, und all das, was seither an psychopathischen Persönlichkeitsstigmen und psychogenen Störungen als Querulantenwahn, Hysterie, Haftpsychose, Paranoia, Zwangsneurose ungeordnet und ohne Bezug auf die konstitutionelle Krankheitsgruppe dalag, beginnt sich klargeordnet und innerlich verbunden um gewisse charakterliche Reaktionstypen zu gruppieren. Wer etwa die psychologischen Gesetzmäßigkeiten der Gruppe Zwangsneurose — sensitiver Beziehungswahn in ihrem Zusammenhang mit dem sensitiven Charakter geprüft hat, der wird kaum mehr bezweifeln, daß auf dem Boden der *Charakterlehre* ein neues, in sich geschlossenes und von dem konstitutionellen Formkreis unabhängiges Gedankengebäude wird aufgerichtet werden können.

Und nun kommt der für die ganze Zukunft unserer Diagnostik entscheidende Punkt: das gegenseitige Verhältnis der beiden diagnostischen Systeme. Es fragt sich: Liegen die endogenen und die psychogenen Krankheitsbilder so in einer Reihe nebeneinander, wie es sich jetzt in allen Lehrbüchern darstellt? Dies muß durchaus verneint werden. *Sie liegen nicht nebeneinander, sondern übereinander*. Der charakterliche Formkreis liegt über dem konstitutionellen, ohne sich in seinen Grenzlinien mit ihm zu decken. Es ist wie zwei Reihen einer Quadermauer, wo die Fugen der oberen zwischen den unteren aufstoßen. Diese Erkenntnis ist von größter Tragweite. Wir vermögen schon jetzt zu sehen, daß z.B. ein Charakter vom sensitiven Reaktionstyp sich ebenso auf der Grundlage einer schizophrenen, wie einer zirkulären Konstitution entwickeln kann, daß umgekehrt ein zirkulärer Stamm ebensowohl expansive (Querulantenwahn) wie sensitive (Zwangsneurose) Charakterblüten zu treiben vermag. Unter den Fällen, die in dem Buch über den sensitiven Beziehungswahn beschrieben sind, zeigt gleich der erste Hauptfall (Renner) auf dem Höhepunkt der sensitiven Erlebnisreaktion schizophrene[1] Symptomfärbung, während der zweite (Feldweg) bei depressiver Heredität, an zyklothymen Gemütsschwankungen leidet. Deshalb ist doch weder das erste Krankheitsbild eine Schizophrenie, noch das zweite eine Zyklothymie; vielmehr zeigen

[1] Ich stimme BLEULER (nach einem hierüber geführten Briefwechsel) zu, daß solche Syndrome vom schizophrenen Fromkreis weder abgetrennt werden können noch müssen, würde ihm aber widersprechen, wenn er deshalb das Krankheitsbild als solches als "Schizophrenie" bezeichnete. Solche Differenzpunkte – und zahllose ähnliche – lösen sich zwanglos auf, sobald man sich in die mehrdimensionale Denkweise eingelebt hat. So ist z.B.die analoge Fragestellung: psychogen oder schizophren schief. Auf dem Gebiet der Haftpsychosen (vgl. die BIRNBAUM-BLEULERsche Diskussion im Centralbl.f.Nervenheilk.u.Psychiat. 1909). Das mehrdimensionale Prinzip ist in dem Buch über den sensitiven Beziehungswahn schon angebahnt, aber noch nicht klar durchgedacht. Die unüberwindlichen Schwierigkeiten einer richtigen Grenzführung nach der Seite der Prozeßkrankheiten hin, sofern man das eindimensionale KRAEPELINsche System der Krankheitseinheiten zugrunde legt, wurden dort ausführlich an Beispielen, besonders an dem chronisch paraphren sich weiterentwickelnden sensitiven Beziehungswahn des Kaufmanns A.J. (Fall 18) erläutert).

beide in Entstehung, Symptomaufbau und Verlauf die spezifischen Eigentümlichkeiten des sensitiven Reaktionstyps und nicht die einer zirkulären oder schizophrenen Katastrophe, sie *folgen den Gesetzen ihres Charakteraufbaus und nicht denen ihrer konstitutionellen Grundlage*. Das konstitutionelle Element wirkt bei diesen Psychosen nur als der dunkle, in der Hauptsache ruhende Hintergrund, auf dem sich in lebhaften, hellen Linien das bewegte Spiel einer charakterbestimmten Erlebnisreaktion abhebt. Nicht, als ob dieser biologische Hintergrund in der Psychose überhaupt nichts bedeutete: er zeichnet sich für ein scharfes Auge durch und gibt der beherrschenden psychogenen Symptomatik eine eigentümliche Tönung, ja er droht zuweilen auf den affektiven Höhepunkten selbst lebendig zu werden und auf das, was als Erlebnisreaktion begann, katastrophal hereinzubrechen.

Nun ist klar, daß wir uns von der soeben gezeichneten Krankheitsgestaltung aus alle *Übergänge* denken können bis zu ihrem Gegenpol, wo eine schwere konstitutionelle Katastrophe mit endogener Autonomie die Führung im Krankheitsverlauf hat, während die charakterlich reaktiven Eigentümlichkeiten des betroffenen Individuums sich nur noch schwach und oberflächlich in den Symptomen auszudrücken vermögen. Und in der Mitte zwischen beiden Polen stehen diejenigen Fälle besonders aus dem Schizophreniegebiet, die für die alten eindimensionalen Diagnostiker unverdaulich blieben und auf die BLEULER das Augenmerk gerichtet hat: die Fälle, wo beide Wagschalen gleiches Gewicht haben, wo dasselbe Krankheitsbild die ernsten Zerfallserscheinungen eines schweren endogenen Prozesses zeigt und doch von psychogenen Sperrungen, katathymen Mechanismen und charakterlich geformten Wunschträumen durchsetzt ist.

Was wir anstreben, ist also nicht Mischdiagnose, sondern *Schichtdiagnose*, die alle am Krankheitsbild beteiligten Komponenten nach ihrer Lagerung und führenden Wichtigkeit, jede nach ihren eigenen Gesetzen deutet und am Schluß in der Gesamtdiagnose zum Ausdruck bringt. Wir werden versuchen, bei jeder charakterbedingten Erlebnisreaktion auch ihre konstitutionelle Grundlage und bei jeder konstitutionellen Katastrophe auch ihre charakterlichen Einschläge zu erheben[1] und uns gegebenenfalls auch nicht scheuen, die Gleichberechtigung beider Komponenten in einem Krankheitsbild anzuerkennen, indem wir allerdings feststellen wollen, welche Komponente im jetzigen Augenblick aktiv führt und welche mehr im Hintergrund ruht. Wir werden z.B. diagnostizieren: Querulantenwahn (nicht "Pseudo"querulantenwahn) auf konstitutionell hypomanischer Grundlage, hysterische Reaktion auf katatonischem Boden (nicht "Hysterie mit täuschend katatonieähnlichen Symptomen") oder umgekehrt: Schizophrenie mit sensitiven Einschlägen, konstitutionelle Depression mit Neigung zu Zwangsreaktionen usf. Wir werden also gerade das aufsuchen, was die bisherige Diagnostik aus prinzipiellen Grunden zu meiden bestrebt war: das *Zusammentreffen verschiedener krankheitserzeugender Mechanismen in einem Krankheitsbild*.

Eine exklusive Differentialdiagnose werden wir in erster Linie zwischen den Krankheitstypen derselben Schicht, z.B. zwischen zirkulärem

[1]Dies ist ein programmatischer Grundsatz. In vielen Fällen ist er heute schon einigermaßen durchführbar, auf weiten Strecken scheitert er noch an dem embryonalen Zustand unserer Konstitutionen- und Charakterlehre, die auszubauen die nächste große Aufgabe der klinischen Psychiatrie sein wird. In den vielen Fällen, wo das Krankheitsbild von einer einzigen Komponente fast ausschließlich dominiert wird, ist er praktisch von sekundärer Bedeutung.

und schizophrenem Irresein, aber nicht zwischen dem konstitutionellen und dem charakterlichen Formkreis, also z. B. grundsätzlich nicht zwischen Schizophrenie und Hysterie, Depression und sensitivem Beziehungswahn stellen. Allerdings wird auch innerhalb derselben Schicht die Differentialdiagnose viel von ihrem starren Entweder-Oder verlieren, sobald wir uns daran gewöhnt haben, endogene Psychosen nicht mehr als isolierte Krankheitseinheiten, sondern als *konstitutionelle Episoden* zu betrachten. Wir werden nicht mehr ablehnen, sondern geradezu erwarten, daß sich z. B. in einem schizophrenen Krankheitsbild auch zirkuläre Komponenten der Erbmasse durchzeichnen können. Dies wird uns besonders klar, wenn wir als Parallele etwa die hereditären Blutdrüsenstörungen mit dem verwickelten Durcheinanderspiel ihrer Symptomkomplexe heranziehen. Daß innerhalb eines Charakterkreises fast alle möglichen Kombinationen vorkommen, habe ich schon an Hand des sensitiven Beziehungswahns nachgewiesen (1918).

Das Prinzip der *Schichtdiagnose*, das wir soeben am Beispiel des konstitutionellen und charakterologischen Systems erläutert haben, muß sinngemäß auch auf deren Verhältnis zu den übrigen psychiatrischen Formkreisen, z. B. zu den körperlich exogenen (infektiösen, toxischen, traumatischen) Störungen oder den lebensepisodischen Syndromen (Involution, Senium) angewandt werden. Es können sich so drei-, vier- und fünffache Relationen ergeben, unter denen ein einziges Krankheitsbild betrachtet werden kann. Damit fällt uns ein Reichtum neuer diagnostischer Möglichkeiten und überraschender Lösungen seither unbezwinglicher Probleme zu. Am meisten Nutzen werden wir bei den Gruppen haben, denen die bisherige Diagnostik am wenigsten gerecht zu werden vermochte: *die Rückbildungs- und Alterspsychosen.*

Man wird nicht behaupten wollen, daß die Diskussion über die Rückbildungsmelancholie dadurch zur Ruhe gekommen wäre, daß sie KRAEPELIN in den Rahmen des manisch-depressiven Irreseins eingefügt hat. Allerdings hatten seine Kritiker recht, wenn sie Übergänge zum zirkulären Formkreis nachwiesen. Aber ebenso recht hatte KRAEPELIN gehabt, als er in der Involutionsmelancholie etwas Besonderes gegenüber den gewöhnlichen zirkulären Depressionen heraus fühlte. Vom Standpunkt der mehrdimensionalen Diagnostik sind Grenzfragen dieser Art gegenstandslos. Eine Melancholie, auch wenn sie auf dem Boden einer zirkulären Anlage wächst, ist eben nicht bloß eine zirkuläre Psychose, sondern sie zeigt die Züge einer zirkulären Depression in der Färbung der spezifischen Psychismen der Involutionsperiode. Man könnte versuchen, aus dem Vergleich vieler Fälle von Involutionsmelancholie und Involutionsparanoia das spezifisch Involutionspsychotische in reinem Extrakt zu gewinnen und von da aus die verschiedenen klinischen Krankheitsbilder des Rückbildungsalters aus der Interferenz verschiedener konstitutioneller und charakterlicher Typen mit dem gemeinsamen "Involutionsvirus" zu erklären und Diagnosen zu formulieren wie etwa: Rückbildungsmelancholie auf konstitutionell depressiver Grundlage mit reaktiv-psychogenen Einschlägen (3 Dimensionen), oder: präseniler Verfolgungswahn mit konstitutionell schizophrener Symptomfärbung (lebensepisodische + konstitutionelle Diagnose), oder: sensitiver Beziehungswahn mit involutionsparanoischer Weiterentwicklung (charakterologische + lebensepisodische Diagnose).

Ein schönes Beispiel aus dem Gebiet der Alterspsychosen gibt die Beamtenwitwe K. in meiner Arbeit (1914). Der Fall zeigt als roten Faden eine gewissen zirkulären Persönlichkeitstypen eignende Konstitution, durch das ganze Leben verfolgbar, die zu der späteren Gesamtpsychose den zirkulären Symptomkomplex liefert. Mit diesem zirkulären Leitmotiv interferiert ein seniles Syndrom: stärkere Dissoziation der Vorstellungselemente als bei jüngeren Individuen, Agitation, nächtliche angstvolle Verwirrtheit. Und drittens stellt die Krankheit des Gehörapparates einen deutlichen Beitrag zu der halluzinatorischen Komponente des Bildes (vielleicht auch zum Verfolgungswahn). Man beachte, wie der Fall sich unter der eben skizzierten mehrdimensionalen Betrachtungsweise schlackenlos aufhellt.

So überwinden wir den meistgerügten Fehler der verflossenen diagnostischen Periode, daß zeitweise der Begriff einer einzigen Krankheitsbezeichnung, die gerade im Mittelpunkt der Forschung steht, zu unangemessenem Umfang anschwillt, während die anderen Gesichtspunkte schrumpfen. Wir können den leichtesten Einschlägen, den feinsten Beziehungen eines Einzelfalls zu einer bestimmten Krankheitsgruppe nachgehen, ohne gezwungen zu sein, diesen Fall als Ganzen in diese Gruppe aufzunehmen und diese Konturen der Syndrome bis zur Formlosigkeit zu verwischen.

Auf der Linie, die wir hier gezeichnet haben, liegt wohl die Zukunft der KRAEPELINischen Systematik. Ohne negative Kritik entfernt sie sich diametral von der Straße, an der HOCHE steht mit dem pessimistischen Ruf: "Zurück zum Symptomkomplex!" Sie sucht keine getrockneten Symptomkomplexe, sondern die lebendigen Krankheitsbilder, zu denen KRAEPELIN den ersten Weg gewiesen hat, überwindet aber die KRAEPELINsche Idee der Krankheitseinheit: Nicht Symptomkomplexe, nicht Krankheitseinheiten, sondern Krankheitszweiheiten und -vielheiten, und statt künstlicher Grenzmauern den freien Blick in das verschlungene und doch *gesetzmäßig gebundene Spiel freier seelischer Einzelkräfte*, und das alles im Zeichen lebendig empirischen Schauens und des unermüdlichen Forschungsoptimismus KRAEPELINS.

4. Die psychopathologische Forschung und ihr Verhältnis zur heutigen klinischen Psychiatrie

1. Kapitel: Polemisches zum sensitiven Beziehungswahn

Es hat seit längerer Zeit nicht an Warnern gegenüber gewissen Einseitigkeiten und Starrheiten der herrschenden klinischen Systematik gefehlt. KLEIST (1913) vertritt in dem System seiner Veranlagungstypen eine elastische und wirklichkeitsangepaßte klinische Denkweise und eine neue Arbeit von EWALD (1919) aus der KLEISTschen Klinik zeigt, wie zwanglos die charakterologischen Untersuchungen im sensitiven Beziehungswahn (1918/66) sich in eine undogmatische klinische Denkweise einfügen.

Die treffliche klinische Typenzeichnung der KLEISTschen Involutionsparanoia hat in unserer starren klinischen Systematik nicht die Würdigung erfahren, die sie verdiente. Dies zeigt, wie wenig wir noch imstande sind, gute, realistische Typenbilder in der Psychiatrie einfach als solche, empirisch unbefangen und ohne Seitenblick auf das "System" zu werten. Es ist der Einwand erhoben worden, der sensitive Beziehungswahn vernachlässige zugunsten der psychologischen Betrachtungsweise zu sehr das, was sich nicht mehr psychologisch restlos deuten läßt, kurz die biologische Seite des Problems. Wenn mehrere urteilsfähige Männer mir dasselbe sagen, so vermute ich von vornherein, daß etwas Richtiges hinter ihren Einwänden verborgen sein muß. Nur, glaube ich, ist es so nicht klar auf den Begriff gebracht. Wenn ich mir nämlich das Motto nehme: "die inneren Beziehungen, die zwischen einer speziellen, genau umschriebenen Charakterform und einer speziellen Art der Erlebnisbildung und Erlebnisverarbeitung bestehen, in ihrer seelischen Gesetzmäßigkeit zur Anschauung zu bringen", so ist damit deutlich ausgedrückt, daß das zentrale Problem nicht biologisch, sondern psychologisch ist, mit anderen Worten, daß das Biologische nicht vergessen, sondern daß vom Biologischen abstrahiert wird. Das geschieht mit demselben guten Recht, mit dem der Gehirnanatom bei Untersuchung eines Paralytikergehirns die Frage nach der psychologischen Genese des Größenwahns beiseite läßt. Daß man abstrahiert, ist nicht nur gut, sondern notwendig, damit man nicht alles durcheinandermengt.

Trotz dieser Abstraktion ist meine grundsätzliche, positive Wertung des biologischen Unterbaus, auf dem psychologische Probleme überhaupt erst diskutiert werden können, vielfach präzis ausgesprochen worden. Ich habe das Hereinwirken weder von klimakterischen involutiven, noch von zirkulären Momenten übersehen, bzw. die Wirklichkeit der Hereditätsfaktoren und der biologischen Erschöpfungsmomente energisch unterstrichen. Ich habe mich mit dem Schizophrenieproblem aufs gründlichste abgemüht und gesagt, daß "die Vernachlässigung des biologischen Faktors in der Krankheitsgenese FREUD überhaupt nicht zu einer Abgrenzung des Paranoiabegriffs kommen läßt, die eine Diskussion fruchtbar erscheinen ließe", oder "Das ohnehin etwas unscharfe Gefühlsurteil, daß es sich hier um 'nur psychogene' Dinge handle, wäre solchen Fällen gegenüber erst recht verkehrt, wenn man sich klarmacht, daß bei solchen Menschen eine angeborene, schwer abnorme Gehirnverfassung vorliegt, deren Abnormität durch die Erlebnisreaktion nicht geschaffen, sondern nur beleuchtet wird". Ich meine, schärfer konnte selbst KRAEPELIN die grundsätzliche Ablehnung aller einseitig psychologischen Betrachtungsweise nicht zum Ausdruck bringen. Will man mich trotzdem für einen "Psychiker" [1] halten, so kann ich es nicht verhindern aber auch nicht begreifen.

Wo liegt nun, von der klinisch systematischen Seite her gesehen, der schwache Punkt des Buchs? Gewiß nicht im Grundsätzlichen, sondern im Methodischen. Es liegt an dem zu starren Entweder-Oder der herrschenden diagnostischen Methode, der treu gefolgt wurde. *Die schwache Stelle am sensitiven Beziehungswahn – das ist die schwache Stelle an der herrschenden klinischen Denkweise*. Nämlich: wenn man ein bestimmtes Syndrom, wie den sensitiven Beziehungswahn klinisch-empirisch vorfand, so mußte nach der seither üblichen Systematik versucht werden, es entweder in der Gruppe der endogenen Psychosen oder bei den psychogenen Seelenstörungen einzureihen. Wenn man nun – und zwar mit gutem Grund und noch sorgfältigster Beobachtung – festgestellt hatte, daß Verlaufstypus und Symptombildung von psychisch-reaktiven Momenten ganz durchsetzt und vielfach dominiert waren, so mußte man sich für die zweite Möglichkeit entscheiden und folgerichtig versuchen, alles im Krankheitsbild entweder bis an die Grenze des Möglichen auf psychologisch-reaktiver Basis zu erklären oder, soweit es sich als endogen mit Sicherheit erkennen ließ, es einfach zu registrieren, ohne es für das Verständnis der Gesamtpsychose zu verwerten. Man mußte dem bezeichnenden üblichen klinischen Sprachgebrauch gemäß "Zutaten" zu dem "reinen" Krankheitsbild, äußerliche Kombinationen, äußerliches Zusammentreffen zweier Krankheitsformen annehmen, statt, wie ich und viele andere es heute tun, "strukturanalytisch" (BIRN-

---

[1] Wer meine *Hysteriearbeiten* (1923/74) mit ihrer scharfen Frontstellung gegen das Nurpsychologische und ihrer Richtung auf eine konsequent hirnphysiologische, muskel- und sinnesphysiologische Denkweise kennt, würde mich mit mindestens ebensoviel Grund einen "Somatiker" nennen. Dies zeigt am besten, wie weit ich davon entfernt bin, der Parteigänger einer "Richtung" in der Psychiatrie zu sein.

BAUM) sämtliche auffindbaren Faktoren, die dominierenden und die zurücktretenden, die sensitiven und die expansiven so gut wie die schizoiden und zirkulären, in ihrer notwendigen inneren Zusammengehörigkeit als lebendig und beständig miteinander wechselwirkende Kräfte beim "Aufbau der Psychose" beteiligt sehen.

Dabei sei nochmals daran erinnert, daß die Leitlinie des Buches nicht klinisch-systematisch ist und daß somit alle Erörterungen von dieser Seite her nicht seinen Kern treffen. Die Konsequenzen für die klinische Systematik sind sozusagen ein Nebenprodukt, allerdings, wie ich glaube, ein nicht unwichtiges.

BLEULER (1911) hat schon lange vor BIRNBAUM und mir den entscheidenden Schritt zu dem getan, was wir "Strukturanalyse" oder "mehrdimensionale Diagnostik" nennen. Er hat gezeigt, daß auch bei Psychosen mit endogenem Untergrund die psychologisch-reaktiven Zusammenhänge nichts Nebensächliches, sondern ein wichtiges Stück in der Gesamtkausalität des Krankheitsbildes sind und daß nur eine binokulare Betrachtungsweise, die immer die psychologischen und die biologischen Triebkräfte zusammensieht und in ihrer Wechselwirkung erfaßt, uns auf weiten Gebieten der klinischen Psychiatrie tiefer in die empirische Erkenntnis hineinführen kann. Daraus folgt, daß man gerade bei den im Zentrum der klinischen Systematik liegenden Psychosen (auf dem äußersten gehirnorganischen und dem äußersten psychogenen Flügel ist die binokulare Betrachtung weniger wichtig) nicht grundsätzlich sagen darf: wir haben schlechthin eine endogene oder schlechthin eine psychogene Krankheit vor uns. Sondern: in diesem einzelnen Krankheitsbild überwiegt der endogene oder der psychogene Faktor. Ja, man muß beim Einzelfall bedenken, daß in der einen Stunde der organische und in der nächsten der psychogene Faktor die Oberhand haben kann.

Und BLEULER hat betont, daß man über dieser unbefangen empirischen Wertung aller Einzelfaktoren der Psychose doch niemals die Selbstverständlichkeit zu vergessen braucht, daß alle psychologischen Zusammenhänge niemals als solche, sondern nur auf dem somato-biologischen Untergrund wachsen.

Deshalb wird sich die klinische Systematik auf der Linie der BLEULERschen Schizophrenielehre fortentwickeln. Daß dies keinen Bruch mit der KRAEPELINschen Tradition bedeutet, weiß jeder, der einen Blick in BLEULERS Lehrbuch geworfen hat.

Nun kann man über die von mir im Anschluß an die GAUPPSCHE Gedankenrichtung angebahnte charakterologische Forschungsweise denken wie man will. Man kann ihre Berechtigung auf dem Gebiet der schweren Psychosen rundweg bestreiten, obgleich man doch nur mit dieser plastisch typisierenden Menschenschilderung z. B. die hereditären Persönlichkeitsäquivalente der schizophrenen und zirkulären Psychosen für den Vererbungsforscher herausarbeiten kann. Man kann verbieten, die Persönlichkeit psychiatrisch zu erforschen, obgleich mit KRAEPELIN jedermann sagt, daß z. B. die Paranoia aus der Persönlichkeit herauswächst. Man kann übersehen, daß die Neurosenlehre sozusagen die Hälfte der Psychiatrie ist und daß zum mindesten für jene klar formulierte psychopathologische Reaktionstypen (wie etwa der sensitiven) unmittelbare Bedeutung haben. Man kann vergessen, daß der Psychiater Psych-iater ist, d. h., daß er wichtige psychotherapeutische Aufgaben hat und daß die Psychotherapie nur auf dem Wege der intimsten, um nicht zu sagen, künstlerischen Einfühlung in den Charakter der fremden Persönlichkeit gefördert werden kann. Man kann beiseiteschieben, daß über den engsten Fachhorizont hinaus die Ausbildung der Mediziner in allgemeiner Menschenkenntnis und Menschenbeurteilung zu den vornehmsten Aufgaben des Psychiaters gehört und daß die Psychiatrie überhaupt mit anderen fruchtbaren Lebensgebieten individueller Psychologie um ihrer selbst willen Fühlung bekommen muß.

Man kann verkennen, daß es für die Begründung einer solchen klinischen Charakterlehre nur einen Weg geben kann, der nicht spekulativ-willkürlich, sondern empirisch-induktiv ist, nämlich den Versuch, die klinisch-empirisch fest faßbaren krankhaften Reaktionsweisen[1], wie Querulantenwahn (expansive Gruppe), Kriminal- und Haftreaktionen (primitive Gruppe), Zwangs- und Beziehungsneurosen (sensitive Gruppe) als Kristallisationspunkte zu nehmen, um die man die reagierenden Persönlichkeiten systematisch gruppiert. Man kann meinen, daß es für die wissenschaftliche Typisierung dieser Persönlichkeitsbilder überhaupt keine andere Methode gäbe, als die, sie erst mit künstlerischem Gefühl möglichst plastisch und realistisch naturgetreu abzuzeichnen und dann zu didaktischen Zwecken auf möglichst wenige und knapp formulierte schematische Grundlinien zu bringen.

Man kann alle diese Erwägungen und damit unsere Forschungsrichtung wegschieben. Wer aber diesen vielleicht triebkräftigsten Zweig der modernen Psychiatrie ablehnt, der würde meines Erachtens zeigen, daß er nicht mehr auf dem Boden der reinen Empirie, sondern auf dem Boden des *materialistischen Dogmas* steht.

Inzwischen aber muß die Besorgnis gebannt werden, es ginge in der modernen Psychopathologie, die auf den Bahnen ihrer bewährten klinischen Führer arbeitet, das Gespenst HEINROTHS und der alten Psychiker um. Diese Psychopathologie steht fest auf dem Boden der Biologie und der klinischen Erfahrung. Sie hat überhaupt keine Kollisionen mit den anatomischen und physiologischen Forschungszweigen, begrüßt vielmehr freudig jedes neue Resultat derselben und kann ihnen nur in die Hände arbeiten. Sie hat weder den Geist der "Psychiker", noch den der "Somatiker", sondern sie strebt nach einer einheitlich biologischen, großzügigen *synthetischen Gesamtauffassung* der psychophysischen Erscheinungen, folgt also dem Prinzip jedes undogmatischen Anatomen oder Neurologen. Ihr Geist ist nicht der HEINROTHS, sondern der Geist BLEULERS, ihres Begründers. Und dieser vertritt, wie jedermann weiß, nüchterne Empirie und kritische Besonnenheit.

2. Kapitel: Vom naturwissenschaftlichen Denken in der Psychiatrie

Wer sich mit Naturforschern unterhält, dem wird auffallen, wie peinlich sie bemüht sind, eine möglichst wertungsfreie, schlicht kausale Betrachtungsweise anzuwenden. Hierin liegt das eigentliche Spezifikum des naturwissenschaftlichen Denkens.

---

[1]Für die Zwecke der Konstitutionsforschung wird man die Persönlichkeitstypen ebenso notwendig um die Schizophrenie, das manisch-depressive Irresein usw. gruppieren müssen. Dieselben Menschen werden also in zwei Klassifikationsreihen fallen, eine endogen-konstitutionelle und eine psychologisch-reaktive. Man muß sich allerdings dabei bewußt bleiben, daß das, was wir heute Schizophrenie nennen, nicht ein einfaches endogenes Syndrom ist.

Der Naturforscher kennt e i n e Kausalität. Sonst keine. Wir Psychiater haben uns ein ganzes Arsenal eigentümlicher Kausalitäten angelegt, von denen die einen mehr, die anderen weniger gut oder echt sind. Es gibt auch schlechte darunter. Wir sagen nicht: an der Gesamtkausalität dieses Krankheitsbildes sind die und die Faktoren beteiligt, der eine mit einem großen, der andere mit einem kleinen Anteil, aber immer derselben Kausalität. Wir pflegen vielmehr oft zu sagen: hier ist "wirkliche" Krankheitsursache, dort "nur" Auslösung, hier echt kausaler, dort verständlicher Zusammenhang, hier "eigentliche" Krankheitsursache, dort "nur" Symptombildung, hier nur psychogene "Zutat", dort wahre biologische Wurzel.

Wir verwendeten oben als *Gegensatz psychologisch-biologisch*. Diese Gegenüberstellung hat nur didaktisch einen Sinn. Viele aber nehmen die Unterscheidung als etwas Grundsätzliches und legen ein Werturteil hinein, nämlich: nur was sie biologisch nennen, sei Gegenstand wahrer, solider Naturwissenschaft und das andere, etwa die psychischen Zusammenhänge, seien etwas anderes, eine getrennte Welt für sich, ihre Erforschung eine im Grunde müßige Spielerei für nebelhafte metaphysische Köpfe. Hier muß sogleich gefragt werden: ist das wirklich streng biologisch, streng naturwissenschaftlich gedacht oder nicht vielmehr, wenn auch ganz ungewollt, ein Residuum jener naiv dualistischen Denkweise, wie sie die älteren Theologen und Moralisten pflegten? Ist sie nicht das Spiegelbild der wissenschaftlichen Einstellung jenes alten Psychiaters HEINROTH, im Kampf gegen ihn entstanden und – ebenso dualistisch wie sie?

Halten wir fest: Es *gibt in der Psychiatrie nur einen Gegenstand, nämlich Biologie und nur eine Grundmethode, mit der man ihn bearbeitet, nämlich der schlichte Kausalschluß*. Das einfühlende Verstehen bezeichne ich trotz seiner großen Wichtigkeit nicht als "Grundmethode", weil es nur auf einen kleineren Teil unseres psychologischen Gesamtgebiets anwendbar ist.

Für ein streng durchgeführtes naturwissenschaftliches Denken kann es keine zwei Kreise geben, kann der ganze psychophysische Apparat bis hinauf in seine feinsten psychopathologischen Schwingungen nichts anderes darstellen als eine feste, ungeteilte Wirkeinheit, einen geschlossenen Kausalzirkel[1], in dem auch das kleinste Glied nicht ungestraft vernachlässigt wird. Denn Biologie ist Lehre vom *Leben*, nicht Lehre vom Körper und nicht Lehre von der Seele. Leben des Menschen ist das beständige Ineinander von Psychischem und Physischem. Man kann sagen, die Veränderung des Stimmungshintergrundes bei einem manisch-depressiven Anfall ist eine einfachere biologische Größe, das komplizierte Wahnsystem mit all seinen zum Teil verständlichen Zusammenhängen, das aus diesem Stimmungshintergrund unter Mitwirkung von Gesamtpersönlichkeit und äußeren Erlebnisreizen erwächst, eine komplexere biologische Größe. Aber eins ist so biologisch wie das andere, ist Glied des gesamten Lebenszusammenhangs des Betroffenen. Die *verständlichen Zusammenhänge* und *komplexen Persönlichkeitsreaktionen* sind ebenso fest an die Gehirnfunktion gebunden, wie jene einfacheren biologischen Größen und sind vermöge ihrer Gehirnkorrelate

[1] Für unsere angewandte Wissenschaft ist es unerheblich, nach welcher erkenntnistheoretischen Variante man sich diese empirisch fest gegebene Wechselbeziehung des Physischen und Psychischen vorstellen will. Will man z.B. psychologische Reaktionen nicht direkt, sondern nur mittelbar vermöge ihrer Gehirnkorrelate in den somatischen Kausalzirkel einsetzen, so muß man sie natürlich erst recht als vollwertige Kausalglieder berücksichtigen.

ebenso unausweichlich als Faktoren in den Kausalzirkel des gesamten Lebensumlaufs des Individuums eingeschlossen.

Nun hat mancher Psychiater unausgesprochen folgende Einstellung: Die Keimanlagen und Wurzelstöcke der Pflanze (d.h. die gehirnanatomischen, physiologischen und i.b. serologischen Tatsachen) soll man allein untersuchen; denn aus ihnen entspringt die ganze Pflanze. Die Blätter und Zweige aber (d.h. die psychopathologischen Zusammenhänge und Reaktivitäten) sind sekundäre und tertiäre Bildungen. Sie zu beforschen ist ein ungründliches Spiel und müßte eigentlich verboten werden. Man könnte ebensogut einem Botaniker verbieten, die Elastizität des Holzes oder das Lichtbedürfnis der Blätter eines Baumes zu untersuchen, weil das doch nur sekundäre Ableitungen aus der Keimanlage wären.

Wenn nun etwa ein sensitiver Psychopath zu mir in Behandlung kommt, so interessiert mich nicht in erster Linie das verwickelte somatische Ursachenkonvolut von Erbanlagen, Gehirn- und Hormondrüsenrelationen, aus denen dieser Charaktertypus erwuchs (denn ich werde sie in absehbarer Zeit nicht und vielleicht überhaupt nie beeinflussen können). Dagegen sammelt sich mein ganzes wissenschaftliches Interesse auf die Untersuchung des komplexen Charakters, seiner typischen Reaktionsformel gegenüber Erlebnisreizen und damit seines *psychotherapeutischen Angriffspunktes* (der z.B.von demjenigen eines Hysterikers absolut verschieden ist). Hier muß ich den Hebel ansetzen. Also kann man nicht sagen: diese Art der Forschung ist wichtig, jene unwichtig, sondern: für diesen Fall ist diese, für jenen jene wichtiger.

Aber noch mehr: es gibt in der Naturwissenschaft keine Kausalität, die nur vom Einfachen zum Komplexen ginge, die also sozusagen nur von unten nach oben stiege und oben blind endigte, sondern es gibt nur den geschlossenen Kausalzirkel, wo Einfaches auf Komplexes und Komplexes auf Einfaches wirkt. Wirkung und Rückwirkung und Wechselwirkung beständig im Kreis geschwungen. Wenn ich immer nur untersuche, welche Wirkungen die elementaren Chemismen des Magens auf die Ernährung des Nervensystems haben, aber die lebhaften Rückwirkungen der nervösen Stimmungen auf die Magenfunktion hartnäckig beiseite lasse, so wird am Schluß die physiologische Gesamtgleichung nicht aufgehen. Genau in derselben Lage war bis vor kurzem vielfach die Lehrbuchpsychiatrie, indem sie die komplexen[1] psychotischen Bildungen (z.B. Wahnvorstellungen) sozusagen als fertige Endprodukte nahm, die man nur statisch abzuschildern brauchte. Es gibt aber in der Naturwissenschaft nichts Feststehendes, nichts "Fertiges" und es gibt vor allem kein "Endprodukt", weil jedes Ende zugleich wieder ein Anfang, jedes "Feststehende" eine Summe von Bewegung und jedes "Bewirkte" sogleich wieder ein Wirkendes ist. Wenn dem aber so ist, dann ist jede Wahnvorstellung, jede kleinste charakterbestimmte Erlebnisreaktion innerhalb einer Prozeßpsychose, jede Komplexwirkung in der Schizophrenie eben niemals etwas Nebensächliches, niemals sekundäres Endprodukt, das man beiseiteschieben dürfte. Sondern sie kann naturwissenschaftlich allein sein: unentbehrliches Glied im Kausalzirkel, biologische Kraft[2], die im Bewirktwerden selbst wieder wirkt, die

---

[1]Komplex im Sinne der objektivierenden Kausalbetrachtung. Als subjektive Erlebnisform kann auch eine kausal komplexe psychische Erscheinung etwas Letztes, Primäres, nicht weiter Zurückführbares sein.

[2]Der Kraftbegriff ist bekanntlich in der strengen modernen Naturwissenschaft eliminiert. Wir gebrauchen Worte wie "Kraft", "Wirkung", "Wechselwirkung" hier wie in anderen angewandten Wissenschaften als anschauliche, symbolische Bilder für das Abstrakte, was dahinter steht, das gesetzmäßige Zusammentreffen.

also aufs gründlichste in ihrem ganzen psychischen Triebwerk zerlegt, durchforscht und verstanden werden muß. Denn sonst geht die dynamische Gesamtgleichung der Psychose nicht auf.

Wir hören oft: jener erste Vorgang (z.B. körperlicher Art) ist die "wirkliche Krankheitsursache", dieser zweite (z.B. ein Affektstoß)ist "nur auslösend". Diese Ausdrucksweise ist gewiß gut gemeint, im bequemen klinischen Sprachgebrauch auch berechtigt. Es können sich aber leicht Wertungen und logische Schiefheiten schlimmster Art dahinter verstecken. Kennzeichnend ist das "nur", das sich wie der böse Geist der Psychiatrie allenthalben in den wertungsfreien[1] kausalen Gedankengang einschleicht.

Wenn ein Funke in ein Pulverfaß fällt, ist dann der Funke "nur"? Ich denke, er ist höchst wichtig. Und es ist ein müßiger Streit, ob der kleine Funke oder das große Pulverfaß für die Explosion wichtiger sei. Man könnte sagen (sofern eine solche mathematische Behandlung überhaupt möglich wäre): an der Gesamtkausalität der Explosion beteiligen sich das Pulverfaß und der Funke im Verhältnis 99:1. Sowenig aber gilt: für das Zustandekommen der Zahl 100 ist die Zahl 99 wichtiger als die Zahl 1, so wenig gilt: die große Menge somatischer Kausalfaktoren eines Krankheitsvorgangs ist wichtig und die psychische "Auslösung" ist unwichtig. Der "auslösende" Schmerz beim Tod der Mutter gehört ebenso zur Gesamtkausalität einer manisch-depressiven Attacke, wie das Gros der Konstitutionsmomente und ist ebenso wichtig.

Hinter dem "nur auslösend" steckt manchmal, zwar latent, aber desto gefährlicher, eine viel schlimmere Denkentgleisung. Man muß sich nämlich bei dieser Ausdrucksweise vorstellen, daß in den somatischen Vorgängen, die wir als die "eigentliche Krankheitsursache" bezeichnen, sozusagen die fertige Gesamtkausalität der ganzen Krankheit potentiell bereitgelegt wäre und daß das "nur auslösende" psychische Trauma "nur von außen stieße" und zu der fertigen Kausalität des Vorgangs nichts wesentlich Neues und Bestimmendes mehr hinzubrächte. Man wird den Zipfel der dualistischen Denkweise, der hier wieder herausschaut, schon bemerkt haben. Nämlich: daß das Somatische eine Kausalität für sich hätte, die im Grunde allein echt und wirklich wäre, während daneben das Psychische ein Nebelreich wäre, mit dem der Forscher sich nicht gerne befaßt und dem man dort, wo es unleugbar in den biologischen Gesamtvorgang eingreift, höchstens eine Kausalität zweiter Ordnung zubilligen darf.

Nun ist es aber lauterste Empirie, daß psychische und somatische Vorgänge beständig und lebendig wechselwirken[2]. Wenn dem aber so ist, so

[1]Natürlich muß man in der Wissenschaft in einem bestimmten Sinn auch werten, aber nicht vorher, sondern nachher. Die Wertung darf 1. sich nicht schon in die empirische Bestandaufnahme und in den Kausalansatz einschleichen und 2. erst erfolgen, wenn man ausgedehnte empirische Reihen und nicht nur da und dort ein paar Bruchstücke in den Händen hat. Gegen beide Grundsätze wird täglich gesündigt.

[2]"Wechselwirken" als anschaulicher Ausdruck, nicht als Stellungnahme zu philosophischen Theorien zu verstehen. Ob ich das regelmäßige Miteinander und Nacheinander von Vorgängen als "Kausalität", "Wechselwirkung", "psycho-physischen Parallelismus", nach der "Zweiseitentheorie" in monistischer oder dualistischer Ausdrucksweise formuliere, ist für den Empiriker nebensächlich. Es sind immer nur verschiedene Worte für dieselbe Erfahrungstatsache. Für den Sprachgebrauch einer praktischen Wissenschaft aber schiene mir jeder andere Ausdruck als "Wechselwirkung" gezwungen.

werden wir mit unserer doppelten Buchführung in der Psychiatrie unweigerlich in die Brüche kommen. Wir können nicht anders, als psychische und physische Vorgänge streng gleichberechtigt in einer logischen Ebene nach dem einen, einheitlichen Kausalitätsprinzip behandeln.

Also gehört das "nur auslösende" psychische Traume in einer vorwiegend endogenen Psychose entweder zur Gesamtkausalität und ist niemals "nur", sondern sehr wichtig. Denn nach Hinwegnahme auch des winzigsten Gliedes der Gesamtkausalität kann der ganze Vorgang nicht mehr zustande kommen. Oder (was in jedem Einzelfall genau geprüft werden muß) die Gesamtkausalität der Psychose ist ohne das psychische Trauma schon fertig. Dann ist es weder "nur" noch "auslösend", sondern überhaupt nichts. Eine "nur auslösende" psychische Sonderkausalität, eine Halb- oder Viertelkausalität gibt es nicht. Man kann diese Selbstverständlichkeiten laut mit dem Mund zugeben und trotzdem dahinter starkwirkende, dunkle Gefühlseinstellungen mitschleppen, die dem widersprechen.

Nun kommen wir zum wundesten Punkt, dem *Verhältnis zwischen "kausalen" und "verständlichen" Zusammenhängen*. Ich weiß, daß ich mit dem folgenden JASPERS nicht mißverstehe, ihn vielmehr vor Mißverständnissen schütze. Um zu zeigen, wie sehr meine Ansicht mit der seinigen zusammentrifft, zitiere ich ihn selbst: "Verstehen und Erklären stellen zwar ganz verschiedene Wege des Erkennens dar. Aber sie sind darum nicht ohne Beziehungen zueinander. Die Kausalität hat nirgends Grenzen, sie hört nirgends auf, gegenüber den kausalen Zusammenhängen bedeuten die verständlichen Zusammenhänge einfach ein Plus, das nicht etwa das kausale Denken, das Erklären irgendwo unterbinden darf."

Jedenfalls ist das Begriffspaar: kausal-verständlich, so wie es in der Literatur sich einzubürgern beginnt, wie geschaffen zu einem neuen Hinterhalt, aus dem sich die einseitigen Somatiker und die Verstiegenen unter den Psychopathologen recht nach Herzenslust gegenseitig bekämpfen und beschießen können. Schon taucht auch wieder das verhängnisvolle kleine "Nur" auf, das die Wertung bringt und die Logik vergiftet:"nur äußerlich kausal erklärt, aber nicht verstanden" von der einen Seite, und von der Gegenpartei:"nur verständliche, aber keine kausalen Zusammenhänge". Dem ruhigen Empiriker, der für Parteidogmen nichts übrig hat, wird ganz unbehaglich bei diesem Aufmarsch.

Was ist Kausalität? Ein rein formales Denkprinzip, eine "Kategorie", wie KANT sagt, nicht etwas, was in den Dingen drinsteckte, sondern etwas, womit wir die Dinge bearbeiten. Ein wertungsfreier Kausalitätsbegriff sagt nichts weiter aus als dies: jedesmal, wenn A eintritt, tritt auch B ein, oder: jedesmal, wenn C eintritt, sehe ich A und B vorausgehen[1]. Das Kausalitätsprinzip ist also eine reine Denkform, etwa wie die mathematischen Formen, und ist von dem Gegenstand, auf den es angewendet wird, unabhängig. Die Zahl 7 ist immer die gleiche, ob ich damit Sperlinge oder imaginäre Zeichen zusammenzähle. Sie wird durch dieses nicht abstrakter und nicht realer durch jenes.

Und ebenso bleibt die kausale Denkfigur (C tritt ein, wenn A und B eintreten) stets sich selbst gleich und stets ebenso gültig und zwingend, ob ich sie auf Konkretes oder Abstraktes, auf Somatisches

[1]Oder dasselbe in negativer Formulierung: jedesmal, wenn A fehlt, fehlt auch B, oder jedesmal, wenn B eintritt, fehlt A.

oder Psychisches anwende. Es gibt nichts, was einer kausalen Bearbeitung grundsätzlich verschlossen wäre – am wenigsten die verständlichen seelischen Zusammenhänge. Jedesmal, wenn eine bestimmte Form von Wahnbildung (C) auftritt, sehe ich ein bestimmtes Erlebnis (B) und eine bestimmte Persönlichkeitsanlage (A) vorausgehen[1]. Oder: Jedesmal, wenn ein hysterischer Dämmerzustand bei einem vorher gesunden Kind auftritt, ist ein schweres, psychisches Trauma vorausgegangen, so ist das eine ebenso typische Kausalreihe, wie wenn ich sage: jedesmal, wenn ich Morphium einspritze, sehe ich Euphorie auftreten; oder: jedesmal, wenn Rauch aus dem Kamin steigt, brennt unten ein Feuer. Wir sprechen hier nicht davon, wieviele Beobachtungsreihen in der Psychiatrie heute schon den strengsten naturwissenschaftlichen Kausalitätsansprüchen genügen – es werden auf der somatischen, wie auf der psychischen Seite wohl wenige sein – sondern von der grundsätzlichen Anwendbarkeit des Kausalitätsprinzips.

Also: Die Gefahr ist groß, daß einseitig materialistisch ausgerichtete Forscher, die die Relationen vernachlässigen oder nicht beherrschen, aus dem Gegensatzpaar kausal-verständlich einen willkommenen Vorwand schöpfen, um die verständlichen Zusammenhänge aus ihrer Kausalrechnung hinauszuschieben und in ein abgeschiedenes Sonderreich zu verweisen, wo man sie nicht mehr zu besehen braucht. Es zögen dann die psychologischen Zusammenhänge in einer Art von Sonderkausalität zweiten Ranges als "nur" verständliche Zusammenhänge neben der allein "echten" materiellen Kausalität ihren abgetrennten Zirkel.

Demgegenüber ist mit aller Schärfe festzuhalten: Es gibt nur eine Kausalität, und sie muß als naturwissenschaftliches Grundprinzip auf alle ihr erreichbaren *Erscheinungen*, materielle und psychische, mit Einschluß der verständlichen, angewandt werden. Die verständlichen Zusammenhänge haben neben den materiellen das Plus, daß sie neben der allgemein kausalen Betrachtungsweise *außerdem* verstehbar sind, das heißt, daß sie im psychologischen Selbstexperiment nachgeprüft werden können. Streng genommen fällt natürlich auch der verstandene Zusammenhang nicht außerhalb der kausalen Betrachtungsweise. Das Selbstexperiment ist ein Seitenglied in der aus Fremdbeobachtungen bestehenden Kausalreihe, allerdings ein besonders einleuchtendes und wichtiges[2].

---

[1]Natürlich darf man die Formel nicht umkehren und sagen: jedesmal, wenn auf eine bestimmte Persönlichkeitsanlage ein bestimmter Erlebnisreiz trifft, muß die bestimmte Wahnbildung auftreten. Denn (abgesehen davon, daß wir in der Psychiatrie niemals mit mathematisch festen Größen, sondern mit sehr komplexen Dingen operieren) so wird das psychisch-reaktive Moment wohl immer nur einen Teil der Gesamtkausalität der Krankheit darstellen, wenn auch vielfach einen sehr wichtigen. Diese Einschränkung gilt natürlich für sämtliche somatische Kausalfaktoren in der Psychiatrie ebenso. Wir sagen ruhig: die Lues ist die Ursache der progressiven Paralyse, obgleich auch hier die Kausalformel nur in der Anordnung gilt: jedesmal wenn Paralyse auftritt, sehe ich Lues vorausgehen, nicht aber umgekehrt: jedesmal wenn Lues auftritt, entsteht Paralyse. Auch hier gibt es also keinen Unterschied zwischen den psychisch-reaktiven und den somatischen Ursachen. Der ungeschulte Arzt aber vergißt diese Selbstverständlichkeiten täglich und kann dann leicht falsche Schlüsse z.B. zugunsten seines materialistischen Dogmas ziehen.

[2]Die Berechtigung der JASPERSSCHEN Unterscheidung liegt darin, daß die subjektiven Erlebnisse neben der objektivierenden Betrachtung etwas Besonderes (nämlich Sinnvolles, der Herausgeber) sind.

Wir unterscheiden gerne zwischen *Kausalreihen, die "die Krankheit selbst" verursachen, und solchen, die "nur symptombildend" wirken.* Als etwas Relatives kann man zu didaktischen Zwecken so unterscheiden. Dies tendiert aber (wie alle Begriffe) dazu, als etwas Grundsätzliches und Absolutes gehandhabt zu werden. Und dann bedeutet es eine große Gefahr für unser empirisches Denken. Man kann nämlich Krankheitsursache und Symptomursache grundsätzlich nur dann antithetisch behandeln, wenn man – einen metaphysischen Krankheitsbegriff hat. Wenn man die "Krankheit selbst" als eine Art "Ding an sich" betrachtet, das als absolute Größe unabhängig von den Symptomen hinter ihnen stünde und durch die Symptome wie durch ein lockeres, beiläufiges Rankenwerk verdeckt würde. Man wird schon bemerkt haben, wie gut diese spekulative Denkweise, auf psychiatrische Krankheitsbilder angewandt, in diesem Fall mit dem Dogma des einseitigen Materialisten zusammenpaßt, so daß dieser gar nicht merkt, wie unempirisch er dabei wird.

Demgegenüber muß festgehalten werden: Die Krankheit als empirische Größe ist niemals etwas anderes, als – die Summe der Symptome, natürlich mit Einschluß der Wechselbeziehung. Und streng kausal weitergedacht: eine Kausalreihe, die zu sämtlichen Symptomen führt, verursacht somit die Krankheit. Eine Kausalreihe, die zu einzelnen Symptomen führt, verursacht – einen Teil der Krankheit. Sie gehört also zur Gesamtkausalität des Krankheitsbildes (wohl zu unterscheiden von der Kausalität des Gesamtkrankheitsbildes). Was aber zur Gesamtkausalität eines biologischen Vorgangs gehört, ist niemals "nur", niemals "Zutat", kann niemals beiseitegelassen werden. Sondern man muß es in die dynamische Gesamtrechnung als Faktor, als großen oder kleinen Posten einsetzen.

Nehmen wir ein geläufiges Beispiel aus der therapeutischen Praxis: Ein Schizophrener mit schwer katatonischem Zustandsbild wird trotz dringender ärztlicher Warnung vom Vater mit nach Hause genommen. Schon unterwegs fängt er zu sprechen an. Nach ein paar Wochen kommen freudig Briefe von zu Hause: er arbeitet, spricht und benimmt sich wie früher, man "merkt ihm gar nichts mehr an". Er hat ein paar kleine persönliche Eigenheiten, so wie vor der Katatonie. Also: im einen psychischen Milieu[1] war er schwer katatonisch, im andern ist er es sofort nicht mehr.

Was kam nun zum Zeitpunkt unmittelbar vor der Abholung durch den Vater auf Rechnung der psychischen Kausalfaktoren: die Krankheit oder "nur" die Symptome? Hier kommen wir mit unserer scharfen Antithese gleich in Verlegenheit. Was ist denn Krankheit? Ein Ausdruck aus der populären Umgangssprache, der sich unter bestimmten juristischen und sozialen Fragestellungen allenfalls (wenn auch nur mühsam) schärfer fassen läßt, unter naturwissenschaftlichen Gesichtspunkten aber (und diese kommen hier allein in Betracht) überhaupt kein Begriff, sondern ein ganz relatives Werturteil ist. Und tatsächlich gebrauchen wir Mediziner das Wort Krankheit im allgemeinen so gefühlsmäßig wie der Laie.

Fragen wir also den Vater des Patienten, so wird er keinen Augenblick

---

[1]Ich wähle absichtlich diese positive Formulierung. Denn auch negative Faktoren, wie z.B. das Fehlen wichtiger Anregungen, sind bekanntlich "Reize", auf die die Psyche mit den verschiedensten Einstellungen reagiert. Ebenso bekannt wie diese Milieubesserungen der Schizophrenie sind auch Milieuverschlimmerungen.

mit der Antwort zögern: vorher war mein Sohn krank, jetzt ist er gesund. Auch der Mediziner meint im allgemeinen dasselbe, wenn er das manifeste Zustandsbild als die "Krankheit Katatonie", das, was in unserem Beispiel vorher war und nachher kam, etwa als "psychopathische Anlage", als "schizoide Persönlichkeit", oder als "endogene Diathese" wertet.

Dann dürfen wir aber nicht sagen: die Krankheit Katatonie war rein somatisch-endogen, die psychischen Faktoren waren "nur symptombildend". Sondern: zweifellos bildet der somatisch-endogene Faktor für die Krankheit Katatonie eine Kausalität von wichtiger und grundlegender Bedeutung. Aber er repräsentierte im vorliegenden Fall nicht die Gesamtkausalität der Psychose. Vielmehr war neben der (postulierten, aber noch nicht erforschten) somatischen Ursache ein wichtiger psychisch-reaktiver Faktor der Gesamtkausalität der Psychose direkt nachweisbar. Denn als man diesen psychischen Milieufaktor wegnahm, verschwand die empirische Krankheit Katatonie (d.h. die Gesamtheit der katatonischen Symptome). Was übrig blieb, war eine schizoide Persönlichkeit, keine Krankheit, sondern eine *Diathese*.

Nun können wir uns auf den Standpunkt stellen, daß auch die schizoiden Persönlichkeiten, Diathesen und gutgeheilten Restbilder als "Krankheit" zu bezeichnen sind (wir müßten dann folgerichtig auch alle Psychopathien und ausgeprägten Persönlichkeitsvarianten "Krankheit" nennen, was wir nicht tun). Dann bliebe aber doch die "Krankheit", die der endogen-somatische Kausalfaktor für sich allein bedingt, etwas empirisch anderes als die Krankheit, die er zusammen mit dem psychischen Kausalfaktor verursacht hatte. Für sich allein vermag der somatische Kausalfaktor nur das Krankheitsbild "schizoide Persönlichkeit" zu gestalten, während er, zusammen mit dem psychischen Kausalfaktor, viel mehr und Andersgestaltiges, nämlich das Krankheitsbild Katatonie zur Folge hatte.

Man sieht: die Diskussion der "nur symptombildenden" Faktoren in der Schizophrenie läuft auf einen leeren Streit um Worte hinaus, nämlich darauf, was man – willkürlich wählend – mit dem Werturteil "Krankheit" belegen will.

Demgegenüber muß eine rein empirische und streng kausale Betrachtungsweise ihr Resultat so formulieren: In zahlreichen Erscheinungen, die wir mit dem Ausdruck Schizophrenie bezeichnen, können wir neben den (notwendig postulierten, aber nicht bekannten) somatischen Kausalfaktoren mit experimenteller Sicherheit psychisch-reaktive Faktoren der Gesamtkausalität beteiligt sehen.

Was hat es nun für einen Sinn, sich zu streiten, ob die somatischen oder die psychischen Faktoren in der Schizophrenie die wichtigeren sind? Wo wir von den endogenen Ursachen fast nichts wissen und wo wir erst langsam beginnen, in die psychischen Zusammenhänge einzudringen, da wollen wir schon werten? Wir können als Empiriker heute nichts anderes tun, als jeder nach seiner Begabung Erkenntnisbausteine zusammentragen, somatische, psychologische, wo wir sie finden und möglichst viele – und die endgültige Abwägung unserer Arbeitsresultate wollen wir der Zukunft überlassen. Denn heute ist die Zeit noch nicht reif dafür.

Damit kommen wir zum letzten Punkt[1], dem Gegensatzpaar: *"Krankheits-*

---

[1]Das Gegensatzpaar "reaktiv-endogen" übergehe ich. Ich habe die Relativität dieser Unterscheidung schon im Sensitiven Beziehungswahn

einheit" – "nur Symptomkomplex"[1]. Daß das Ideal der Krankheitseinheit als heuristisches Prinzip die psychiatrische Forschung befruchtet hat, darüber ist kein Wort zu verlieren. Dabei ist der ideale Reinextrakt (so paradox es klingen mag) eigentlich nichts anderes, als die "mehrdimensionale" Formel, die ich zu prägen versuchte, oder die "Strukturanalyse" BIRNBAUMS, nämlich: Symptombilder nicht einfach hinzunehmen, sondern sie unter möglichst zahlreichen Gesichtspunkten genetisch zu verstehen und sie erst zu klassifizieren, wenn wir ihren ätiologischen Aufbau erkennen oder wenigstens (z.B. nach Verlaufseigentümlichkeiten) vermuten können.

Nun fragt sich aber: wieweit ist die Formulierung dieses richtigen heuristischen Bestrebens glücklich, wieweit hat sie Geltung, wie erscheint das Ideal der Krankheitseinheit vom empirischen Standpunkt aus?

Nehmen wir das bestherausgearbeitete Bild: die *progressive Paralyse*. Sie ist – unter dem Gesichtswinkel der Infektionskrankheiten, nach dem exogenen Einteilungsprinzip betrachtet – ein einheitliches Ganzes. Die Infektion ist aber nur das eine Hauptkausalmoment. Über das andere, ebenso wichtige Kausalmoment, die Konstitution, wissen wir noch nichts. Ihre Faktoren können einheitlich,ebenso gut aber verschiedenartig sein. Aber auch bei einer einheitlichen Diathese ist die progressive Paralyse unter diesem Gesichtswinkel betrachtet, doch keine Krankheitseinheit, sondern ein Symptomkomplex, nämlich eines der vielen Erscheinungsbilder, die der betreffende Konstitutionstyp je nach Umständen hervorzubringen vermag. Die progressive Paralyse ist also nach der einen Seite hin eine scharf abgegrenzte Kranheitseinheit, nach der andern Seite verschwimmt sie als ein nicht definierbares Syndrom und bleibt ein unerforschtes, dunkles Gebiet.

Selbstverständlich sage ich das nicht, um an einer so solid fundierten klinischen Diagnose wie der progressiven Paralyse zu rütteln, sondern,um zu zeigen, wie relativ das Prädikat "Krankheitseinheit" selbst solchen festen Größen gegenüber ist und wie sehr es vom jeweiligen Standpunkt abhängt.

Nun die *Dementia praecox und das manisch-depressive Irresein*. Wir nehmen gleich vorweg, daß diese beiden Hauptschöpfungen KRAEPELINS nach wohl kaum bestrittenem allgemeinem Urteil Konzeptionen von größtem empirischem und systematischem Wert sind. Man wird zugeben, daß dieser Wert recht wenig davon abhängt,ob wir von Krankheitseinheiten, Krankheiten, Symdromen, Gruppen, typischen klinischen Gestaltungen oder anderem sprechen, und wie man sie in ferner Zukunft – unserem Postulat nach – wird benennen müssen.

BLEULER in seiner kritisch abwägenden Art hat seinem Buch (1911) die Überschrift gegeben: "Gruppe der Schizophrenien", und damit unver-

---

Fortsetzung der Fußnote 1 von Seite 48
(1966, S.178f) beleuchtet. Z.B. wird die "Reaktion" einer noch wohlerhaltenen sensitiven Persönlichkeit auf eine in ihr selbst entstandene schizophrene Primäridee nach denselben Mechanismen erfolgen müssen, wie auf ein entsprechendes psychotraumatisches Außenerlebnis; und diese "reaktive" Beleuchtungsweise wird einer "endogenen" Auffassung des Vorgangs nichts zuleide tun. Es ist die Betrachtung derselben Sache von zwei verschiedenen Seiten aus.

[1]Vieles von dem, was HOCHE (1912) zu diesem Thema gesagt hat, scheint mir unwiderlegt zu sein.

bindlich und undogmatisch zum Ausdruck gebracht, daß "die Aufstellung dieses Begriffes eine vorläufige ist, insofern, als er später wird aufgelöst werden müssen",weil "die Gruppe wahrscheinlich mehrere Krankheiten umfaßt". Wenn er dabei trotzdem "die große Gruppe der Dementia praecox ungezwungen "als Einheit charakterisiert", so zeigt dies am besten, wie wenig inhaltlich Verbindliches der Ausdruck "Einheit" klinisch besagt und wie sehr es Sache subjektiver Wertung ist, ob man bestimmte typisch wiederkehrende Gruppen empirischer Erscheinungsbilder als "wirkliche Krankheit", als "Einheit", als "selbständige Gruppe" oder "nur" als Syndrom bezeichnet.

Wenn wir mit BLEULER als zusammenfassendes Band der Dementia-praecox-Gruppe "viele gemeinsame Symptome und eine gemeinsame Richtungsprognose" bezeichnen, so erhellt daraus,daß wir nicht gezwungen sind, hinter einer ausgezeichnet bewährten, praktisch-klinischen Gruppierung auch wirklich einen einzigen und einheitlichen Krankheitsvorgang zu sehen, zumal wir hinsichtlich der grundlegenden ätiologischen Verhältnisse, besonders der somatischen, noch im Dunkeln sind. Und gerade die Ätiologie müßte doch gründlich geklärt sein, ehe man über die Dementia praecox mehr sagen dürfte, als daß sie eine Gruppe häufig sich kombinierender typischer Symptomkomplexe ist, die eine gemeinsame Tendenz zum psychischen Zerfall haben. Denn die Häufung von Symptomen beweist doch gewiß noch nicht einen einheitlichen Kranheitsvorgang, der sie erzeugt,und die Neigung zum Zerfall zeigt höchstwahrscheinlich schwere biologische Umwälzungen im Hintergrund, die aber unter sich verschieden sein können.

Also könnte es sein, daß ein einheitliches Gehirnsyndrom von verschiedenen Toxinen ausgelöst würde. Es könnte aber ebensogut umgekehrt sein, daß ein Toxin unterschiedliche Gehirnsyndrome von verschiedenen Angriffsstellen aus in Gang brächte und daß dadurch die Häufung der typischen Symptomkomplexe garantiert wurde. Es könnte aber endlich auch beides sein, indem nämlich verschiedene *Toxine* (nur von analoger Gehirnwirkung) verschiedene Gehirnmechanismen angreifend, das häufige Auftreten der typischen, vom Zerfall bedrohten Symptomkomplexe bewirkten. Dabei haben wir die psychischen Kausalfaktoren noch beiseite gelassen, um nicht durch die große Zahl der ätiologischen Kombinationsmöglichkeiten zu verwirren.

So kann die Schizophrenie später einmal, als Gehirnkrankheit betrachtet, eine Krankheitseinheit, unter dem endokrinen Gesichtspunkt aber ein beiläufiges Syndrom im Verlauf verschiedener Drüsenstörungen darstellen. Es kann so, es kann auch anders sein. Solange wir es aber nicht wissen, erscheint es auch müßig, sich darüber zu streiten, ob die Schizophrenie eine Krankheitseinheit oder "nur" eine Gruppe von Symptomkomplexen sei, bzw. ob sie in einem prägnanteren Sinne die Bezeichnung einer "wirklichen" Krankheit verdiene, als irgendeine andere klinisch brauchbar beschriebene Symptomgruppe.

Ein Beispiel aus der *inneren Medizin*: Man kann die *Gehirnapoplexie* mit gutem Recht als eine Krankheitseinheit bezeichnen, sofern sie einen häufigen typischen Knotenpunkt sich kreuzender biologischer Vorgänge mit charakteristischer Verlaufsform darstellt. Man kann sie aber ebenso gut "nur" als einen Symptomkomplex schildern, wenn man sie als Teilerscheinung der Arteriosklerose sieht oder als Komplikation einer Nephritis. Und man kann dasselbe Spiel bei der Arteriosklerose wiederholen: man kann sie entweder als Krankheit beschreiben und den "apoplektischen Habitus" als einen Teil ihrer Ätiologie aufführen, oder man kann umgekehrt die Arteriosklerose "nur" als Symptomkomplex im Rahmen bestimmter Konstitutionsformen schildern. Und so in infinitum. Noch nie aber habe ich zwei Mediziner es zu einer Prinzipienfrage machen sehen, ob die Arteriosklerose ein Symptomkomplex oder eine Krankheit sei.

Auch ist es mir nie klar geworden, weshalb man vielfach so großen Wert auf *"scharfe Abgrenzung"* legt. Was würde es denn dem klinischen Wert von typenmäßig so gut herausgehobenen Gruppen wie der *Schizophrenie* oder dem *manisch-depressiven Irresein* Abbruch tun, wenn sie an ihrer Peripherie allenthalben in fließenden Übergängen sich schattierten? Man muß bedenken, daß es in den meisten Fällen nicht eine empirische Feststellung, sondern eine willkürlich hineingetragene Wertung bedeutet, wenn wir demselben Krankheitsbild gegenüber sagen: hier sehen wir ein pseudo-manisches Zustandsbild der Krankheit Schizophrenie, oder: hier sehen wir eine zufällige äußere Kombination der beiden geschlossenen Krankheiten Schizophrenie und manisch-depressives Irresein, oder endlich: hier sehen wir, daß die schizophrenen und die zirkulären Symptombilder nur Typen sind, die fließend ineinander übergehen.

Ist es denn empirisch bewiesen, daß der schizophrene und der zirkuläre Formkreis scharfe Grenzen haben? Oder muß man es postulieren? Ich meine, im Gegenteil. Wir stehen heute fest auf dem Standpunkt, daß das Schizophrene und das Zirkuläre konstitutionelle Krankheiten sind. Dann müssen wir aber auch streng biologisch und vererbungswissenschaftlich weiter denken. Ein Blick in die innere Medizin lehrt uns, daß *nirgends die Typen so fließend ineinander übergehen, so schwer sich klinisch voneinander abheben lassen, wie auf dem Gebiet der konstitutionellen Syndrome*. Man könnte zum mindesten ebensoviel Wahrscheinlichkeitsgründe dafür bringen, daß die zirkulären und schizophrenen Gruppen fließend ineinander übergehende Typen, als daß sie abgegrenzte "reine" Krankheitsbilder sind.

Aus alledem ergibt sich hinsichtlich des *sensitiven Beziehungswahns:* Wenn man überhaupt Wert auf Äußerlichkeiten legt, so kann man ihn unter dem *psychogenen Gesichtspunkt* ruhig als eine "Krankheit" bezeichnen, ebensogut wie den *Querulantenwahn* und viel besser als die *Hysterie* (denn das Wesentliche und Typische an seinen psychisch-reaktiven Mechanismen tritt viel schärfer und einheitlicher hervor als die vielgestaltigen Dinge, die sich unter dem Sammelwort Hysterie verbergen). Unter dem *endogenen Gesichtspunkt* aber ist er selbstverständlich nichts Einheitliches, so wenig, wie andere, längst anerkannte psychogene Gruppen, sondern ein *Symptomkomplex* der (jedenfalls theoretisch) auf den verschiedensten Konstitutionsböden wachsen kann, so wie typisch *hysterische* Erlebnisreaktionen in schizophrenen Psychosen und Persönlichkeiten ebenso Wurzel fassen können, wie in zirkulären. Doch wie könnte man darüber streiten, ob man z.B. von Hysterie auf dem Boden des Alkoholismus oder von einem hysterischen Symptomkomplex im Rahmen der Alkoholkrankheit sprechen soll? Das wird man doch zwanglos der Lage des Falls überlassen, je nachdem ob auf die psychogene oder auf die somatische Seite des Bildes der größere Nachdruck zu legen ist.

Jedenfalls hat sich ergeben, daß man die innere Zusammengehörigkeit psychologischer Gruppen immer nur unter psychologischen, nicht aber z.B. unter somatisch-endogenen Gesichtspunkten aufzeigen oder ablehnen kann. Also wollen wir die *psychogenen* und *charakterlichen* Bilder, befreit von der dogmatischen Zwangsjacke der "Krankheitseinheit", einfach als "Reaktionsweisen" bezeichnen, wie das HOCHE schon längst gefordert und GAUPP an dem Beispiel der *Hysterie* sorgfältig begründet hat.

Meines Erachtens genügt es vollkommen, wenn man den *sensitiven Beziehungswahn* (ebenso wie z.B. den *Querulantenwahn)* als einen *gut charakterisierten psycho-pathologischen Reaktionstypus* bezeichnet. Will aber trotzdem jemand darüber diskutieren, ob er eine "Krankheit" oder ein "Symptomkomplex" ist, so erkläre ich nachdrücklich, daß ich mit diesem Streit nichts zu tun haben will. Denn er ist mir vollkommen gleichgültig.

Es hat etwas Beruhigendes - man möchte sagen Kühlendes -, wenn wir aus den engen vier Wänden unseres kleinen Spezialgebietes einen Augenblick hinaustreten unter den großen, klaren Horizont der gesamten Naturwissenschaft. Bei einer einheitlich biologischen und streng kausalen Betrachtungsweise werden gerade die Dinge, die uns Psychiater am meisten zum Streit erhitzen, klein, relativ, unerheblich. Dann sieht man, daß es nicht die Gespenster der "Psychiker" und nicht die der "Somatiker" sind, gegen die man zu streiten glaubte, sondern daß auf beiden Seiter Männer stehen, die, jeder auf seinem Platze, ehrlich, empirisch und kritisch nach der Wahrheit suchen. Man bemerkt, daß man sich um so weiter von dieser Wahrheit entfernt, je mehr man von der klar vorgezeichneten Mittellinie nach der einseitig materialistischen oder der einseitig psychologischen Dosmatik hin abweicht. Man erkennt, daß die Zukunft der Psychiatrie nur in einer *einheitlich biologischen, großzügig synthetischen Gesamtauffassung der psychophysischen Erscheinungen* liegen kann. Wenn diese verbindende Basis der streng naturwissenschaftlichen und erkenntniskritisch klaren Denkweise von allen psychiatrischen Gruppen gewonnen ist, dann wächst gegenseitige Achtung, gegenseitige Förderung und Erkenntnis des gemeinsamen Ziels. Zu diesem und keinen anderen Zweck ist die vorliegende Arbeit geschrieben.

5. Der heutige Stand der klinischen Psychiatrie

Die klinische Psychiatrie war in Mitarbeit oder Bekämpfung bis in das letzte Jahrzehnt hinein vom Ausbau der *KRAEPELINschen Systematik* beherrscht. Diese Entwicklungsphase kam etwa gleichzeitig mit dem Erscheinen des letzten Bandes von *KRAEPELINs Lehrbuch* während des Krieges zum Abschluß. Sie war reich an Erkenntnissen und Erfolgen. Die werdende psychiatrische Wissenschaft hatte, in erster Linie durch KRAEPELIN, ein festes systematisches Gefüge bekommen. Aus dem Durcheinander schwankender Nomenklaturen hob sich seine klinische Stoffgruppierung mehr und mehr als die in wesentlichen Punkten brauchbarste heraus und hat sich, wenn auch mit Modifikationen, in den meisten deutschen Lehrbüchern durchgesetzt. Die *KRAEPELINsche Nomenklatur* ist in die psychiatrische Umgangssprache eingegangen, die wir alle sprechen und mit der wir uns verständigen können.

Die Gruppe der *organisch bedingten Seelenstörungen* kann in den Hauptzügen als definitiv systematisiert gelten, somit auch die der toxischen und infektiösen Syndrome. Auf dem Gebiet der endogenen Psychosen hat sich die *KRAEPELINsche Ordnung* in die beiden großen Formkreise des *manisch-depressiven Irreseins* und der *Dementia praecox* (Schizophrenie), denen sich die Epilepsie anschließt, allgemein durchgesetzt. Dagegen ist die Einteilung der psychogenen Seelenstörungen und psychopathischen Zustände, dem noch wenig vorgeschrittenen Forschungsstand entsprechend, vielfach recht oberflächlich, locker und ohne Einheitlichkeit der Gesichtspunkte.

Die rein klinische Systematik ist also zu einem gewissen vorläufigen Abschluß gelangt. Daneben und zum Teil im Kampf damit sind aber nun in den letzten 15 - 20 Jahren neue, kräftige Strömungen emporgekommen: Die *Psychopathologie* auf der einen, die *Konstitutionsbiologie* auf der anderen Seite.

Im Zusammenhang mit dem allgemeinen wissenschaftlichen Zeitgeist war in der klinischen Psychiatrie das Interesse für die Psyche als solche lange Zeit gering. Man suchte auf dem Weg der Hirnanatomie den Ursachen der Geistesstörungen näherzukommen und erreichte dadurch auf dem organischen Teilgebiet Bedeutendes. Klinisch beschränkte man sich grundsätzlich und streng auf die Registrierung der Worte und Ausdrucksformen der Geisteskranken und ließ deren innere psychologische Zusammenhänge nach Möglichkeit beiseite. Man glaubte, das *Subjektive* nicht in den Kreis der naturwissenschaftlichen Forschung aufnehmen zu dürfen, und mußte damit die Psyche im engsten Sinn des schlechthin Subjektiven aus der Untersuchung ausschließen. Die experimentalpsychologische Methodik vervollständigte die Gewinnung exakter Bilder der äußeren Erscheinung.

Schon längere Zeit, ehe dieses Bemühen nach schönen und berechtigten Erfolgen ein wenig ins Stocken geraten war, war der klinischen Psychiatrie in FREUDS Lehre ein extremer Antipode erwachsen. Die *Psychoanalyse* begann gerade dort zu fragen, wo die klinische Psychiatrie damit aufhörte, nämlich: Was steckt psychologisch hinter den "Symptomen"? Woher stammt diese Angst, jene Wahnvorstellung, jene Zwangsidee? Was hat der Patient subjektiv, innerlich erlebt, bis zu dem Zeitpunkt, als die absurde Idee folgerichtig aus ihm heraustrat? Die starken Einseitigkeiten und theoretischen Überspannungen der psychoanalytischen Schule führten zunächst eine schroffe und fast generelle Ablehnung durch die führenden Kliniker herbei, weshalb sich die Psychoanalytiker in einem sektenartig abgeschlossenen Sonderdasein organisierten. Trotz allen dogmatischen Absperrungen aber wirkte das, was an der Psychoanalyse wertvoll war, unmerklich immer stärker umbildend auf das klinische Denken.

Ein zum Teil ähnlich gerichteter Impuls traf die klinische Psychiatrie von der *phänomenologischen Denkrichtung her*, die JASPERS von der philosophischen Psychologie aus förderte. Auch sie drängte über die symptomatische Schilderung der äußerlichen klinischen Bilder hinaus nach einer möglichst eingehenden und subtilen Bestandsaufnahme des gesamten inneren Erlebens der Patienten und nach einem einfühlenden Verstehen desselben. Dachte die Psychoanalyse mehr genetisch, kausal, so richtete sich diese Forschung aufs rein Deskriptive, auf das vorurteilslose reine Beschreiben des Reichtums innerseelischer Phänomene aus.

Von beiden Ausgangspunkten aus, dem psychoanalytischen und dem phänomenologischen, entwickelte sich im Lauf der letzten Jahre die breite Strömung, die man als die *psychopathologische* zu bezeichnen pflegt. Die Einsichten besonders in das *hysterische, schizophrene* und *paranoische* Seelenleben haben sich so wesentlich erweitert und umgebildet. Man begann sich für das "Psychogene", durch psychische Erlebniswirkungen Entstandene, wieder lebhafter zu interessieren: Das Gebiet der psychogenen Seelenstörungen neben der Hysterie erweiterte sich. Auch für psychogene Einschläge und Mitwirkungen im Verlauf endogener Psychosen, z.B. der Schizophrenie, bekam man ein offenes Auge. Aus dem wiedererwachten psychologischen Interesse heraus zog man neben den Psychosen auch den Reichtum psychopathischer Persönlichkeitsvarianten, ja das Persönlichkeitsproblem überhaupt in den Kreis der Betrachtungen, was eine immer breitere *soziale Auswirkung* der Psychiatrie und ein immer stärkeres Zusammenwachsen mit den *Geisteswissenschaften* zur Folge hatte.

Wie die "verstehende", "einfühlende" Psychologie der psychopathologischen Richtung methodisch die Experimentalpsychologie teilweise ablöste, so trat in somatisch-biologischer Hinsicht die *Konstitutionsforschung* ergänzend neben die Hirnanatomie. Schon seit längerer Zeit hatte besonders RÜDIN die Bedeutung der Vererbungslehre für die Entstehung der endogenen Psychosen und ihre klinischen Zusammenhänge betont. Andererseits gab die Lehre von der *inneren Sekretion* und die an ihr wieder aufgeblühte humorale Denkweise ein wertvolles Gegengewicht gegen ein ausschließlich hirnanatomisches Verständnis der seelischen Störungen. Funktionsstörungen der Schilddrüse oder der Keimdrüsen etwa verändern den Körperbau tiefgreifend und haben weittragende Auswirkungen auf das Seelenleben. So waren die Ausgangspunkte für eine umspannendere gesamtbiologische Auffassung gegeben, die ihren Blick nicht nur ausschließlich auf das Gehirn und nicht bloß auf die Psychosen richtete, sondern die sich auch anschickte, die seelischen Abnormitäten im Zusammenhang mit der Gesamtpersönlichkeit nach ihrem seelischen Habitus wie nach ihrer körperbaulichen Beschaffenheit und die Persönlichkeit wieder im großen Rahmen der Vererbung zu betrachten.

All diese neuen Gesichtspunkte begannen auf die klinische Psychiatrie und ihre Systematik zurückzuwirken. Zunächst wurde der Kernpunkt der KRAEPELINschen Systematik, nämlich die Aufstellung des manisch-depressiven und des schizophrenen Formkreises, in seiner wesentlichen Richtigkeit erhärtet, erweitert und biologisch vertieft, indem man nachwies, daß diesen beiden Psychosen auch bestimmte Persönlichkeits- und Körpertypen entsprachen, die weit ins Gebiet der Psychopathen und der Gesunden übergreifen und auch vererbungsmäßige Zusammenhänge zeigen. Man kann die normalen Persönlichkeitstypen als *Schizothymiker* und *Zyklothymiker* bezeichnen. Bei den Grenzzuständen spricht man auch von *schizoiden* und *zykloiden Psychopathen*. So hängt z.B. manches aus dem Gebiet der "Entartungshysterie", der "konstitutionellen Nervosität", der asozialen Entartung mit dem schizoiden Formkreis aufs engste zusammen. Ebenfalls wirken diese biologischen Radikale in das Gebiet der Paranoia und Paraphrenie hinüber.

Zeigt die konstitutionsbiologische Forschung mehr und mehr, wie die biologischen Anlagen, auf deren Boden die endogenen Psychosen wachsen, teilweise auch beim Zustandekommen psychogener Seelenstörungen beteiligt sind, so ergibt umgekehrt die feinere psychopathologische Analyse, daß psychisch-reaktive, psychogene Erlebniswirkungen auch im Rahmen endogener Erkrankungen, z.B. der Schizophrenie, eine Rolle spielen können. Auch in den grob destruktiven, organischen Seelenstörungen, wie der progressiven Paralyse oder den senilen Gehirnkrankheiten, können konstitutionelle Bereitschaften und psychogene Erlebnisreaktionen beim Symptomaufbau mit im Spiel sein. Dazu kommt, daß sich im Rahmen vererbungsbezogenen Denkens eine zirkuläre und eine schizophrene Erbanlage nicht auszuschließen brauchen, daß sich also in einer Psychose grundsätzlich schizophrene und zirkuläre Elemente vermischen können.

Aus all diesen neuen Untersuchungsresultaten und Gedankengängen zogen nun mehrere Forscher die Konsequenz, daß es zahlreiche klinische Einzelfälle gibt, denen wissenschaftlich nicht Genüge getan ist, wenn man sie in eine einzige Kategorie unserer üblichen diagnostischen Bezeichnungen einordnet, die vielmehr unter verschiedenen klinischen Gesichtspunkten gleichzeitig betrachtet werden können und müssen. So mögen etwa in einer paranoischen Krankheit eine seelische Schädigung durch schleichende schizophrene Schübe, zugleich aber auch eine psychogene Entwicklung, etwa eine Reaktion auf ein kränkendes Erlebnis stecken. Ja dieselbe Krankheit kann vielleicht noch Kausalmomente einer Schädelverletzung oder einer beginnenden seelischen Schwächung durch Arteriosklerose enthalten.

Man konzipiert also jetzt in der Psychiatrie das klinische System vielfach nicht mehr in Form streng voneinander geschiedener "Krankheitseinheiten" sondern mehr als *biologische und psychologische "Typen"*, die zum Teil fließend ineinander übergehen, sich miteinander kombinieren und vermischen können. Und man nimmt an, daß zum Teil in diesen klinischen Typen *biologische Radikale* stecken, etwa Reaktionsweisen *phylogenetischer Entwicklungsstufen*, die, auch in der Normalpsyche fest präformiert, durch die Psychose nicht erst geschaffen, sondern nur heraufgeholt werden, was naturgemäß die grob destruktiven Zerstörungen nicht betrifft.

Wenden wir diese Gesichtspunkte auf die diagnostische Praxis an, so ergibt sich, daß an den eingebürgerten klinischen Bezeichnungen meist festzuhalten ist, insoweit sie etwas Wesentliches und Wichtiges enthalten, daß aber dieses ganze wohlbewährte klinische System elastischer gehandhabt werden muß. Der Mehrzahl der Fälle werden wir praktisch gerecht, wenn wir sie mit einer Einheitsdiagnose, wie "Schizophrenie", "Progressive Paralyse" u. dgl. bezeichnen. Daneben ist es unerläßlich, das ausschlaggebende Hauptmoment einer Psychose klar herauszuheben. Sonst aber finden wir immer wieder komplizierter gebaute Psychosen, die wir "mehrdimensional", unter verschiedenen Gesichtspunkten betrachten und klinisch bezeichnen. Hier müssen wir den "Aufbau der Psychose" sorgfältig studieren und jede einzelne Kausalkomponente derselben herausarbeiten.

Im ganzen bietet also heute die klinische Psychiatrie das Bild lebhafter geistiger Bewegung von den verschiedensten Punkten her. Nirgends abgeschlossene Resultate, aber überall lebendiges Vorwärtsdrängen, und zwar nicht im Sinn eines revolutionären Umsturzes älterer Anschauungen als vielmehr ihrer schnellen, aber organischen Weiterentwicklung.

6. Manisch-depressives Irresein, Schizophrenie, Epilepsie (5)

Unter den *zykloiden Psychopathien* werden die dem zirkulären Formkreis nahestehenden Depressionen mit ihrem gutmütig-weichen Kolorit vielfach noch nicht klar von den anderen Formen konstitutioneller Verstimmung getrennt. Vor einer uferlosen Ausdehnung des Begriffs "schizoid" ist dringend zu warnen. Viele unserer klinischen Typen von Psychopathen (Haltlose, Schwindler, Alkoholiker, Querulanten, moralisch Schwachsinnige) sind soziale Gruppen, die sich ihrer Natur nach mit Konstitutionstypen so wenig decken können wie etwa bestimmte Berufsgruppen. Die *Durchschnittspsychopathie* kann durch die Interferenz der verschiedensten Konstitutionsmischungen mit körperlich-exogenen Faktoren und Milieueinflüssen zustande kommen.- Sowohl RÜDIN wie HOFFMANN fanden bei manisch-depressivem Irresein eine höhere direkte *Erblichkeit* als bei Dementia praecox. Das Hereinspielen komplizierter dominanter Vererbungsmechanismen wird von beiden vermutet. Dagegen findet sich nach RÜDIN bei Dementia praecox meist Abreissen des Erbgangs in direkter Linie und kollaterale Belastung in der Seitenlinie. Die schizoiden Psychopathen bilden eine Art kontinuierlicher Vererbungsbrücke, welche die in die Familienstammbäume vereinzelt eingestreuten schizophrenen Psychosen verbindet. Auch KAHN hat dies bestätigt. Alle Spezialuntersucher sind sich über die irgendwie geartete wichtige Rolle des "Schizoids" im Erbgang der Schizophrenie einig. BLEULER und RÜDIN haben mit Entschiedenheit die zykloiden und schizoiden Persönlichkeitstypen anerkannt.

Zum *Körperbauproblem* liegt jetzt eine Reihe in den Grundzügen gut zusammenstimmender, genauer Nachuntersuchungen vor, darunter auch eine von anthropologischer Seite durchgeführte Untersuchung Schizophrener (HENCKEL). Die bis Abschluß des Referats vorliegenden Untersuchungen waren von: KRETSCHMER, BERINGER, EWALD, SIOLI, OLIVIER, VERCIANI, HENCKEL[1]. Als übereinstimmendes Resultat ergibt sich:
1. Die Häufigkeit von Dysplastikern (speziell auch Stigmen der dysgenitalen Gruppen) bei den Schizophrenen, ihre Seltenheit bei den Zirkulären; 2. das starke Überwiegen der Astheniker und Athletiker zusammen über die pyknische Gruppe bei den Schizophrenen (stark auch der ausgesprochenen Astheniker allein über die ausgesprochenen Pykniker allein bei allen Untersuchungen); umgekehrt das starke Überwiegen der pyknischen Gruppe über die Gruppe der Astheniker und Athletiker bei den Zirkulären (KRETSCHMER, EWALD, SIOLI, VERCIANI). Demonstration von Kurven: auch ohne anschauliche Typendiagnostik treten bei der serienweisen Körpermessung aller Zirkulären und aller Schizophrenen die Unterschiede zwischen den beiden klinischen Reihen rein mathematisch klar hervor.- Interessante Resultate hatte auch MAUZ bei Untersuchung der überkreuzten Psychosen: von 7 Schizophrenen mit pyknischem Körperbau zeigten 6 prägnanten periodischen Verlaufstyp. Zirkuläre mit asthenischem Körperbau hatten im Durchschnitt die dreifache Krankheitsdauer der pyknischen Zirkulären erreicht und waren vielfach zur Zeit der Katamnese noch nicht geheilt. Untersuchungen von COERPER, MATHES, KRONFELD bestätigen die psychophysischen Zusammenhänge innerhalb unserer Konstitutionstypen auch für das pädiatrische, gynäkologische und sexualbiologische Gebiet. -
In der *Rassenfrage* ist große Vorsicht am Platze: Man soll nicht von einem Volksstamm ohne weiteres auf die Konstitutionsverhältnisse bei anderen schließen, Rassetypen und Konstitutionstypen nicht vorschnell identifizieren.

Über die Anlage zur genuinen *Epilepsie* liegen noch am wenigsten verwertbare Angaben vor. Nach SNELL scheint sich die Art der erblichen Belastung bei Epilepsie von der bei sonstigen endogenen Psychosen erheblich zu unterscheiden. HOFFMANN fand bei Epileptikerkindern nur selten Epilepsie. Er neigt, wie offenbar auch RÜDIN, zur Annahme vorwiegend rezessiver Vererbungsmechanismen; daneben gibt es vereinzelt dominant aussehende Stammbäume (OBERHOLZER). RÖMER hat den Begriff der *epileptoiden Psychopathie* an dem gehäuften Auftreten bestimmter seelischer Anlagen in Epileptikerstammbäumen entwickelt: starke motorische Erregbarkeit, gewalttätiger Jähzorn, periodische Trunksucht. Auch nach unseren Untersuchungen enthält der Begriff viel

---

[1]Die Schizophreniefälle wurden von sämtlichen Untersuchern verarbeitet (von BERINGER im wesentlichen nur auf dysplastische Typen hin). KRETSCHMER, EWALD, SIOLI, VERCIANI untersuchten auch die Zirkulären.

Richtiges. Es wäre noch anderen charakterlichen Symptomen des Epileptikers bis in dessen nicht-epileptische Blutsverwandtschaft hinein nachzugehen: pedantische Umständlichkeit, Bigotterie, gutmütig-egozentrischer Optimismus. Die Herausarbeitung eines epileptoiden Konstitutionskreises dürfte eine dankbare Aufgabe darstellen: Die Frage der Keimschädigung ist trotz dem unzweifelhaft häufigen Auftreten von Alkoholismus in der Aszendenz der Epileptiker noch nicht mit Sicherheit zu bejahen. Nach der Statistik von WAUSCHKUHN zeigt die Nachkommenschaft einfacher Alkoholiker nur einen verschwindend kleinen Prozentsatz von Epileptikern.- STEINER zeigt Erbzusammenhänge zwischen Epilepsie und Linkshändigkeit - eine Mahnung, neben den heute etwas einseitig bevorzugten endokrinen Gesichtspunkten die Gehirnanlage nicht zu vergessen (ähnliches fordern REICHARDT und KLEIST).

7. Konstitution und Psychose I

Es liegt uns ferne, eine eventuelle atypische Lagerung des KOLLEschen Materials grundsätzlich bestreiten zu wollen, so sehr auch die Resultate aller anderen 16 Untersucher gegen ihn sprechen. Es läßt sich theoretisch eine große Zahl von Möglichkeiten denken, wie sich entweder durch äußere Faktoren der zufälligen Materialauslese bzw. Verschiebung in den psychiatrischen Untergruppen oder durch rassenpsychiatrische, durch lokal endokrine, durch Ernährungsfaktoren usw. die sonst überall typisch gefundenen *Körperbauunterschiede zwischen Zirkulären und Schizophrenen* statistisch verwischen können. Daß es sich um rassenpsychiatrische oder ähnliche konstitutionell wesentliche Faktoren bei den atypischen Resultaten KOLLES handelt, wird allerdings dadurch unwahrscheinlich gemacht, daß die Untersucher in den nächstgelegenen Territorien (Kieler und Königsberger Klinik, HENCKEL in Schweden) und bezüglich des Thüringer Materials v.ROHDEN im nahegelegenen Halle und im Grundresultat auch MÖLLENHOFF-Leipzig durchweg dieselben Resultate haben wir wir in Süddeutschland. Trotzdem soll die Möglichkeit konstitutionsbiologisch wesentlicher lokaler Differenzen nicht bestritten werden; und wenn sich das beweisen ließe (bis jetzt sind wir noch weit davon entfernt), so könnten die KOLLEschen Resultate gerade dadurch, daß sie atypisch wären, als Einsatzpunkte für die Aufrollung sehr wichtiger rassenpsychiatrischer oder sonstiger differentiell typologischer Fragestellungen sehr wertvoll werden. Dies sind aber Fragen, die nicht durch Polemik, sondern nur durch eine sorgfältige statistische Faktorenanalyse beantwortet werden können. Gesichert scheint uns bis jetzt nur die eine Tatsache, daß KOLLE mehr voluminöse Körperbauformen unter seinen Schizophrenen hat als die übrigen Untersucher. Mehr geht auch aus den instruktiven Vergleichungen seiner Schizophrenenkurve mit der Zirkulärenkurve HENCKELS nicht hervor. Die Ähnlichkeit beider Kurven beruht auf den starken Pluszacken, die beidemal die Volum- und Gewichtsmasse und die daraus abgeleiteten Indices erzielen und denen gegenüber alles übrige undeutlich wird und zurücktritt. Dieses summierende Kurvenverfahren eignet sich vorwiegend für die Differenzierung der groben Volumunterschiede zwischen einem vorwiegend aus Pyknikern und vorwiegend aus Leptosomen bestehenden Material, und wurde auch von mir und dann von HENCKEL und v.ROHDEN angewandt. Der sofort von den Kritikern KOLLES gemachte und mit seinen eignen Beschreibungen und Zahlen vielfach belegte Einwand, daß er *bei seinen*

Schizophrenen andere voluminöse Körperbauformen (pastöse Athletiker, fette Dysplastiker) mit als Pykniker ausgegeben habe, wird dadurch in keiner Weise entkräftet. Rechnet man seinen in erster Linie auf den Fettansatz (den "dicken Bauch") gestützten Pyknikerbegriff in die sonst von allen Untersuchern angewandte Definition um, so muß notwendig seine *Pyknikerzahl bei den Schizophrenen sinken*, bei den *Zirkulären* dagegen *durch Einbeziehung der nichtfetten Pykniker* (Jugendliche, Schwerarbeiter usw.) *steigen*, wodurch seine Abweichung von den übrigen Untersuchern aus einer grundsätzlichen zu einer höchstens noch sehr relativen wird. Daß auch unter den übrigen Untersuchern noch manche Differenzen im einzelnen bestehen, wird bei der statistischen Kompliziertheit des Gegenstandes selbstverständlich von niemand bestritten. Es steht aber den noch nicht einheitlich geklärten Einzelpunkten eine sehr viel größere Zahl von Einzelpunkten gegenüber, wo die Resultate bereits gut übereinstimmen (v.ROHDEN hat sie schon früher zusammengestellt). Vor allem aber besteht bezüglich des grundsätzlichen Hauptresultats diese Übereinstimmung zwischen allen Untersuchern, außer mit KOLLE. Übrigens stimmt auch dieser jetzt in verschiedenen wichtigen Punkten mit den Anderen überein, wie bereits von den Vorrednern betont wurde.

Der erkenntniskritisch geschulte Konstitutionsforscher wird weder der *mathematischen* noch der anschaulich *deskriptiven* Behandlungsweise einseitig den Vorzug geben. Beide haben ihre charakteristischen methodischen Vorteile und Schattenseiten. Die klinische Medizin samt Anatomie und Mikroskopie ist ganz vorwiegend auf der anschaulich deskriptiven Methodik (mit subtiler Differenzierung von Sinneseindrücken und Formen) aufgebaut. Ihre Erfolge sprechen für sich selbst. Die *mathematische Methodik* hat gegenüber dem Vorzug der Exaktheit den Nachteil ihrer relativen Wirklichkeitsferne, des Verlustes des Qualitativen, des enorm Abstraktiven. Das Charakteristikum der rein mathematischen Behandlungsweise biologischer Probleme (z.B. in der Bevölkerungsstatistik oder Experimentalpsychologie) ist der beständige Kampf mit den Fehlerquellen, der z.B. die *Statistik* in schweren Mißkredit gebracht hat. Wir sind häufig nicht sicher, ob wir die in der Fragestellung wesentlichen Momente in der Zahl bzw. Kurve erfaßt haben und ob nicht andererseits gar nicht zur Fragestellung gehörige Faktoren rechnerisch den Ausschlag geben. Bei der Körperbauforschung läßt sich nur ein Teil des Tatbestandes biometrisch erfassen: biologisch zentral wichtige Faktoren, wie vieles Endokrine (z.B. gynäkologischer Befund, Behaarung, Sexualtrieb, anamnestische Daten) und das meiste vom vegetativen Nervensystem werden dadurch nicht erfaßt. Das Maximum sicherer Empirie finden wir nur durch ein inniges Ineinandergreifen metrischer und deskriptiver Methodik in der Typendiagnose, wie wir es von Anfang an vertreten haben.

8. Vererbung und Psychose II

In den Berechnungen von LUXENBURGER tritt die hohe belastende Bedeutung der autistischen und autistisch-psychästhetisch charakterisierten Persönlichkeitstypen für die Schizophrenie besonders deutlich hervor. Es sind dies genau die "autistisch-psychästhetischen Kerngruppen", die wir schon früher als das psychologische und biologische Zentrum des engeren *Schizoidbegriffs* gekennzeichnet haben. Es würde die Diskussion über das Schizoid sehr erleichtern, wenn man diese engste Gruppe zunächst für sich ins Auge faßte. Es lagert sich darum ein weiterer Kreis von Persönlichkeitsformen, die ebenfalls häufig im hereditären Umkreis der Schizophrenen gefunden werden, und die auch noch etwas von dem schizoiden Kolorit enthalten, aber in mehr oder weniger starken Verdünnungen und Vermischungen. Man darf sie weder als für das Schizoid schlechthin charakteristisch ansehen, noch sie in den unprägnanten *Psychopathen* überhaupt aufgehen lassen. Auch in den Untersuchungen von LANGE wird diese Scheidung eines engeren und weiteren Schizoidkreises angestrebt.

Die demonstrierte Vererbungstafel enthält manches Lehrreiche. Auf die Häufung von pyknischen Habitusformen einerseits und zirkulär gefärbten Psychosen andererseits sei beiläufig hingewiesen. Bei dem Begriff *Degenerationspsychosen* muß man sich darüber klar sein, daß er zunächst nur etwas Negatives ausdrückt, nämlich den Restbestand der endogenen Psychosen, die weder einfach schizophren noch zirkulär noch epileptisch (usw.) sind. Insofern umfaßt der Begriff wohl mancherlei heterogene Teilgruppen und wird sich deshalb gerade für Erblichkeitsuntersuchungen nur schwer verwenden lassen. Beim heutigen Stand unserer Erkenntnisse wird man nicht behaupten dürfen, daß alle Restgruppen nur aus Mischung der uns bekannten Psychosen entstanden sein könnten, obgleich dies theoretisch denkbar ist. Ebensowenig wird man mit Bestimmtheit behaupten dürfen, daß sie noch unbekannte selbständige Radikale enthalten müßten. *Dieselbe Veranlagung kann gelegentlich autochthon oder reaktiv labil sein.* Diese an und für sich sehr guten klinischen Unterscheidungen eignen sich daher für Erblichkeitsuntersuchungen weniger.

9. Familiäre und stammesmäßige Züchtungsformen bei den Psychosen

Die Bedeutung der familiären, ständischen und stammesmäßigen Inzuchtkreise für die Züchtung positiver geistiger Leistungen habe ich früher mit einem großen Material belegt. Dieselben Kreise sind aber auch für die Variantenbildung bei den seelischen Krankheiten, speziell bei den endogenen Psychosen, von Belang. Die wichtigsten psychiatrischen Konstitutionskreise und konstitutionellen Radikale gehen zwar offenbar durch alle Völker und Rassen hindurch, wir wir bezüglich unserer psychiatrischen Konstitutionstypen für Europa, vor allem durch die Paralleluntersuchungen von HENCKEL an schwedischem und süddeutschem Rassenmaterial wissen, und wie wir es bei den außereuropäischen Rassen z.B. nach den Untersuchungen niederländischer Ärzte an hinterindischen Menschen oder nach meinen eigenen Beobachtungen an Ägyptern mit Wahrscheinlichkeit annehmen müssen. Aber *Häufigkeit und zahlenmäßige Verteilung der konstitutionellen Grundformen ist zweifellos schon zwischen den deutschen Volksstämmen verschieden.* Verschieden ist vor allem auch die Art der Koppelung der konstitutionellen Radikale bei den einzelnen Rassen und Stämmen. Die typischen, am häufigsten auftretenden Gen-Verbindungen sind von Volksstamm zu Volksstamm sowohl bezüglich der gesunden Temperamente und Veranlagungen als auch der endogenen Psychosen verschieden. Bekanntlich ist die KRAEPELINsche Psychiatrie, die rein an süddeutschem Psychosenmaterial gewonnen ist, von den norddeutschen Psychiatern vielfach nicht voll aufgenommen und verstanden worden. Natürlich ist es nicht so, daß die endogenen Psychosen von Stamm zu Stamm und von Rasse zu Rasse grundsätzlich andere wären. Aber die in einem

Stamm häufigsten und daher dort als typisch geltenden Symptomkoppelungen sind in dem anderen Stamm seltener, so daß man dort vom Standpunkt des ersten Stammes aus gesehen mehr atypische als typische Psychosen zu sehen bekommt.

Aus eigener Erfahrung möchte ich hier kurz auf die *psychiatrischen Variantenbildungen* in hochgezüchteten Familien und auf *charakteristische psychiatrische Stammesunterschiede* zwischen der schwäbischen und althessischen Bevölkerung hinweisen.

In Kurhessen (bzw. im althessischen Volksstamm) kommen echte *Manien* fast nicht vor. Die vereinzelten Fälle, die ich während meiner Marburger Tätigkeit in der Klinik behandelte, waren fast ausnahmslos aus anderen Volksstämmen zugewandert (Sachsen, Rheinland, Maingegend usw.). Dies ist sicher kein Zufall. Im althessischen Stammesgebiet sind auch in der gesunden Bevölkerung die hypomanischen Temperamentsfaktoren sehr schwach entwickelt. Sie kommen in der trockenen, ernsthaften und zurückhaltenden Art dieses Volksstammes kaum zum Anklingen. Der Unterschied gegenüber Schwaben, wo die Manien zwar viel seltener als die Depressionen, aber doch immerhin reichlich zu finden sind, steht außer Zweifel.

Ein anderer stammespsychiatrischer Unterschied bezieht sich auf die echten *Paranoiker*, vor allem die Propheten und Sektenstifter mit reicht entwickelten Programmen und Spekulationen. Diese Gruppe findet man in schwäbischem Material häufiger, reicher und produktiver. Auch hier ist die Parallele zu der gesunden Stammesveranlagung augenfällig, wenn man bedenkt, daß unter den Genialen, besonders des niederschwäbischen Stammesgebiets, die dichterisch-philosophischen Begabungen die stärkste Gruppe bilden, und daß bei ihnen gerade das großzügige spekulative und metaphysische Denken sich besonders ausprägt.

In einer anderen Vergleichsebene liegen die Unterschiede zwischen den Psychosen spezieller *Familiengruppen* im Vergleich mit der Masse der Durchschnittspsychosen. Man kann im ganzen sagen: *je höher gezüchtet die Persönlichkeit, desto atypischer werden vielfach die Psychosen.* Wie auch umgekehrt die Zahl der *atypischen Seelenstörungen von der Durchschnittsbevölkerung nach den Psychosen der Primitiven und Schwachsinnigen hin zunimmt.* Bei den Pathographien über die Psychosen berühmter Persönlichkeiten ergeben sich häufig schwierige Erörterungen über die Diagnose. Dies liegt nicht nur an der Mangelhaftigkeit der historischen und psychiatrischen Forschungstechnik. Vielmehr fügen sich auch die gut und zuverlässig beschriebenen Fälle häufig nicht in unsere Diagnosenschemata. Selbst exogene Psychosen, wie etwa die progressive Paralyse Nietzsches können atypische und schwer verständliche Verläufe zeigen. Ich habe bei eigenen Kranken aus geistig besonders differenzierten Familien öfters die Beobachtung gemacht, daß hier Schattierungen und Einschläge aus den verschiedensten Psychose- und Neurosekreisen in einem einzigen Bild enthalten sein können, so daß die Stellung einer einheitlichen Diagnose sinnlos wird.

Diese *Bindung der endogenen Psychose an den Züchtungskreis*, aus dem sie erwächst, geht viel tiefer als man gewöhnlich annimmt. Es ist nicht so, daß ein endogener Krankheitsprozeß einer bestimmt umgrenzten Art wie ein Fremdkörper in Persönlichkeiten von verschiedener Struktur eindringt und nun von dieser Persönlichkeit her lediglich heller oder dunkler, gedanklich reicher oder ärmer mitgefärbt und ausgestaltet wird. Sondern der stammesmäßige oder familiäre Wurzelboden treibt die ihm zugehörigen Varianten endogener Psychosen unmittelbar aus sich heraus. Der komplizierte geistige Reichtum einer differenzierten Persönlichkeit teilt sich nicht nur von außen her der Psychose in einem größeren Reichtum von Vorstellungen und Gefühlsfarben mit, sondern Persönlichkeit und Psychose erscheinen zuweilen so stark genisch gekoppelt, daß der genischen Vielfältigkeit der Persönlichkeit eine ebenso große Kompliziertheit der Psychose entspricht. Ebenso erscheint Häufigkeit und spezieller Typus derselben Psychose unter verschiedenen Volksstämmen direkt erblich im Zusammenhang mit Häufigkeit und Ausprägung der entsprechenden gesunden Veranlagungs- und Temperamentsfaktoren dieser Volksstämme.

10. Körperbau bei Schwachsinn (6)

"Entartungszeichen" dürfen bei der Beurteilung des *Schwachsinns* nicht nur vereinzelt und stichprobenweise herangezogen werden. Vielmehr ist stets der gesamte körperliche Konstitutionsstatus zu erheben. In Grenzfällen von leichtem Schwachsinn sprechen gehäufte Dysplasien für eine biologisch ins Gewicht fallende Gesamtminderwertigkeit und damit auch für die Sterilisierung. Umgekehrt beweist ein tadelloser körperlicher Status allein nichts gegen Schwachsinn. Wohl aber wird er zur nochmaligen Prüfung der psychischen Daten veranlassen.

11. Ursachen der Schizophrenie

Klinisch wichtig ist an den Erbberechnungen von LUXENBURGER, daß die *körperlichen und psychischen Umweltfaktoren* bei den Erbkrankheiten als zusätzliche echte *Kausalfaktoren* greifbar hervortreten, *ohne welche die Erbkrankheit in einem Teil der Fälle nicht zustande käme.* Bei den Schizophrenen kann man als solche Mitursachen alle Phasen des Fortpflanzungsgeschäftes, vor allem Schwangerschaft, Geburt und Wochenbett, ferner das Herauswachsen aus zunächst infektiösen Syndromen beobachten. *Psychisch reaktiv* spielen bei den Schizophrenen manche Reizgruppen so gut wie keine Rolle, so vor allem die unmittelbar *vitalen Bedrohungen* (Lebensgefahr, materialle Not und Entbehrung, Strapazen). Gegen sie ist der schizophren Veranlagte merkwürdig unempfindlich (Kriegserfahrungen). Dagegen ist er empfindlich für *erotische Konflikte* (Verlobungskatatonien) und in entsprechend veranlagten Volksstämmen auch für *ekstatisch-religiöse Erlebnisse.*-

12. Psychopathie nach inneren und äußeren Maßstäben

Als Psychopathen bezeichnen wir abnorme Charaktere. Tatsache und Grad der Abnormität können wir nach äußeren oder inneren Maßstäben bestimmen. Beides kann je nach dem Ziel der betreffenden wissenschaftlichen Untersuchung richtig sein. Die Maßstäbe decken sich aber nicht. Der äußere Maßstab ist der soziologische: wir bezeichnen dann als Psychopathen solche Menschen, die aus Gründen ihrer Persönlichkeitsstruktur Anpassungsschwierigkeiten in der Gemeinschaft bekommen, unter denen die Gemeinschaft leidet oder unter denen sie leiden (J.LANGE). Von dieser Seite her sind die Psychopathien von jeher am meisten bearbeitet worden, und mit guten Grund: denn bei der klinischen, wie der kriminologischen und heilpädagogischen Arbeit kommen die Psychopathen in erster Linie als eine Auswahl sozialer Versager an uns heran. Wir charakterisieren dann die Psychopathen in Gruppen wie etwa "Haltlose" oder "Geltungssüchtige", wobei je ein besonders hervorstechendes und störendes soziales Merkmal der Einteilung zugrunde liegt. Je nach dem größeren oder geringeren systematischen Bedürfnis kann man diese Gruppen lose empirisch aneinanderreihen oder mehr logisch systematisch einteilen.

Natürlich ist nun aber Art und Schwere des sozialen Versagens kein Gradmesser für die Abnormität der inneren Struktur der Persönlichkeit. Diese bewerten wir nach anderen Maßstäben, nämlich nach den Zusammenhängen mit der *Körperkonstitution*, nach dem *Hereditätsaufbau*, nach der *Neigung zu endogenen Seelenstörungen;* mit diesen *biologischen Faktoren* korrelieren eine Reihe von Merkmalen des persönlichen Verhaltens in einer ganz anderen Gruppierung und Wertigkeit als wir es im Bezug auf soziale Störungsfelder gefunden haben. Beispielsweise kann leichtes, unmotiviertes Stirnrunzeln zusammen mit gewissen Eigentümlichkeiten des sprachlichen und gedanklichen Ausdrucks eine abnorme innere Struktur der Persönlichkeit verraten, die nahe an einem schweren schizophrenen Zusammenbruch vorbeigestreift ist oder bei ungünstiger Anlage einen solchen vererbt. Jene Auffälligkeiten brauchen aber keinerlei ernste Störung im sozialen Getriebe zu bedingen, ja sie können mit hervorragend guten äußeren Leistungen einhergehen.

Umgekehrt ist es grundsätzlich denkbar, daß jemand im soziologischen Sinne schwerer Psychopath ist, ohne daß seine innere Konstitution und Erbmasse ebenso schwer morbid oder zerfallsgeneigt zu sein braucht. Nehmen wir etwa ein Charakterbild, in dem beispielsweise erhöhtes Selbstbewußtsein mit Gefühlskälte zusammentrifft. Diese beiden Eigenschaften können im Erbgang zufällig aus ganz verschiedenen biologischen Quellen zusammengewürfelt sein und brauchen von innen her gesehen keinen zusammengehörigen Typus darzustellen. Sie brauchen auch das innere biologische Gleichgewicht nicht zu gefährden. Ihr Träger kann ein kräftiger, relativ gesunder, nicht mit Entartungszeichen behafteter Mensch sein. Trotzdem kann er sich z.B. zu einem schweren Gewohnheitsverbrecher entwickeln, wenn ein bestimmter Zusammenbau von inneren Faktoren mit bestimmten Entgleisung und Kollision begünstigenden Umweltsfaktoren zusammentrifft.

Nun ist es allerdings richtig, daß die große Mehrzahl der Menschen, die habituell zu ernsten sozialen Entgleisungen neigen, auch von innen her gesehen irgendwie Defektmenschen und Träger einer minderwertigen und gefährlichen Erbmasse sind. Dies ist der Grund, weshalb wir auch die Ausdehnung des Sterilisierungsgesetzes auf den sog. "moralischen Schwachsinn" entschieden anstreben. Bei der hohen und unmittelbaren Gefährlichkeit dieser Formen erscheint schon die Ausmerzung besonders ungünstiger, vererbbarer Faktorenkoppelungen notwendig, auch ohne Rücksicht auf den größeren oder geringeren endogenen Krankheitsgrad derselben.

Nun gibt es freilich soziale Merkmalsgruppen, die zufällig auch innerlich zusammengehören. Dies gilt z. B. für den Autismus, die Neigung, sich von der Umwelt abzusondern. Die endogenen Grundfaktoren, die zu diesem komplexen Phänomen führen, wie die psychästhetische Proportion, die Spaltungsfähigkeit u. A., gehören alle in die Gruppe der schizothymen Radikale. Dem "Sonderling" als gesellschaftlichem Typus entspricht also auch auf der endogenen Seite eine einheitliche Gruppe von korrelationsstatististisch zusammenghörigen Merkmalen, ein endogener biologischer Typus. In bedingtem Grade kann man das auch noch von den "Explosiven" sagen, die manchmal eine endogene vasomotorisch-epileptoide Konstitution besitzen. Dabei muß man dann allerdings das Merkmal "Explosiv" schon viel schärfer psychologisch herausheben und begrenzen, als es in der Psychopathenlehre meist geschieht, also z. B. unter klarer Sonderung vom Jähzorn der Hypomaniker, der sensiblen Nervosität der Schizothymiker usw. Dagegen entspricht sozialen Gruppen, wie "Haltlose" oder "Geltungsbedürftige" keine einheitliche und typische endogene Einheit mehr. Sie können durch zufällige und heterogene Merkmalskoppelungen zustandekommen.

Man sieht daraus: Die Einteilung der Psychopathien nach *soziologischen* Maßstäben oder nach gemischten, *klinisch* lose aneinandergefügten Kriterien, können jede an ihrem Platz gut sein. Sie sind aber nicht unter dem Gesichtspunkt der inneren (endogenen) biologischen Zusammengehörigkeit gesehen, wie etwa die Begriffe der zyklothymen, schizothymen, viskösen Temperamente und deren Untergruppen. Letztere sind überhaupt nicht durch "Einteilungen", sondern als Forschungsresultate entstanden, die in mühsamer korrelationsstatistischer Arbeit langsam gewonnen werden und heute noch längst nicht fertig sind. Man kann sie mit Klassifizierungen klinischer oder sonstiger Art weder vergleichen, noch vermischen, noch sie dadurch ersetzen. Für konstitutions- und erbbiologische Zwecke kommt vielmehr nur die allmähliche, systematische Weiterentwicklung endogener Merkmalsgruppierungen in Betracht.

13. Konstitution und Psychose II

Die Resultate von LUXENBURGER, speziell über die Erbzusammenhänge zwischen Schizophrenie und Schizoid entsprechen weitgehend unseren Beobachtungen. Auch die wohldurchdachten praktischen Schlußfolgerungen sind zu unterstützen.

Anläßlich der Untersuchungen von HARRASSER soll auf das Problem *Konstitution und Psychose* eingegangen werden. Das Verhältnis der Körperbautypen zu den großen KRAEPELINschen Formkreisen war der notwendige erste Einsatzpunkt der psychiatrischen Konstitutionsforschung. Bei dem von zahlreichen Beobachtern verschiedener Standpunkte aus verschiedenen Ländern und Volksstämmen bis jetzt beigebrachten großen Material von etwa 8000 Fällen läßt sich die allgemeine *Richtung der Korrelationen* zwischen Körperbautypen und KRAEPELINschen Konstitutionskreisen in reichem Maß überblicken und sie bestätigt das, was von uns dargestellt worden ist. Neue Untersuchungen in diesem allgemeinen Rahmen würden uns weder in positivem noch in negativem Sinn wesentlich Anderes sagen können. Die KRAEPELINschen Formkreise sind zwar keineswegs nur belanglose "Sammeltöpfe", wie man sie zu Unrecht manchmal genannt hat. Sie sind aber immerhin in ihren Begrenzungen so unscharf und von der älteren Diagnostik her mit so vielen heterogenen Zutaten belastet, daß sich eine summarische statistische Weiterarbeit mit ihnen, jedenfalls nach der körperlich konstitutionellen Seite hin, heute nicht mehr empfiehlt. Wir sind deshalb methodisch schon seit längerer Zeit einerseits zur direkten experimentellen Erforschung der *Psychologie der Körperbautypen bei Gesunden* ohne das Zwischenglied der klinischen Diagnostik, andererseits zu einer viel differenzierteren, in eine größere Zahl von Symptom- und Verlaufsgruppen aufgespaltenen wirklich *konstitutionsbiologisch fundierten Einzeldiagnostik der endogenen Psychosen* übergegangen.

Im jetzigen Stadium der Forschung läßt sich weniger gut mit großen, summarisch basierten Zahlenreihen als mit einer *feinen, materialnahen Differenzierung* arbeiten.

14. Grundsätzliches zur modernen Entwicklung der Paranoialehre (7)

Die Paranoialehre ist nicht in erster Linie ein Feld für Klassifikationen und Einteilungen der üblichen klinischen Art. Hier handelt es sich um Persönlichkeiten, ihre inneren Strukturverschiebungen und äußeren Erlebnisreaktionen. *Es gibt im strengen Sinne keine Paranoia, wohl aber Paranoiker.* Die Kernprobleme erschließen sich nur einer in die Tiefe dringenden Strukturanalyse im Sinne einer *mehrdimensionalen Diagnostik* aller in das Gesamtbild eingehenden Kausalkomponenten und ihres gegenseitigen dynamischen Verhältnisses. In erster Linie geht es dabei und das Verhältnis der endogenen Kraftfelder zu den psychisch-reaktiven, ihr inniges Ineinandergreifen und Spiel. Nur hier gewinnt man die richtigen Einsatzpunkte für die Therapie. Man sollte sich nicht durch Definitionen den Einblick in die wirklichen Lebensvorgänge abschneiden, die weder logisch noch systematisch, sondern nur lebendig sind.

Fragt man bei einem Fall von Paranoia: Ist dies eine psychisch-reaktive Entwicklung oder beispielsweise ein schizophrener Prozeß?, so hat man sich damit vielfach schon den richtigen Einblick verbaut. Diese Frage vereinfacht in unzulässiger Weise den Tatbestand. Man muß fragen: Wie groß ist an dieser Veränderung der persönlichen Haltung der Anteil endogener und psychogener Faktoren? Und sodann: *Welcher Anteil ist* zu Beginn und jetzt und vielleicht später *der gleitende, bewegte, dynamisch aktive* oder welcher hat die paranoische Veränderung in Gang gebracht und geführt und ist vielleicht jetzt zur Ruhe gekommen? Und ferner: Leichte schizophrenieartige Prozesse bilden nur einen der möglichen endogenen Vorgänge, die zu einer paranoischen Persönlichkeitsgestalung beitragen können. Die leichteren paranoischen Reaktionen bedürfen zu ihrem Zustandekommen überhaupt keiner Veränderungen des endogenen Untergrunds. *Je schwerer und dauerhafter eine paranoische Entwicklung ist, desto wahrscheinlicher wird es, daß Schwankungen und Rutschungen im endogenen Untergrund ihr den Boden bereitet haben.* Man muß aber nicht nur die leichteren schizophrenen Randgebiete beachten. Da sind die *Pupertätskrisen,* da sind die *blanden Vitalitätsverluste,* die im Laufe des Lebens durch vegetative und endokrine Umstellungen irgendwann eintreten. Da sind die gedehnten, unmerklichen, submanischen und subdepressiven Flachwellen von jahrelanger Dauer, auf denen im ersten Fall nach alter psychiatrischer Erfahrung Querulantenwahn, im letzteren sensitive Reaktionen wachsen können.

Sondieren wir die Lebensgeschichte eines Querulanten, Propheten oder Erfinders nach rückwärts, so stoßen wir z. B. *in der Pubertätszeit oder bald nachher auf einen leichten Knick in der Linie der organischen Persönlichkeitsentwicklung* – keine Zerstörung, keine endogene Psychose, wohl aber ein unmerkliches, endogenes Anderswerden. Oder eine über Jahre sicherstreckende submanische Wellenhebung schaltet sich aus dem endogenen Untergrund unsichtbar in die Persönlichkeitsstruktur ein. Von diesem Zeitpunkt ab beginnt der psychische Apparat mit einer etwas anderen Schaltung zu laufen. Die Affektdynamik, die Wertakzente, die Denkweisen verschieben sich etwas; das Bedeutungsverhältnis zwischen Ich und Außenwelt bekommt eine wenig andere Nuance. Es ist also von jetzt ab eine neue innere Basis geschaffen, auf der sich ein sekundäres Persönlichkeitsbild zu gestalten beginnt. Diese zweite Persönlichkeit ist aber nicht festes Fertigprodukt einer endogenen Umwälzung, sondern es sind nur neue Dispositionen, Reaktionsneigungen, Arbeitsweisen des seelischen Apparates geschaffen worden. Diese treten nun sofort mit den Umweltreizen in Wechselwirkung, und aus dieser Wechselwirkung erst gestaltet sich allmählich im Laufe von Jahren eine neue Persönlichkeitsentwicklung, eine neue Persönlichkeit, die wir z. B. paranoisch nennen und die bestimmte religiöse, soziale, juristische, technisch-konstruktive Aktivitäten entfaltet, die vorher nicht zu bemerken waren. Auf der einmal gewordenen endogenen Basis sind, wie bei jedem anderen Menschen, ausgiebige psychisch-reaktive Wirkungen affektstarker Erlebnisse und Umweltreize möglich, die Symptome bilden und Persönlichkeit formen. Es kann so ein *neuer Persönlichkeitsaufbau* entstehen, der in seiner Entwicklung Zug für Zug einfühlbar und in der Kausalität seiner umweltgeformten psychogenen Entstehung erkennbar ist. Manchmal ist er auch psychotherapierbar. Er ist aber nicht so glatt reversibel, wie man nach seiner übersichtlichen psychogenen Dynamik vermuten könnte, weil eben die zugrunde liegende Arbeitsweise des endogenen Persönlichkeitsanteils – vom Standpunkt des Normalmenschen aus gesehen – ein wenig verschoben ist, was den psychotherapeutischen Zugang erschwert und Rückfälle erleichtert.

Man kann das Ineinanderspielen endogener und psychisch-reaktiver Kraftfelder nirgends besser studieren, als an der Lebensentwicklung des Paranoikers. Die soeben geschilderte, auf *endogener Verschiebung* beruhende Arbeitsweise des psychischen Apparates beginnt alsbald ihre Wechselwirkung mit der sich um den Paranoiker sammelnden Sekte oder Partei. Beide induzieren sich gegenseitig im Zirkel. Der schizoid Verschrobene oder submanisch erregte Paranoiker strömt Energien, Dogmen, Ideen aus, die alsbald von der Sekte in vielfacher Verstärkung auf ihn zurückstrahlen. Er berauscht sich an seinen Resonanzen. Sein Selbstwertgefühl intensiviert sich ins Ungeheure und er provoziert Verfolgungen, die seine masochistischen Tendenzen verstärken. Er reizt zu Beifallsstürmen, die seine fanatischen Aggressionen bis ins Ekstatische emportreiben. Das Endresultat ist eine mehr oder weniger strukturierte Ballung von Ideen, Fanatismen und hoch aufgeladenen Affekten einer Menschengruppe, deren dynamischen Kern der Paranoiker bildet, einer Gruppe, die zuletzt in lächerlicher Abseitigkeit versandet oder in dramatischen Gängen produktiv und zerstörerisch nach außen greift. Das Gesamtproblem ist ebensosehr individuell endogen wie sozial reaktiv.

Für alle Möglichkeiten im Verhalten des endogenen Untergrundes zu komplexbezogenen Erlebnisreizen finden sich in dem Buch "Der sensitive Beziehungswahn" gute Beispiele: Reine Erlebnisreaktionen bei stabiler psychopathischer Persönlichkeit, wie etwa bei dem verschmähten Liebhaber Ulrich Breiner im 5. Kapitel; leichte manisch-depressive Untermalungen neben hysterischen Zügen bei Anna Feldweg im 3. Kapitel; leichteste schizoforme Schwankungen des endogenen Untergrundes, jahrelang später Ausbruch eines schizophrenen Schubs bei Sophie Schlecht im 5. Kapitel.

Die *Sexualkonstitution* ist unter den inneren Faktoren stets selbständig für sich zu analysieren. Sie kann zeitweise stabil, zu anderen Zeiten gleitend und dynamisch hochwirksam sein. Hier verliert dann auch die Unterscheidung "endogen" und "psychogen", "körperlich" oder "psychisch" ihren Sinn, weil heftige Triebstauungen und triebhafte Krisen ebensowohl ihre wichtigen psychisch-reaktiven Faktoren im Verhältnis zu Umwelt und Partner, wie ihre körperlichen und konstitutionellen Aspekte in der spezifischen Triebanlage mit ihren Varianten und Ambivalenzen und ihren vegetativ-humoralen Begleitvorgängen haben. Es ist deshalb auch nicht einzusehen, weshalb ein schwerer sexualpsychologischer bzw. sexualthischer Seelenkonflikt auf dem Weg über eine enorme Triebstauung mit ihren vegetativ-endokrinen Hintergründen bei Veranlagten nicht sogar einen schizophrenen Prozeß in Gang bringen könnte, der dann nach seinen endogenen Gesetzen weiterläuft, oder nur eine bald gehemmte Rutschung im Untergrund der Persönlichkeit hervorbringt, weshalb sie auf ihre psychogenen Komplexe mit leicht veränderter Arbeitsweise des Apparates zu reagieren fortfährt. Bei dem, was ich als "Verlobungskatatonie" bezeichne, habe ich manchmal diesen Eindruck. Auch in paranoischen Verläufen scheint mir die Theorie des gegenseitigen Sichbedingens endogener und psychisch-reaktiver Dynamik die einzige Möglichkeit des Verständnisses zu geben. Die Rutschungen im Untergrund der Persönlichkeit schaffen eine Auflockerung des Nährbodens, auf dem dann die psychogenen Komplexe, die wir sonst auch bei psychopathischen Reaktionen nicht endogen geschädigter Menschen kennen, viel üppiger und phantastischer wachsen. Soweit in das engere Paranoiagebiet schizophrenieartige Mechanismen mit hereinspielen, handelt es sich ausschließlich um leichte Äquivalente und Randformen, weil um einen realen Erlebniskern zentrierte und systematisierte Wahnformen, wie etwa der sensitive Beziehungswahn, nur bei unzerstörter Persönlichkeit möglich sind. Jede Vollschizophrenie schädigt den Persönlichkeitskern so rasch, daß auch die Wahnbildungen in ungeordnete Trümmerstücke zerfallen, wie wir dies bei fortgeschrittenen paranoiden Schizophrenien sehen. Eine paranoische Reaktion oder Entwicklung, wie etwa der sensitive Beziehungswahn, kann sich also, von der endogenen Seite her gesehen, entweder auf einer stabilen nervösen Persönlichkeit von besonderer Charakterstruktur oder bei denselben charakterlichen Voraussetzungen auf verschiedenartigen leichteren Rutschungen oder Schwankungen des endogenen Untergrundes, oder endlich auf den noch kompensierten Initialstadien einer späteren Zerfallsschizophrenie aufbauen. Im Paranoiagebiet sind die endogenen Veränderungen des seelischen Untergrundes das Unspezifische, Variable, was in verschiedenen Formen oder auch gar nicht da sein kann, und erleichtern nur durch Auflockerung des endogenen Untergrundes das Aufkeimen bestimmter Komplexe. Für die Struktur und Formung des psychotischen Bildes ist aber die Dynamik typischer Reaktionsweisen zwischen Charakter, Milieu und Erlebnis das Spezifische. Paranoiker in irgendeine herkömmliche Systematik einzuteilen, ist wenig fruchtbar. Man kann sie nur als ganze Menschen verstehen.

15. Schizophrenien und Pubertätskrisen und ihre seelische Führung

Es ist wohl am Platz, der vieljährigen und immer weiter bestehenden engen Zusammenarbeit zu gedenken, die uns in herzlicher Freundschaft und gegenseitigem anregendem Gedankenaustausch mit der Schule EUGEN BLEULERS verbindet. Schon bei unseren ersten Besuchen in Zürich überraschte uns vor Jahrzehnten der persönlich geforte Stil, in dem EUGEN BLEULER und besonders auch sein damaliger Oberarzt JAKOB KLAESI mit ihren Schizophrenen umzugehen pflegten. Dieser Stil unterschied sich stark von der bald unpersönlich registrierenden, bald gravitätischen, schulmeisterhaft herablassenden Art, mit der vielfach anderweitig die Ärzte mit ihren geisteskranken Patienten sprachen. Hier entwickelte sich vielmehr ein echter Dialog von zupackender Eindringlichkeit und zugleich frischer, natürlicher Mitmenschlichkeit, der dem Arzt rasch die seelische Führung in die Hand gab. Man sieht bei dieser Haltung förmlich, wie der Patient sich belebt, wie er nicht mehr durchaus in ruinenhafter Erstarrung verharrt, sondern als ein zwar kranker und vielleicht schwer geschädigter, aber doch als ein wirklicher Mensch von bizarrer Eigenart erscheint, den man nach seinen innerseelischen Gesetzen erkennen und behandeln kann.

So ist unseren beiden Schulen zwar die Einsicht in die verhängnisvollen Erbgänge und konstitutionellen Bedingtheiten der Schizophrenien und deren oft katastrophal zerstörerischen Tendenzen nie verloren gegangen. Wir haben aber gesehen und Jahr für Jahr praktisch erlebt und gezeigt, daß die Schizophrenien auch sehr wichtige psychotherapeutische Zugänge haben.

In Weiterentwicklung dieser Gedankengänge und Erfahrungen haben wir uns an unserer Tübinger Klinik daran gewöhnt, die Schizophrenie nicht mehr als eine für sich alleinstehende klinische Erscheinung zu betrachten, sondern etwa die Pubertätspsychosen im weiteren Rahmen krisenhafter Pubertätsvorgänge sowie abnormer, aber noch nicht psychotischer Reifungsstörungen und Reifungsvarianten, also in einen größeren Zusammenhang allgemein biologischer Probleme zu sehen. Wir betrachten die Pubertät als einen ganzheitlichen biologischen Ablauf, dessen körperliche und psychische Anteile untrennbar zusammengehören und beim Gesunden nach bestimmten Gesetzmäßigkeiten miteinander synchronisiert sind.

Wie die normale körperlich-seelische *Pubertätsreifung* vor sich gehen müßte, das sehen wir am besten dort, wo Störungen auftreten. Bei männlichen Jugendlichen treten die Reifungsprobleme meist zuerst auf der psychischen Seite hervor und zwar als Störungen des Kontaktes zwischen Alt und Jung, z. B. als sogenannter "Vaterprotest". Man hat versucht, solche Dinge auf äußere psychologische Faktoren, etwa auf Ungeschicklichkeiten der Eltern bei der Erziehung oder noch weiter zurück auf die Nachwirkung frühkindlicher Erlebnisse, infantile Traumen oder Milieuschäden, zurückzuführen. Weshalb diese Erklärungsversuche nicht oder nicht allein genügen, kann hier nicht im einzelnen ausgeführt werden. Solche schädlichen Erlebnis- und Umweltwirkungen im Kindesalter sind auch in der gesunden Bevölkerung so häufig, daß wir uns fragen müssen: *weshalb wachsen sie sich* in einigen Fällen *zum "psychischen Trauma" oder* allgemeiner gesagt: *zur Ablenkung der triebhaften Grundhaltungen aus, während sie von den meisten Menschen ohne Schaden verarbeitet oder vergessen werden?*

Wir müssen dieses Problem neben den gewiß wichtigen psychoanalytischen Fragestellungen noch von einer anderen Seite her, und zwar konstitutionsbiologisch anfassen. Dann bekommen wir eine klare Antwort. Die Menschen, die mit ihren Kindheitserlebnissen nicht fertig werden und darüber in Pubertäts- und Nachpubertätszeit neurotische Reaktionen bekommen, haben in der Regel bestimmte körperlich konstitutionelle Stigmen. Es sind *Retardierte*, d. h. Menschen, deren körperlich-seelische Pubertätsreifung stockend, unebenmäßig, da und dort gehemmt vor sich geht.

Retardierungen und Akzelerierungen (letztere besonders für die Zwangsneurosen wichtig) sind meist Teilretardierungen und Teilakzelerierungen, d. h. *asynchrone* Verläufe, und daher kommen dann die starken inneren Verspannungen und Triebstauungen, die in der Dynamik der Pubertäts- und Nachpubertätsstörungen, in den Pubertätskrisen, den Neurosen und auch in vielen Schizophrenien eine so große Rolle spielen. Die Gesetzmäßigkeiten des Reifungstempos und der im Charakter sich niederschlagenden endgültigen Reifegrade gehören zu den Zentralproblemen der menschlichen Biologie. Sie eröffnen uns breite Zugänge zu wichtigen sozialen Problemen, indem wir die Instinkte erkennen lernen, von denen die Bindung und Einordnung des einzelnen Menschen in seine Gruppe und in die Gemeinschaft überhaupt abhängt. Bei asynchron Reifungsgehemmten geraten die ausgereiften und retardierten Teile der Persönlichkeit in Reibung und Gegenspannung. Der so geartete Mensch reagiert auch sozial unangepaßt. Die typischen Spannungen seiner privaten und familiären Sphäre projizieren sich in vergrößerter Spiegelung in seinen ganzen Lebensraum.

Die körperlichen Symptome der *Reifungshemmung* in Körperbaustigmen und ihre zeitliche Entwicklung sollen hier nur kurz skizziert werden. Die leichteren Fälle zeigen vielfach angedeutete endokrine Variantenbildungen, z. B. Fettsucht, meßbare Andeutungen von eunuchoidem Hochwuchs- oder in Einzelstigmen: verstärkter Vellus, intersexe Spielarten, wie Maskulinismen, Feminismen, persistierende Infantilismen, charakteristisch Hypoplasien an Mittelgesicht und Akren, verspäteten Bartwuchs, verspäteten Stimmbruch und sonstige Reifungshemmungen der sekundären Geschlechtscharaktere, Unebenmäßigkeiten in Zeitpunkt und Dauer der Menstruation. Die Zahl der gynäkologisch präzise verifizierbaren Genital- und speziell auch Uterushypoplasien ist, wie W.KRETSCHMER (1952) gezeigt hat, schon bei den Neurosen überraschend groß. In den schweren Fällen puberaler Reifungsstörung kommt es zu massiven allgemeinen Wuchshemmungen, zu Pubertätsverfettungen oder den eigenartigen Puberaldystrophien mit hartnäckiger Reifungsstockung, Vertrocknung aller Gewebe, ichthyosisartiger schuppender Haut usw.

Will man sich die psychischen Korrelate dieser körperlichen Symptome klar machen, so muß man die seelische Pubertätsreifung nicht als einen einheitlichen Vorgang, sondern als eine Reihe einzelner Entwicklungslinien begreifen, die sich beim Gesunden in bestimmten Zeitpunkten und mit bestimmtem Tempo auslösen und synchronisiert nebeneinander laufen. Die feineren Störungen der körperlichen Reifungsgrundlagen führen auf der psychischen Seite zur *Asynchronie*. Das feine Ineinandergreifen der seelischen Abläufe leidet Not, was sofort in seelischen Schwierigkeiten und dadurch wieder in sozialen Kontaktstörungen zum Ausdruck kommt.

Der *puberale Instinktwandel* hat bestimmte Ablaufphasen, die in bestimmten Zeitspannen nacheinander gesetzmäßig abgewickelt und vollendet werden müssen. Was das Eltern-Kinder-Verhältnis betrifft, so greift der Abbau der mit der "Brutpflege " zusammenhängenden Instinktgruppe tief in den Aufbau der Sexualtriebe ein und ist zu ihm reziprok. Je mehr Elternbildung bestehen bleibt (z.B. bei dem sogenannten "Muttersöhnchen"), desto weniger glatt kann sich die Gattenwahl entwickeln. Störungen des sozialen Kontaktes ergeben sich sofort nach beiden Seiten, wenn dieser Grundvorgang biologisch nicht richtig abläuft. Normal ist hier ein *dreigliedriges Verlaufsschema*, nach dem der positive Instinkt der kindlichen Phase über die in der Frühpubertät einsetzende negative Protesphase innerhalb weniger Jahre in die Ablösung der Instinkte von den Eltern, d. h. in die ruhig neutrale Haltung des Erwachsenen zu seinen Eltern übergeht, deren größere Herzlichkeit oder Kühle sich nicht mehr nach Instinktmechanismen, sondern nach dem Grade der persönlichen Zusammenstimmung richtet.

Bei asynchron Reifungsgestörten nun kann sich jede dieser biologischen Phasen beliebig in die Länge ziehen, akzentuieren, ja selbst als dauernder Charakterbestandteil fixieren. Es kann sich die positive Instinktabhängigkeit von den Eltern ebenso tief ins Erwachsenenalter hinein erhalten, wie die Phase des Pubertätsprotestes gegen den Vater und damit gleichzeitig des beständigen Sichauflehnens gegen alle äußere Autorität. Durch Diskrepanzen nehmen diese Haltungen dann meist einen überspannten, überreizten, neuroseartigen Charakter an. Der normale Instinkt von gestern kann so die Neurose von morgen bedingen. Die klare Erkenntnis dieser Naturgesetze ist für das richtige Verständnis und die richtige Behandlung jugendlicher Menschen von ausschlaggebender Bedeutung.

Bei Fortbestehen juveniler Teilstrukturen kommt es leicht zu psychischen Konflikten mit den Aufgaben des gereiften Lebens, zu Anpassungsschwierigkeiten zwischen Konstitution und Lebensraum; praktische Beispiele gibt besonders die bäuerliche Familie mit ihren traditionsgeformten lebenszeitlichen Anforderungen, wobei die intrapsychischen Konflikte zwischen den ausgereiften und unausgereiften Teilen der Gesamtkonstitution und die dadurch entstehenden Ambivalenzen wichtiger sind als die Außenkonflikte (reiner Infantilismus wird nicht neurotisch). Diese intrapsychischen Konflikte führen zu vitalen Dauerspannungen, die (mit oder ohne spezielle Erlebnisauslösung) sich in dumpfen Krisen als Neurosen (Hysterie usw.) entladen. Typische Komplexe entstehen in markanten Lebensabschnitten, wo das Versagen teiljuvenil gebliebener Konstitutionen vor den gestuften Aufgaben des späteren Lebens sich besonders häuft.

Damit hängt es zusammen, daß die eigentlichen Neurosen meist ins 3. Lebensjahrzehnt fallen, wo die typischen sozialen Belastungsproben an den asynchron Reifungsgestörten und seine unausgeglichene Sexualkonstitution herantreten (Gattenwahl, Verlobung, Ehe, Beruf). Im 2. Lebensjahrzehnt, während des Durchgangs durch die Pubertät kommt es dagegen mehr zu charakterlichen Schwierigkeiten, zu rasch vorübergehenden Primitivreaktionen und Kurzschlußhandlungen, in ernsteren Fällen aber zu Hebephrenien.

Wenn man als Jugendarzt mit jungen Menschen in den Entwicklungsjahren zu tun hat, so sieht man, wie schwierig und bedrohlich dieser Durchgang durch die Pubertät oft ist. Man muß die konstitutionellen Reifungskrisen in einem großen gesamtbiologischen Rahmen sehen und sie zunächst einfach als biologische Variantenbildungen betrachten.

Wir können nach unserer Erfahrung eine lückenlose biologische Variantenreihe bilden, die von den alltäglichen Pubertätsschwierigkeiten normaler junger Leute über die Fälle der immer schärfer akzentuierten psychopathischen Pubertätskrisen bis zu den leichtesten Heboiden und von da weiter bis in die schweren Zerfallsformen des

Jugendirreseins hineinführen. Phänomenal, d. h. im klinischen Erscheinungsbild, gibt es diese kontinuierlichen Übergänge zwischen den schweren Pubertätskrisen und den leichtesten Heboiden sicherlich. Ob die dahinterstehenden inneren Ursachen einfach in einer bis zum Zusammenbruch führenden quantitativen Steigerung derselben Noxen bestehen, oder ob noch ein bis jetzt unbekanntes X, der sogenannte "Prozeßfaktor" hinzutritt, – diese Frage haben wir bis jetzt immer offen gelassen, da sich schlüssige Beweise weder für die eine, noch für die andere Möglichkeit finden lassen. Die Antwort muß ohne doktrinäre Voreingenommenheit der zukünftigen Forschung überlassen bleiben.

Man muß es als ein konstitutionelles Grundgesetz betrachten, daß junge Menschen, die erhebliche körperliche Reifungshemmungen zeigen, in der Regel auch in ihrem psychischen Gleichgewicht erheblich gefährdet sind, bis die Ausreifung sich durchgesetzt hat. Denn mit der körperlichen Reifung ist die Reifung der Instinkte aufs engste gekoppelt – und auf den Instinkten bauen sich die Grundlinien des höheren Seelenlebens auf.

Die einfachsten und häufigsten Fälle dieser Art bezeichnen wir als *"Pubertätskrisen"*. Es sind dies keine Psychosen, sondern Reifungsschwierigkeiten der Persönlichkeit mit starken sozialen Ausstrahlungen. Die Pubertät ist zeitlich verlängert, verläuft schleppend über Jahre hin. Die Symptome der normalen Pubertät sind bis zur Karikatur gesteigert. Dies gilt vor allem für den "Vaterprotest" und die damit verbundene Neigung, instinktiv und gleichsam reflexmäßig gegen alles sich aufzulehnen, was Autorität trägt, im Elternhaus ebenso wie in Schule und Ausbildung. Die Gefahr, sich in disziplinäre und selbst gerichtliche Schwierigkeiten zu verwickeln, ist hier ständig gegeben. Mit dem Vaterprotest gekoppelt und ihn komplizierend erscheint dann die Gruppe von Phänomenen, die man im übertragenen Sinn als "intrapsychische Ataxie" (STRANSKY), als eine Art seelische Gleichgewichtsstörung bezeichnet und die sich ebensosehr in der Sprunghaftigkeit der Gedankengänge und Willensimpulse, wie in den unausgeglichenen abrupten Stimmungsschwankungen, in Taktlosigkeit und Distanzlosigkeit äußert. Es kommt teils zu übermäßig krampfhaften, teils zu ungeschickt schlaksigem Bewegungspiel in Haltung und Gebärde. Häufig geht damit eine erhöhte geistige Ermüdbarkeit, Zerstreutheit und Konzentrationsschwäche einher. Die mehr passiven Naturen wirken in diesem Stadium affektlahm, temperamentlos und verträumt.

Solange dieser Zustand erhöhter körperlich-seelischer Labilität andauert, ist die Gefahr akuter pathologischer Reaktionen ebenso gegeben, wie bei ungeschickter Behandlung die Gefahr der Verbiegung der späteren Persönlichkeitsentwicklung und Lebensgestaltung. Abnorme Reaktionen auf dieser Konstitutionsbasis kommen häufig zur Begutachtung. Es handelt sich dann meist um sogenannte "Kurzschlußhandlungen": plötzliche Affektkrisen mit zornmütigem Koller oder Selbstmordversuche oder triebhaftes Weglaufen.

Von den schweren Fällen sich hinschleppender Pubertätskrisen ist dann der Weg nicht mehr weit zu den sogenannten Heboiden, die bereits die leichtesten Formen von Schizophrenie darstellen, während die Pubertätskrisen nicht als solche zu betrachten sind. Klinisch unterscheiden sich die *Heboide* von den einfachen Pubertätskrisen durch das stärkere Hervortreten nicht mehr einfühlbarer Symptome: unmotiviertes Stirnrunzeln, Seltsamkeiten der sprachlichen Ausdrucksform, Andeutung von Wahnbildungen, grobe Vernachlässigung der Körperpflege und ähnliches. Die bezeichnenden Ausdrucksformen, wie sie bei den Pubertätskrisen geschildert wurden, können im übrigen auch bei den Heboiden in krassester Form hervortreten. Während die Pubertätskrisen nur einer großzügigen psychotherapeutischen bzw. ärztlich pädagogischen Betreuung auf längere Sicht, das heißt bis zur gesunden Spontanausreifung, bedürfen, sind die Heboide zunächst einmal einer gesicherten Diagnose zuzuführen, die zweckmäßigerweise durch den Facharzt gestellt wird. Sodann aber bedürfen sie einer gründlichen körperlichen Therapie, in erster Linie einer Insulinbehandlung.

Welche praktischen Folgerungen ergeben sich aus diesen biologischen Erkenntnissen für den Jugendarzt? Abgesehen von den Möglichkeiten der Hormonbehandlung zur Förderung der körperlich-seelischen Reifung oder der Schockbehandlung bei den schweren Fällen kommen bei den leichteren konstitutionellen Pubertätsstockungen hauptsächlich Naturheilmethoden, physikalische und klimatische Reize, z. B. eine Nordseekur, zur Ankurbelung des Organismus in Frage.

Im übrigen sind es bei den Reifungsschwierigkeiten der Jugendlichen hauptsächlich Fragen des sozialen Kontaktes und damit letzthin Fragen der praktischen Menschenführung, psychagogische und psychotherapeutische Fragen, die uns beschäftigen müssen. Neben den allgemeinen Unebenmäßigkeiten der Steuerung achten wir bei den konstitutionellen Reifungskrisen der Jugendlichen hauptsächlich auf zwei Punkte: einmal die erotische Instinktunsicherheit und andererseits die mit dem Vaterprotest zusammenhängenden vielfältigen *disziplinären* Schwierigkeiten.

Die erotischen Probleme fallen mehr in das Gebiet der Einzelerziehung als der Gruppenerziehung in Schule und Beruf. Es ergeben sich bei Reifungsgestörten, besonders bei der Annäherung an das Heiratsalter, typische Probleme und Verwicklungen in sexuellen Fragen, die der voll Reifende spielend löst. Wir wissen aber, daß wir die von der Natur gesetzte Reifung nur mit schonender Hand fördern können, Schwierigkeiten und Verwicklungen aber aus dem Wege räumen und im übrigen ruhig die konstitutionelle Ausreifung in einen weiten Spielraum abwarten müssen.

Diese klar biologisch orientierte und deshalb großzügige und geduldige Art der Behandlung gilt auch für viele disziplinäre Schwierigkeiten der puberal Asynchronen, der Teilretardierten und Teilakzelerierten. Wenn wir uns jeden Augenblick darüber klar sind, daß die Neigung zu Protesthaltungen bei Jugendlichen einen naturgesetzlichen Vorgang darstellt, der zeitlich umschrieben abläuft und der eine unbequeme, aber notwendige Durchgangsphase der Instinktablösung und des puberalen Instinktumbaus bedeutet – dann werden wir mit ruhiger Überlegenheit und fester Hand führen können. Wir werden auf der großen Linie erziehen, d. h. die wesentlichen Dinge äußerer Disziplin und innerer Haltung unerbittlich durchsetzen. Wir werden aber nicht glauben, den Pubertierenden auf seine innere Widersetzlichkeit hin ständig anbohren zu müssen, vielmehr Kleinigkeiten übergehen, Reibungspunkte aus dem Weg räumen und die Basis eines positiven persönlichen Kontaktes nie verlieren. Wir wissen: die Protesthaltungen verschwinden nach bestimmter Zeit ebenso naturgesetzlich wie sie gekommen sind.

Es liegt nach alledem die Frage nahe: Wie verhalten sich die soeben skizzierten und seit Jahren an einem großen klinischen Beobachtungsmaterial belegten konstitutionsbiologischen Erkenntnisse zu den von der Psychoanalyse zutage geförderten Zusammenhängen späterer neurotischer Störungen z. B. mit frühkindlichen Milieuschäden und Triebverbiegungen? Für die Pubertätsschwierigkeiten und Pubertätskrisen gilt hier sinngemäß, was FREUD (1922) mit Blick auf die Neurosen schon früher formuliert hat: Die "Streitfrage: sind die Neurosen exogene oder endogene Krankheiten, die unausbleibliche Folge einer gewissen Konstitution oder das Produkt gewisser schädigender (traumatischer) Lebenseindrücke?" ist "nicht weise". "Für die Betrachtung der Verursachung ordnen sich die Fälle der neurotischen Erkrankung zu einer Reihe, innerhalb welcher beide Momente – Sexualkonstitution und Erleben – so vertreten sind, daß das eine wächst, wenn das andere abnimmt." Diese *Freudsche* Formulierung läßt sich durchaus auf die Pubertätskrisen anwenden. Allerdings fällt bei diesen der Akzent mehr als bei den eigentlichen Neurosen auf die endogene Seite. Für Arzt und Erzieher ist es jedenfalls gut, zunächst einmal das Naturgesetzliche in den Pubertätsvorgängen zu erkennen; nicht um untätig zuzusehen; wohl aber um die ruhige und sachliche Haltung zu gewinnen, die für die Lenkung und Formung jener Lebensvorgänge die beste Ausgangsbasis bildet.

Die Psychotherapie der typischen konstitutionellen Reaktionsweisen und Abläufe ist so wichtig, wie die Psychotherapie der Erlebnis- und Milieuschäden. Gerade eine sogenannte "dynamische" Psychiatrie muß sich aufs intensivste mit der Konstitutionsbiologie und besonders auch mit den konstitutionellen Pubertätsproblemen befassen. Denn nur, was man kennt, kann man formen. Konstitution bedeutet: lebendiger Organismus – und alles Lebendige ist formbar.

16. Die mehrdimensionale Struktur der Schizophrenien mit Bezug auf Therapie

Das Bild, das die Lehre von den Schizophrenien in der internationalen Diskussion augenblicklich bietet, ist wenig erfreulich. Auf der einen Seite finden sich viele Vertreter der älteren klinischen Psychiatrie, die strikt an dem Standpunkt festhalten: "die" Schizophrenie sei eine rein körperlich zu verstehende endogene Krankheit, der ein sich selbst auslösender "Prozeß" zugrunde läge, dessen hirnanatomische Grundlagen man noch nicht gefunden hätte. Auf der anderen Seite wird speziell von manchen Psychotherapeuten die Meinung vertreten, schizophrene Erkrankungen seien letzten Endes in Entstehung und Symptomatik rein psychologisch aufzulösen und auch nur so, d. h. psychotherapeutisch, behandlungsfähig – mit anderen Worten: die Schizophrenie sei in Wirklichkeit eine Neurose. Angesichts der diametral auseinandergehenden Thesen ist zuletzt die Meinung laut geworden: die Schizophrenie sei eine Art Sphinx, über die man überhaupt nichts wüßte oder zur Zeit wissen könne. Diese letzte Meinung trifft nun allerdings am wenigsten zu. Die Probleme der Schizophrenieforschung sind zwar noch weit davon entfernt, endgültig gelöst zu sein. Wir haben aber eine Reihe gut fundierter Tatsachen, die sehr wohl heuristisch weiterführen. Der Fehler liegt nur darin, daß die meisten Fachleute nicht imstande sind, diese in ihrer ganzen Vielschichtigkeit zusammen zu sehen und jede an ihren richtigen Platz zu stellen, wie es die verschlungenen Entwicklungslinien komplizierterer schizophrener Symptomaufbauten verlangen.

Wenn man klar sehen will, so ist es zunächst nötig, die Bezeichnung "die Schizophrenie" durchweg durch den Ausdruck "die Schizophrenien" zu ersetzen. Man kann den Ausdruck nur als umfassende Klammer um eine Gruppe von Krankheitsbildern gebrauchen, die zwar gewisse Grundzüge gemeinsam haben und sich in ihren Syndromen mehrfach überschneiden, aber nicht im Sinne einer fest in sich geschlossenen und abgegrenzten "Krankheitseinheit". Andererseits werden wir aber den Rahmenbegriff der Schizophrenien niemals entbehren können, weil sonst unsere Diagnostik ins Schwimmen kommt und jedes Profil verliert. Vieles von den Mißverständnissen in der heutigen Schizophreniediskussion stammt zunächst einmal daher, daß die Vertreter der einen und der anderen Theorie verschiedene Gruppen dieser Krankheit im Auge haben.

Da finden wir z. B. auf dem einen Flügel *katastrophale Pubertätsverblödungen*, die u. U. mit schweren Stoffwechselstörungen und Verfettung einhergehen und öfter deutlich endokrine Stigmatisierungen und entsprechende Körpermißbildungen aufweisen. Sie können typisch katatone Symptome haben, verlaufen im übrigen primitiv und ohne irgendwelche richtungsgebenden psychisch reaktiven Komplexwirkungen. Sie bilden mit den an sie anschließenden, in Körpermorphologie, Behaarungsbild und Sexualkonstitution schwer stigmatisierten Pubertätskatastrophen und chronisch verlaufenden schweren Defektformen (Hebephrenie) die engeren Kerngruppen dessen, was bei KRAEPELIN zu der Bezeichnung "Dementia praecox" führte und von wo aus dann, allmählich sich ausbreitend, der Schizophreniebegriff entstand.

In diesen Zusammenhang gehört ferner eine eng umschriebene Gruppe periodischer Katatonien, die von GJESSING herausgehoben und auch an meiner Klinik bestätigt wurden. Das setzt mühevolle Längsschnittversuche, monatelanges Differenzieren der Blutbilder und der biochemischen Vorgänge voraus. Den krisenhaften Zuspitzungen der katatonen Bilder gehen ebensolche krisenhafte Schwankungen im intermediären Eiweißstoffwechsel und im Differentialblutbild mit einer gewissen Regelmäßigkeit parallel. Mit gezielter Schilddrüsentherapie kann in solchen Fällen gleichzeitig mit der Anstauung des Bluteiweißgehaltes auch das ganze katatone Bild verschwinden. Auch das thyreotrope Hormon des Hypophysenvorderlappens scheint ähnliche Wirkungen zu haben.

Man muß angesichts solcher Beobachtungen sagen, daß die Bemühungen auf dem stoffwechselphysiologischen und endokrinen Gebiet auch weiter sorgfältige Beachtung verdienen, so kompliziert und in schwierigen Anfängen stehend dieses Gebiet auch erscheinen mag. Dasselbe gilt von den gelegentlich beobachteten hebephrenieähnlichen Bildern, die bei Jugendlichen nach Verletzungen des Orbitalhirns entstehen können und nach operativer Bereinigung der Orbitaldachsplitter wieder verschwinden. Man soll auch hieraus keine voreiligen Schlüsse ziehen, wohl aber auch die Fälle für die Weiterentwicklung der Theorie im Auge behalten.

Man kann die somatischen Aspekte der Schizophrenien noch von anderen Seiten her beleuchten. Wenn ich im Kolleg einen Schizophrenen vorstelle, so pflege ich ihn zunächst unter Zurückstellung aller psychologischen Zusammenhänge rein wie einen neurologischen Fall zu demonstrieren, d. h. die *psychomotorischen Phänomene*, die reinen Bewegungsformeln. Unter Verzicht auf vorwissenschaftliche Ausdrücke sind einmal die Tonuslagen und ihre Übergänge, die in populären Ausdrükke, wie "verspannt" oder "schlaksig", stecken exakt zu beschreiben. Sodann sind die Intergrations- bzw. Desintegrationsgrade des motorischen Gesamt, wie sie z. B. mit Ausdrücken wie "fahrig" gemeint sind, die mehr oder weniger geschlossenen Leistungs- und Ausdrucksformeln oder ihre Bruchstücke bzw. die Querimpulse, die sie durchbrechen zu registrieren. Durch solche Feinanalysen kommen wir zur Aufstellung *psychomotorischer Schablonen*, d. h. genormter, immer wieder in ähnlicher Form hervortretender Bewegungsabläufe, die sich zwischen Gesunden und Kranken vergleichen lassen. Eines der einfachsten Beispiele dieser Art ist die polare Aufspaltung der psychomotorischen Reaktionen in Negativismus und Katalepsie, blindes Gegenspannen und blindes Nachgeben. Diese Phänomene laufen für den sorgfältigen Beobachter nicht rein in der psychologischen Ebene ab, sondern haben auch merkwürdige neurologische Aspekte. Bekanntlich ist es dem Gesunden unmöglich, kataleptische Haltungen in unbequemer Körperstellung und über lange Zeiträume auch nur annähernd willkürlich nachzuahmen. Man kommt in der Erforschung solcher Phänomene nicht ohne die Annahme tiefgreifender Umstellungen in der Nerv-Muskel-Physiologie, mit oder ohne Beteiligung sensibel perzeptiver, etwa funktionell thalamischer Komponenten, aus.

Kurz gesagt: Das, was ein Gesunder, ein Hysteriker oder ein Katatoniker von seinen Erlebnissen und Gefühlen, Komplexen und Ambivalenzen auszudrücken versucht, kann jedesmal dasselbe sein. Aber beim *Katatoniker* fließt es statt in die gewöhnlichen mimischen Formeln in ganz andere, definierbare motorische Schablonen ein und stellt sich verzerrt in ihnen dar. Das heißt: Wir können zwar in günstigen Fällen die inneren, psychisch reaktiven Zusammenhänge bei einem Katatoniker analysieren und uns in sie einfühlen. Wir können aber damit keineswegs die motorischen Schablonen erklären, in denen sie erscheinen. Dies gilt nicht nur von den Katatonen, sondern ebenso von den Hebephrenen und letztlich von jedem beiläufigen Stirnrunzeln, das, solbald es den klaren Ausdruckszusammenhang verläßt, uns bei einem noch geordneten initial Erkrankten den schizophrenen Charakter mit Sicherheit verrät.

Fahren wir nun aber beispielsweise in einer Studentenvorlesung nach gründlicher Erledigung aller somatischen und neurologischen Gesichtspunkte in der Demonstration fort, so erscheint als nächster Fall ein *Hebephrener* mit seinem merkwürdig schlaksigen Gebärdenspiel im Saal. Er ergreift sogleich ungefragt das Wort, stellt sich hinter das Pult und beginnt unter saloppen, ausfahrenden Grimassen schwer verständliche Reden zu führen, in denen immer wieder Anspielungen gegen Ärzte, Professoren und Studenten durchschimmern. Wenn ich nun jegliche Replik unterlasse, jede ironischen oder herablassenden oder überlegenen Unterton streng vermeide, ganz schlicht, sachlich und mitmenschlich mit ihm zu reden beginne, wobei er die Achtung vor seiner Persönlichkeit durchspürt – so kann es vorkommen, daß binnen weniger Minuten der ganze hoch aufgestockte Aufbau von scheinbaren Wahnideen, sinnlosen Worten und fremdartigen Gebärden völlig in sich zusammensinkt, jede Spur von Grimassen verschwindet. Er sitzt dann neben mir; wir unterhalten uns ruhig und verständig; jede Nuance in Sprechweise und Ausdruck sitzt richtig. Oder ein gebildetes junges Mädchen, das eben noch in typisch hebephrener Weise im Hörsaal herumtobte, sich selbst und die andern mit albernen Grimassen lächerlich machte – sitzt, wenn man ihr die richtigen menschlichen Stichwörter gibt, im nächsten Augenblick neben mir, nicht nur sittsam und mit dem Benehmen einer wohlerzogenen jungen Dame, sondern mit freundlicher Zuwendung, mit einem ungewöhnlich empfindsamen, nuancierten Gesichtsausdruck. Im längeren Gespräch kommt – völlig überraschend – ein besonders feines, hochsensibles Innenleben zum Vorschein.

Oder eine andere infantile Patientin kommt schwer verwirrt und verwahrlost in der Klinik an. Im Kolleg gibt sie nur närrische, schnippische, negativistische Antworten. Dazwischen sage ich unvermittelt in einem ruhigen, ernsthaften Ton: "Sie haben innere Konflikte." Hier – und nur dieses eine Mal – sagt sie schlicht: "Ja". Von diesem Augenblick an ist sie wie umgewandelt, in der Station nett und anständig. Sie beginnt in Zeichnungen und Malereien ihre innere Problematik darzustellen und ist in kurzer Zeit aus der Psychose heraus.

Auf solche Beobachtungen kommt es entscheidend an. Manche Umstellungen dieser Art erfolgen ruckartig, als schaltete man das elektrische Licht ein. Sie erinnern vergleichsweise an das, was man in der biologischen Instinktlehre als "Signalreize" bezeichnet. Auf einen richtig gegebenen Signalreiz stellt sich die psychische Gesamthaltung mitsamt der abwegigen Psychomotorik radikal nach der Seite natürlicher Menschlichkeit hin um – gerade so wie ein einziges falsch gegebenes Stichwort (oder die gespürte Attitude ironischer Herablassung von Seiten des Arztes) sofort blitzartig eine katatone Verkrampfung auslöst, die jeden menschlichen Kontakt blockiert.

Was steckt nun hinter alledem? Sicherlich kein gewöhnlicher organischer Hirnprozeß nach Art einer Paralyse oder diffusen Arteriosklerose. Solche radikalen reaktiven Umschaltungen gibt es bei keiner Demenz. Hier handelt es sich nicht um ausgebreitetere substantielle Defekte im Gehirn, sondern um *Schaltungen*, um sehr ernste und bedrohliche, immer wieder rezidivierende falsche Schaltungen der psychischen Apparate. Das, was man früher an sogenannten Wahnideen, Sinnestäuschungen, motorischen Fehlleistungen als direktes Produkt organisch erkrankter Hirnzellen ansah, entpuppt sich bei einer Gruppe frischerer Fälle als etwas anderes, nämlich als ein komplizierter reaktiver Überbau, der bei richtiger Versuchsanordnung manchmal binnen weniger Minuten vorübergehend in nichts vergeht.

Was sagt aber nun das eigentümliche Gebaren unserer drei Patienten? Was schon in der Kollegsituation durchschimmerte, läßt sich nachher systematisch in vertieften Gesprächen entwickeln: Es handelt sich um einen, wenn Sie so wollen, psychogenen Überbau, in dem sich zunächst nichts anderes ausdrückt, als sonst zum Beispiel in einer *Adlerschen* Selbstwertneurose. Der Patient reagiert auf seine habituellen schizoiden Kontaktschwierigkeiten, Sexualambivalenzen und seine aktuell sich immer mehr katastrophal zuspitzende innere Lage mit einem in eigenartigen affektiv-psychomotorischen Formeln ablaufenden Narrenspiel, das ihm erlaubt, sich ungestraft mit schnippischen Glossen und Grimassen über die andern zu erheben und überhaupt auf der ganzen Linie den Rückzug aus der Realität, der dornigen, ungeliebten und unverstandenen Wirklichkeit und ihren Leistungsforderungen anzutreten. "Was wollen Sie mit der Realität – ich finde sie scheußlich", sagte mir eine intelligente, schwerkranke Schizophrene zwischendurch in barocker Kürze. Hierauf ist allerdings sehr schwer eine redliche Antwort zu finden. Sie wollte mir viel lieber von ihren verdrehten Augen, von den Brettern, die sie im Rücken hätte, oder von ihren Ausflügen auf den Mars erzählen.

Den vorhin geschilderten, nicht seltenen Typus innerhalb der hebephrenen Gruppen bezeichne ich als "Fassadenpsychosen". So sind zum Beispiel betonte Flegeleien mit Geschrei beim Eintritt des Arztes meist nicht von der Dynamik des schizophrenen Grundvorgangs abhängig. Sie verraten vielmehr lange vorher in der Persönlichkeit angelegte Ressentiments, wobei der Patient die vermeintliche Narrenfreiheit der Psychose dazu benutzt, um seine alten *Adlerschen* Komplexe ausgiebig abzureagieren.

Sind diese Schizophrenien deshalb *Adlersche* Neurosen? Dies wäre ein grobes Mißverständnis, das zugunsten eines einzigen wichtigen Gesichtspunktes die Vielschichtigkeit dieser komplizierten psychotischen Strukturen übersähe.

Wir haben absichtlich das Problem der psychoreaktiven Faktoren zunächst an den relativ einfach zu durchschauenden *Adlerschen* Mechanismen entwickelt. Entsprechende Gesetzmäßigkeiten gelten aber bis tief hinein in die paranoid-halluzinatorischen Bilder. Es würde uns viel zu weit führen, wenn ich hier im einzelnen alle Komplexstrukturen erläuterte, die in solchen Bildern stecken können. Es kehren hier ungefähr dieselben Probleme wieder, die wir bei Neurosen täglich zu bearbeiten haben: die überdauernden Vater- und Mutterbindungen und die entsprechenden Konflikte, die sexuellen Reifungsschwierigkeiten und -ambivalenzen, die moralischen Skrupel, die Aggressionen, die scharf polarisierten Selbstwertprobleme und Kontaktschwierigkeiten, die erotisch-religiösen Ekstasen. Man würde es sich zu leicht machen, wenn man in alledem nichts weiter sähe, als beiläufig inhaltgebendes, pathoplastisches Beiwerk. In Wirklichkeit beherrschen solche Grundkomplexe bei vielen paranoiden und halluzinatorischen Schizophrenien weitgehend nicht nur den Inhalt, sondern auch die Dynamik des Krankheitsvorgangs. Um dies zu erkennen, muß man allerdings über längere Zeit einen vertieften Kontakt mit den Patienten gewonnen haben. Bei geeigneten Fällen entsteht unter einer sorgfältigen Bearbeitung wesentlicher Komplexe und gleichzeitiger Sanierung der äußeren Situation eine erhebliche Aufhellung des Gesamtbildes, ein weitgehendes Schwinden der Außensymptome und eine wesentliche Verbesserung der inneren Haltung.

Was hier vor sich geht, wäre mit dem Ausdruck "Analyse" nicht richtig bezeichnet. Es ist zunächst der Klang des Wortes und der Ausdruck der Gebärde, der hyponoisch durchkommt. Es ist wie der Anruf einer menschlichen Stimme in der Wüste. Man muß dann die führenden Komplexe durchfühlen – aber man braucht nicht gleich darüber zu reden. Eine junge Patientin ist gegenüber dem Elternhaus schwer kontaktgestört. Der ältere Arzt und die Stationsärztin wachsen in die Rolle von Vater und Mutter hinein. Sie empfinden das; sie sprechen nicht darüber; sie spielen es nicht – sie lassen es ganz natürlich werden. In der behutsam sich aufbauenden Atmosphäre ruhiger väterlicher Führung und umhüllender Mütterlichkeit schwinden langsam die psychotischen Verkrampfungen und Fehlzündungen. Nun kann man auch die Kernkomplexe in Worte fassen und behutsam mit der Patientin aufarbeiten. Wer viel Intuition und Treffsicherheit hat, kann bei Schizophrenen die Komplexe mit einem gezielten Wort und im genau erfaßten Augenblick abschießen. Auch hier muß eine überaus ernsthafte kameradschaftliche und bis ins Alltäglichste gehende persönliche Bemühung um den Patienten und eine unsentimentale, aber warmherzige Menschlichkeit den stetigen Hintergrund bilden.

Trotzdem ist der Unterschied von *Neurosen* klar zu sehen: Das *viel tiefere Hineinwuchern hyponoischer Denkformen in das Tagdenken* ist hier differentialdiagnostisch entscheidend und hat dieselbe ernste prognostische Bedeutung wie das Auftauchen fremdartiger motorischer Schablonen bei den *Katatonien*. Es sprießen zum Beispiel nicht nur in den Träumen, sondern auch im Wachdenken katathyme Symbole, Bildagglutinationen und bilden eine Art zweite Wirklichkeit neben der gewohnten Wirklichkeit. Dies sind drohende Signale schwerwiegender und öfters irreparabler Strukturverschiebungen in den tieferen Schichten der Persönlichkeit. Die *Formen* dieser strukturellen Entgleisungen sind nicht mehr rein reaktiv verständlich, so wenig wie die schweren, chronischen Versteinerungen der Endzustände. Sie lassen sich oft durch psychische Einwirkung nicht mehr reparieren.

Wenn man in der ambulanten Sprechstunde allenfalls nur leichte Grenzzustände gesehen hat, könnte man vielleicht auf den Gedanken kommen, daß hier nur eine besonders komplizierte Art von Neurose vorläge. Wie aber die eingangs geschilderten schweren gesamtkonstitutionellen Mißbildungen und bei bester Therapie auch all die schweren, geistig erstarrten Endzustände in den Heilanstalten, lediglich durch Erziehungsfehler und Milieuschäden in der Kinderzeit verursacht sein sollten, dies würde schlechthin unverständlich bleiben. Wenn die Eltern schlechte Erzieher waren, so können ihre problematischen Charakterqualitäten ebensogut auf dem Vererbungsweg wie auf dem Erziehungsweg auf die Kinder gekommen sein. Der Nachweis ungünstiger frühkindlicher Familienverhältnisse an sich sagt nicht das geringste zur Entscheidung der Frage: Anlage oder Milieuschaden aus.

Dagegen ist die Rolle der *Vererbung* auf dem Weg über die schizoiden Psychopathien klar erwiesen. M. BLEULER hat bekanntlich bei präziser und enger Fassung des Schizoidbegriffs nachgewiesen: "Schizoide Psychopathie kommt unter den zukünftigen Schizophrenen ungefähr doppelt so häufig vor wie unter den Eltern Schizophrener, ungefähr 3mal häufiger als unter den Geschwistern, 7 – 20mal häufiger als bei den übrigen Verwandten und weit über 50mal häufiger als in der Durchschnittsbevölkerung." Diese gesetzmäßige Staffelung nach Blutverwandtschaftsgraden läßt sich leicht und zwanglos durch erbbiologische Streuung erklären, während der Versuch einer Deutung durch rein psychologische Milieuschäden recht künstlich und gezwungen erscheinen müßte, die massiven Unterschiede zwischen den Schizophrenen und ihren Geschwistern bei gleichem Erziehungsmilieu nicht erklären könnte und besonders gegenüber entfernteren Verwandtschaftsgraden versagen müßte, die, trotzdem sie außerhalb der häuslichen Erziehungsgemeinschaft standen, doch eine gegenüber der Durchschnittsbevölkerung deutlich erhöhte Schizoidenziffer aufweisen.

Aus den genannten Statistiken geht klar hervor, daß es sich nicht um beliebige sogenannte "erbliche Belastung" oder "psychopathische Charaktere" handelt, sondern um einen spezifischen Erbgang, dessen Träger eben die *schizoiden* Psychopathien sind. Innerhalb dieses gesicherten Rahmens können frühkindliche psychische Erziehungsschwierigkeiten, die in einem schizoiden Milieu ohnehin selbstverständlich sind, für die psychisch reaktive Symptombildung bei den späteren Schizophrenien zusätzliche Bedeutung haben.

Versuchen wir nun, die scheinbar so weit auseinanderliegenden Tatsachen zueinander in Beziehung zu setzen: Sowohl die *somatischen wie die psychisch reaktiven Faktoren* sind im Gesamtgebiet *der Schizophrenien sorgfältig zu berücksichtigen.* Der Grund, weshalb auch neuroseartige schizophrene Bilder durchschnittlich viel schwerer und katastrophaler verlaufen als anderswo, liegt in *spezifischen heredodegenerativen* Faktoren, die in charakterlichen wie in somatisch konstitutionellen Symptomen deutlich werden. Bei den gesamtkonstitutionell fundierten *Pubertätskatastrophen* erfolgt der Zusammenbruch häufig endogen, das heißt, ohne erkennbare psychisch reaktive oder sonstige äußere Auslösungen. Umgekehrt können in den schizophrenen Randgebieten Psychoseformen auftreten, wo neuroseähnliche Mechanismen sich deutlich durchzeichnen und zusammen mit den spezifischen endogenen Dispositionen erhebliche dynamische Bedeutung gewinnen. Grobe und ausgebreitete organische Hirnprozesse sind bis jetzt nicht nachgewiesen. Deshalb ist auch die Bezeichnung "Prozeß" oder "Prozeßfaktor" im schizophrenen Formkreis wenig glücklich. Sie erinnert zu sehr an ältere Vorstellungen von diffusen organischen Demenzen. Vielmehr kann man sich die bis jetzt bekannten Tatbestände zunächst einmal unverbindlich nach folgendem Denkmodell vorstellen: Es handelt sich bei der Mehrzahl der Schizophrenien um das *dynamische Verhältnis zwischen* verschiedenen psychischen bzw. *somatopsychischen Funktionssystemen*. Während sie bei der Masse der gesunden Schizothymiker gut untereinander ausgeglichen sind, befinden sie sich bei den schizoiden Psychopathien in einem labilen, aber noch kompensierten Gleichgewicht. Eine Dekompensation im Sinne schizophrener Erkrankung kann schon durch die inneren Belastungsproben erfolgen, wie sei beim Durchgang durch die Krisen der Pubertät und Nachpubertät oder unter Wirkung anderer vitaler Faktoren endokriner oder anderer stoffwechselmäßiger Schwankungen entstehen.

Was psychisch reaktive Wirkungen betrifft, so sind schizophren Veranlagte erstaunlich refraktär gegen lebensbedrohende Reize, Gefahr, Schmerz, Hitze und Kälte, Hunger und Durst. Dagegen sind sie anfällig gegenüber hochgespannten erotischen und ekstatisch religiösen Situationen. Wir sprechen bei bestimmten Fällen geradezu von "Verlobungskatatonien". Auch in der auf somatische Ursachen eingestellten *Kraepelinschen* Schule sprach z. B. KAHN von einem "schizophrenen Reaktionstypus".

Nehmen wir als anschauliches Denkmodell etwa zwei komplizierte zerebrale Funktionssysteme, wie *Stirnhirn* und *Thalamus*. Es ist leicht vorzustellen, daß ohne grobe anatomische Defekte, aber bei einer bestimmten *heredodegenerativen Anlageschwäche*, sich auf somatische oder psychische Anstöße hin ihr Zusammenspiel *dekompensiert*, daß die Systeme nicht mehr in ihre Gleichgewichtslage zurückschwingen und daß bei längerer Dauer sich endgültige schwere Fehlsteuerungen entwickeln, wie sie dann in den schizophrenen Endzuständen hervortreten. In dieser Vorstellung lassen sich alle bisher bekannten und gesicherten Tatsachen der Schizophrenieforschung zwanglos unterbringen — wobei für alle späteren hirnanatomischen, biochemischen und psychotherapeutischen Forschungen freier Spielraum bleibt.

Die beste Kontrolle und auch die besten heuristischen Ansätze für die weitere Forschung geben uns die Resultate der *Therapie*. Sicher ist, daß bestimmte Schizophrenien teils auf somatische, teils auf psychische Behandlungen reagieren. Es wirken bis jetzt zu einem kleineren Teil gezielte hormonale Eingriffe, zu einem größeren Teil geballte allgemeine Stöße auf das Zerebrum, speziell wohl auf das Hypophysenzwischenhirnsystem und den endokrinen Apparat, wie etwa bei den Schocktherapien und speziell der fein nuancierten Insulintherapie. An dem manchmal durchgreifenden Erfolg dieser Therapien ist bei einer Reihe von Fällen nicht zu zweifeln. Wir können sie bis auf weiteres nicht entbehren, wenn wir auch den lebhaften Wunsch haben, sie allmählich durch weniger massive Behandlungsformen, nach Art der Megaphentherapie, zu ersetzen. Aber es muß gegenüber einer einseitig somatischen Therapie gesagt werden: Es genügt nicht, schizophren Kranke einfach serienweise zu schocken und ihnen dann die Tür des Krankenhauses zu weisen. Dem komplizierten und oft hochsensiblen Seelenleben schizophrener Menschen wird man damit keineswegs gerecht. Eine reifungsgestörte *infantile Patientin* mit einem schweren alteingewurzelten Mutterprotest werden wir auch nach leidlich geglückter Somatotherapie nicht einfach nach Hause schicken mit der naiven Vorstellung, daß durch die Schocke auch etwaige tiefe Komplexstrukturen geändert wären. Bei der nächsten Ungeschicklichkeit der erzieherisch starren und ungeschickten Mutter wird die Patientin unter einer schweren Komplexreaktion den nächsten schizophrenen Schub bekommen, — wenn wir nicht schon vorher die innere Fehlhaltung mit der Patientin aufgearbeitet und den Lebensraum verbessert haben. Oder der *kontaktschwache Schizoide* mit seinem Autismus und seiner hohen

Innenempfindlichkeit wird sich immer wieder an den Unbilden des Lebens und dem Unverständnis der andern wundstoßen, wenn wir ihn nicht vorher durch feines mitmenschliches Verständnis aufgetaut, ihm eine brauchbare Lebensphilosophie und tragbare Lebensumstände geschaffen haben. Also: mit der Schocktherapie hört die Behandlung komplizierterer Schizophrener nicht auf, sondern fängt sie an.

Kann man aber dann nicht die somatische Therapie weglassen? Das kann man allenfalls bei gewissen *Randpsychosen*, bei denen der neuroseartige Aufbau schon durchschimmert und bei denen die schizophrenen Mechanismen deutlich auf psychische Außenreize reagieren oder auch nur auf der Höhe der Affektspannungen durchbrechen. In meinem Buch über den "sensitiven Beziehungswahn"(1918) sind solche Fälle beschrieben, die von mir rein psychotherapeutsich geheilt wurden. Ich würde aber heute bei diesen Fällen meist eine milde *unterschwellige Insulinkur* hinzunehmen, weil die Psychotherapie dadurch oft wesentlich abgekürzt und im Resultat gefestigt werden kann. Dasselbe gilt von dem sogenannten "schizophrenen Reaktionstypus" und auch von den mit *Adlerschen* Mechanismen durchwachsenen *Hebephrenien*, bei denen man allerdings für eine dauerhafte Heilung bei gleichzeitiger Psychotherapie meist nicht ohne eine volle Insulinkomabehandlung auskommen wird.

Damit sind wir schon bei den schweren *Kernschizophrenien* angekommen. Hier sind zunächst die Gruppen auszuscheiden, die für psychotherapeutische Bemühungen keinerlei Angriffspunkte bieten und unter dem Bilde katastrophaler körperlicher Krankheiten verlaufen. Hierher gehören z. B. die genannten schwer dysplastischen Pubertätsverfettungen und andere, die unter katatonen oder hebephrenen Symptomen rasch und endgültig bis zu schwerster Verblödung zerfallen. Hierher gehört auch die interessante kleine Gruppe der "tödlichen Katatonien", die unter schwerer Erregung oder auch in lautloser katatoner Erstarrung in ein paar Wochen hinsterben, weil eine körperliche oder psychische Therapie sie nicht retten kann.

Im übrigen haben wir auch bei schweren Kernschizophrenien paranoid-halluzinatorischer, hebephrener und katatoner Prägung aus Forschungsinteresse immer wieder erprobt, wie weit man sich rein psychotherapeutisch vortasten kann. Man muß dabei ohne Rücksicht auf Zeit und Arbeitskraft einen einzelnen Arzt ganz dafür einsetzen, der sich dem Patienten täglich persönlich und in ausgiebigen Sitzungen widmet. Es zeigt sich dann, daß es in günstigen Fällen möglich ist, den autistischen Abwehrpanzer zu durchdringen, die zentralen Komplexe zu analysieren und mit dem Patienten behutsam aufzuarbeiten. Diese Möglichkeit, auch bei schwer Schizophrenen, ohne Provozierung einer Katastrophe, bis ins Innere ihrer Komplexstrukturen vorzudringen, ist größer, als FREUD mit berechtigter Vorsicht zunächst angenommen hat und als ich selbst ursprünglich glaubte.

Ist nach psychotherapeutischer Besserung der Patient geheilt? Das kann man bei den schweren *Kernschizophrenien* in der Regel nicht sagen. Der Patient wird partiell diskussionsfähig, die massiven Symptome schwinden. Der Kontakt mit dem Arzt und auch mit manchen Menschen und Realitäten des Lebens verbessert sich. Es kommt aber z. B. nicht immer zum Verschwinden der abnormen motorischen Schablonen, der Affektsteifigkeit, der abrupten motorischen und affektiven Fehlsteuerungen und unberechenbaren Sperrungen. Die soziale Anpassung, was konsequente und sinnvolle aktive Lebenshaltung betrifft, bleibt vermindert. Wenn man für jeden Patienten eigens einen Arzt hätte, der Jahr für Jahr stets neben ihm stünde und ihm immer wieder einhülfe, so könnte man ihn vielleicht über Wasser halten. So aber bleibt in der Regel eine hohe Labilität und die Bereitschaft immer wieder in die gebahnten, typisch schizophrenen Fehlhaltungen abzurutschen. Der Behandelte ist wie ein Mensch, der auf einer schiefen Ebene steht und nur aufrecht gehalten werden kann, wenn er von außen eine stetige Hilfe findet. Dies hängt damit zusammen, daß durch tiefschürfende Psychotherapie und starkem menschlichen Kontakt zwar der pathogene Komplexdruck wesentlich erleichtert, die innere Schiefstellung der psychischen Funktionssysteme aber nicht einfach beseitigt werden kann. Und deshalb ist bei der Kerngruppe von schizophrenen Psychosen die kombinierte somatische und psychische Therapie die Methode der Wahl und bewährt sich sowohl für die Abkürzung der Behandlungszeit als auch für die feste Fundierung des Heilresultates.

Dagegen lassen sich Psychosen aus den schizophrenen Randgebieten mit komplexhafter Struktur auf rein psychotherapeutischem Wege endgültig heilen. Wenn wir unsere augenblicklichen Resultate kritisch und ohne schönfärbenden Optimismus betrachten, so freuen wir uns darüber, daß wir Wege nach vorwärts sehen, daß wir noch lange nicht fertig sind und daß uns noch schöne Forschungsaufgaben bevorstehen.

17. Das apallische Syndrom (8)

Die Beschreibung der psychischen Begleiterscheinungen zerebralneurologischer Vorgänge bei ausgebreiteten Gehirnkrankheiten, die in erster Linie die Großhirnrinde betreffen, ist noch lückenhaft. Anstatt Syndrome klar herauszuheben begnügt man sich entweder mit der Aufreihung verzettelter und für sich allein nichtssagender Einzelsymptome oder man ist gezwungen, benachbarte Syndrombezeichnungen hilfweise heranzuziehen, die dann den Tatbestand schief und ungenau bezeichnen.

Für bestimmte Formen weitgehender Ausschaltung gesamtpsychischer Leistungen, bei gleichzeitigem Erhaltensein der notwendigsten vegetativen Steuerungen des Hirnstamms, haben wir den Begriff der *"hypnoiden Syndrome"*, den wir in seinen schweren Ausprägungen als "Koma", in seinen leichteren Graden als "Somnolenz", "Benommenheit" usw. quantitativ abstufen. Man könnte sie auch als "Bewußtseinsstörungen" im engeren Wortsinn zusammenfassen, wenn der Ausdruck "Bewußtsein" nicht allzu vieldeutig wäre. Ursächlich betrachtet sind der Prototyp dieser Gruppe die pathophysiologischen Störungen, die bei Überschwemmung des Gehirns mit Toxinen eintreten. Wesentlich für alle in die hypnoide Gruppe gehörigen Phänomene ist die Störung der *Wach-Schlafsteuerung* im Sinne einer herabgesetzten "Helligkeit" des Bewußtseins bis zum Grade tiefer pathologischer Schlafzustände. Wesentlich für den subjektiven Tatbestand ist immer das einfache diffuse Dunkel- und Unscharfwerden des Erlebens mit nachfolgender *Erinnerungstrübung* bzw. *Amnesie*. Wenn dies nicht gezeigt werden kann, sind objektiv mindestens zeitweilige oder angedeutete schläfrige Symptome der Motorik, i.b. der Gesichtsinnervation, sowie Lidsenkung, Gähnen, Änderung von Atmung und Kopfvasomotorium, sei es mit passivem, ungezieltem, verträumtem Bewegungsspiel (*Delir*), sei es nur mit Wegsinken der Aufmerksamkeit (*Amentia*), oder zeitweiliger Desorientierung zu fordern, sofern der Ausdruck "Bewußtseinstrübung" etwas Präsises besagen soll. Gehen in diese diffus *quantitative*

Herabsetzung der psychischen Funktionen partiell sensorische und motorische Reizerscheinungen ein, so entstehen die Syndrome des "Delirs" und des "Dämmerzustandes", die ebenfalls das hypnoide Radikal mit enthalten. Demgegenüber unterscheidet sich der *"amentielle" Symptomenkomplex,* grundsätzlich dem Syndrom der gewöhnlichen schweren Übermüdung ähnelnd, von der einfachen *Somnolenz* hauptsächlich durch die Fluktuationen des Bewußtseins, das Abgleiten der Aufmerksamkeit und die dadurch bedingte Ratlosigkeit.

Gegen die somnolenten Syndrome oder Bewußtseinsstörungen hebt sich eine andere Gruppe gesamtpsychischer Funktionsminderungen (die *"Demenz"*) ab. Ihr entsprechen pathologisch-anatomisch eine Reihe von Gehirnprozessen, die zu ausgebreiteten diffusen oder disseminierten Schädigungen der Großhirnrinde führen. Man spricht im allgemeinen nicht von einer akuten Demenz, und es gibt auch keine Bilder von akuter Störung der Großhirnrindenfunktion, die vorübergehend und reparabel das erzeugen könnten, was man in der allgemeinen chronischen Demenz findet. Die Demenz ist eine Intelligenzstörung, die zuerst die Merkfähigkeit, dann das Altgedächtnis und die Kombinations- und Urteilsfähigkeit fortschreitend in Mitleidenschaft zieht. Steht die Störung der Merkfähigkeit einseitig im Vordergrund, so entsteht der *Korsakowsche* oder amnestische Symptomkomplex. Er ist der einzige der Gruppe, der auch in akuten Bildern z. B. vorübergehend traumatisch vorkommt und insofern eine Sonderstellung einnimmt. Für die Demenz ist charakteristisch, daß sie mit der Wach-Schlafsteuerung nichts zu tun hat, daß sie weder subjektiv noch objektiv somnolente Züge enthält, ferner, daß sie in reiner Form nicht mit Verlangsamung und Erschwerung der einzelnen seelischen Vollzüge einherzugehen braucht. Unter den einzelnen seelischen Akten sind viele falsche oder minderwertige intellektuelle Vollzüge, die aber rasch, ungehemmt, selbst flott und mühelos, wie etwa bei manchen senil Geschwätzigen oder Paralytikern ablaufen können.

Sind nun mit den verschiedenen Syndromen der somnolenten und der dementen Gruppe die diffusen psychischen Gesamtstörungen der Großhirnrindenfunktion erschöpft? Es gehen darin folgende Bilder nicht auf: Der Patient liegt wach mit offenen Augen. Der Blick starrt geradeaus oder gleitet ohne Fixationspunkt verständnislos hin und her. Auch der Versuch, die Aufmerksamkeit zu fesseln, gelingt nicht oder höchstens spurweise; Ansprechen, Anfassen, Vorhalten von Gegenständen erweckt keinen sinnvollen Widerhall; die reflektorischen Flucht- und Abwehrbewegungen können fehlen. Es fehlt manchmal auch das reflektorische Zurückgehen in die Grundstellung bzw. in die optimale Ruhestellung, womit der Gesunde zufällige, nicht mehr gebrauchte, besonders auch unzweckmäßige und unbequeme Körperstellungen automatisch zu beenden pflegt. Infolgedessen können diese Kranken in aktiv oder passiv gewordenen Zufallsstellungen verharren bleiben. Dieses Verhalten kann entweder auf der Unfähigkeit zu sinnvoller Reizerwiderung oder auf einer primären Antriebsstörung beruhen. Im Gegensatz dazu kann das elementare Irradiieren unverarbeiteter und ungebremster Außenreize enorm gesteigert sein, so daß sensible Reize mit Zuckungen beantwortet werden. Trotz dem Wachsein ist der Patient unfähig zu sprechen, zu erkennen, sinnvolle Handlungsformeln erlernter Art auszuführen. Dagegen sind bestimmte Elementarfunktionen, wie etwa das Schlucken, erhalten. Daneben treten die bekannten frühen Tiefenreflexe, wie Saugreflex und Greifreflex, hervor. — Soweit das engere Syndrom, das wir meinen. Es kann mit variablen Begleitsymptomen anderer Hirnteile einhergehen, z. B. mit Tonusstörungen, extrapyramidalen Hyperkinesen (Chorea, Athetose, Tremor). Vom Koma unterscheidet es sich durch das Fehlen der *Bewußtseinstrübung* (Wach-

Schlafsteuerung), von der Demenz durch die Tatsache, daß letztere eine quantitative *Herabsetzung* der Großhirnleistungen bei in vermindertem Grad erhaltener Funktionsfähigkeit bedeutet, während das hier beschriebene Syndrom eine *Blockierung* derselben darstellt, so daß es im Idealfall einer Panagnosie plus Panapraxie gleichkäme. Im übrigen finden wir die Parallelen zu diesen Bildern weniger in landläufigen klinisch psychiatrischen Syndromen. Sie erinnern dagegen manchmal lebhaft an die von den Gehirnphysiologen geschilderten Verhaltensweisen des "großhirnlosen Hundes" bzw. der "Enthirungsstarre", ohne natürlich mit diesen Bildern oder unter sich selbst genau identisch zu sein.

Interessant ist noch die Skala der Vorgänge, mit denen das Syndrom beginnt und in die es sich beim Verschwinden wieder auflöst. Es können entweder Erscheinungen aus der apraktisch-aphasischen Reihe den Auftakt und die Schlußfiguren bilden, oder es können sich aus den "exogenen" Gruppen etwa delirante oder amentielle Reihen einlagern.

Beim Übergang von dem schweren zerebralorganischen Bild zur Genesung können sich leicht paranoide Syndrome, etwa in der Form des *Beziehungswahns* einstellen. Dies sind keine primär gehirnorganischen Zeichen, sondern Sekundärbildungen, die eine beginnende Stellungnahme der wiedererwachenden Persönlichkeit und den ersten Versuch einer seelischen Verarbeitung des allmählich wieder herankommenden Außenmaterials bedeuten. Die ängstlichen Beziehungs- und Verfolgungsideen spiegeln nichts anderes wider, als das Fluktuieren der Psyche zwischen Verstehen und Nichtverstehen, die diffuse Unsicherheit der Subjekt-Objektrelation. Dies gilt übrigens in gewissem Grad für alle *paranoiden Syndrome*, gleichgültig, ob die Unsicherheit des Bezugs zwischen Subjekt und Außenwelt wie hier durch gehirnorganische Funktionsschwankungen oder wie in den schizophrenen Randgebieten durch Interferenz zwischen Realwelt und magischer Innenwelt oder wie etwa beim sensitiven Beziehungswahn mehr psychisch reaktiv durch die aus der Unsicherheit der Selbstwertlage entspringende Erschütterung der Beziehungen zwischen Ich und Außenwelt bedingt sind.

Das gehirnorganische Syndrom, das wir beschrieben haben, soll als *"apallisch"* bezeichnet werden. Der Ausdruck ist absichtlich in derselben Art gebildet, wie die Wörter "apraktisch", "agnostisch", "aphasisch". Das geschieht deshalb, weil das apallische Syndrom zwar keine einfache Addition dieser Zustände darstellt, aber doch folgerichtig dann entstehen muß, wenn durch akutere Krankheitsherde die entsprechenden *Rindenfelder gleichzeitig außer Funktion gesetzt* werden, was ja nur bei weitausgedehnten Störungen des *Palliums in seiner Ganzheitsfunktion* denkbar ist. Im Sinne dieser ganzheitlichen Störung des Zusammenspiels innerhalb des Pallium, sprechen wir von apallisch. Macht man sich den ganzheitlichen Charakter des Syndroms klar, so erhellt auch, daß nicht notwendig jedes einzelne Rindenzentrum isolierte Lokalsymptome erzeugen muß, daß z. B. Pyramidenbahnstörungen bzw. Symptome von der motorischen Rindenregion nicht gefunden werden müssen.

Das klinische Syndrom beruht weniger auf toxischen Störungen, auch nicht auf Infektionen, die sich vorwiegend toxisch auswirken. Toxische Störungen gehen vorwiegend mit Bewußtseinstrübung einher. Ihre Hauptwirkungen sind neben der einfachen Somnolenz die bekannten "exogenen" Syndrome, speziell Delir und Amentia.

Apallische Störungen finden sich dagegen bei *panenzephalitischen Prozessen* mit vorwiegender Großhirnbeteiligung, sodann traumatisch bei Hirnschuß, wenn nach Abklingen der initialen Schockwirkung größere Bereiche beider Großhirnhemisphären ausgeschaltet sind, ferner bei vorwiegend im Großhirn ausgebreiteter Lues cerebri, bei disseminierten Erweichungsherden, als vorübergehende Verlaufsphasen schwerer Gehirnarteriosklerosen usw. Es dürfte nicht zufällig sein, daß die *Demenz* sich mehr auf dem Boden chronisch verlaufender Großhirnzerstörungen entwickelt, die durch Anpassungs- und Ausgleichsvorgänge immer noch eine wenn auch quantitativ herabgesetzte geistige Gesamtleistung erlauben, während der Blockierungscharakter des apallischen Syndroms sich eher aus der Überwältigung durch akute Gehirnprozesse oder durch schubweise Veränderungen in chronischen Verläufen ergibt. In schweren Vollausprägungen ist das apallische Syndrom nicht häufig. Doch ist seine klare Heraushebung und Bezeichnung für eine präzise Beschreibung der psychischen Begleitsymptome gehirnorganischer Prozesse unerläßlich.

18. Die Orbitalhirn- und Zwischenhirnsyndrome nach Schädelbasisfrakturen

Die Schädelbasisbrüche treffen weniger die massigen Partien und Vertrebungen des Schädelskeletts. Sie bevorzugen und verbinden dagegen in ihrer Verlaufsrichtung die dünneren Partien und die Foramina. Dadurch ergeben sich bestimmte häufige Frakturlinien, denen typische Syndrome, von den darüberliegenden Hirnteilen ausgehend, entsprechen, wobei pathophysiologische Einzelsymptome neurologischer und psychischer Art auftreten. Gerade diese engen neurologischen Koppelungen verhelfen uns häufig zur sicheren Lokalisation und Deutung der komplizierten psychiatrischen Bilder.

Bevorzugte Frakturlinien laufen, wie schon den älteren Anatomen bekannt:

a) *quer durch den Türkensattel*, etwa vom Canalis rotundus der einen Seite zum Foramen lacerum und spinae der anderen Seite. Diese Frakturlinie gefährdet speziell das *Hypophysenzwischenhirnsystem*.

b) mehr sagittal vom Canalis hypoglossi über Foramen jugulare und Porus acusticus internus zum Foramen spinae, dann seitlich abbiegend durch die Schläfenbeinschuppe. Diese Bruchlinie trennt die Spitze der Schläfenbeinpyramide ab und öffnet das Labyrinth oder geht dicht daran vorbei. Diese Bruchlinie gefährdet also speziell das *Labyrinth (Gehör- und Gleichgewichtsapparat)*.

c) durch Foramen spinae, Foramen ovale, Canalis rotundus zum Foramen opticum. Sie trennt den Processus clinoideus anterior vom kleinen Keilbeinflügel und geht durch das Orbitaldach. Diese Bruchlinie gefährdet den *N. opticus*, die *Augenmuskelnerven*, *den Sinus cavernosus* und das *Orbitalhirn*.

Die *Splitterungen des Orbitaldaches* und die entsprechenden orbitalen Rindenprellungsherde, die durch Stoßwirkungen schräg von unten nach oben gegen das Mittelgesicht (Oberkiefer, Jochbein, Infra- und Supraorbitalbogen, Nase und Nasenbrauenwinkel), aber auch durch sonstige Mittelgesichtstraumen entstehen, werden in der Begutachtung noch häufig übersehen und als angeblich nur den Gesichtsschädel, nicht das Gehirn betreffend, verkannt. Sie können das *Orbitalhirn* gefährden.

In der klinischen Praxis wird häufig dieselbe Situation entstehen, ob nun die Verletzung basaler Hirnteile durch Schädelbasisbruch oder durch *Rindenprellungsherde* im Sinne von SPATZ erfolgt. Interessant für die uns hier besonders beschäftigenden Mittelgesichtsverletzungen sind die von OSTERTAG beschriebenen *Contrecoupwirkungen am Splenium*, die sich bei Stößen direkt von vorn auf die Jochbögen neben den Herden an den Orbitalwindungen finden. Nach GAMPER ist es möglich, daß durch *Fortpflanzung der Liquordruckwelle* nach dem Mechanismus des geringsten Widerstandes die dienzephalen Hirnteile bis zur Vierhügelplatte einschließlich geschädigt werden könnten. Hier könnten basale Zentren auch dann neurologische Ausfallserscheinungen machen, wenn das Schädeltrauma nicht von der Basis her gewirkt hat. Endlich wären die von OSTERTAG festgestellten indirekten Nachwirkungen basaler Traumen zu beachten, bei denen basale Zysternenblutungen von *sekundärer Vernarbung zuführender Gefäße zum Zwischenhirn* gefolgt sein können. Außer der kompakten Parenchymschädigung durch Organisation von Blutungen oder Superinfektion des Granulationsgewebes können auch posttraumatische *Zysten* der Basalzysternen die dienzephalen Zentren beeinträchtigen. Indirekte Wirkungen dieser Art kommen klinisch vor allem dort in Frage, wo wir neurologische Herdstörungen an tiefergelegenen Teilen des Zwischenhirns feststellen, die von der Basis her nicht oder nur mit tödlichem Ausgang direkt verletzt werden können.

Es ergibt sich, daß durch Basalfrakturen hauptsächlich die basalen Hirnteile der vorderen und mittleren Schädelgrube betroffen werden. Die hintere Schädelgrube ist in diesem Zusammenhang weniger wichtig, während sie für kollaterale Entzündungsvorgänge an der Basis, wie zircumskripte Adhäsivmeningitiden von den Tonsillen aus, erhebliche Bedeutung hat.

So kommt es, daß durch Schädelbasisbrüche immer wieder bestimmte Systeme einzeln oder in Kombination geschädigt werden, nämlich *das Hypophysenzwischenhirnsystem*, das *Orbitalhirn*, *das optische System und das Labyrinth.*

Wenn im folgenden einige charakteristische Begutachtungs- und Behandlungsfälle aus meinem Beobachtungsmaterial dargestellt werden, so sind jedem Kenner die Schwierigkeiten bewußt, die der lokalisatorischen Deutung bei nicht obduzierten Fällen entgegenstehen. Andererseits ist zu bedenken, daß auch die nachträglichen anatomischen Befunde ihre Fehlerquellen haben. Dazu kommt, daß es den Fortschritt der Forschung sehr verlangsamen und es wegen der kleinen Zahl der Fälle wieder statistisch die Sicherheit der Schlüsse gefährden würde, wenn man nur die obduzierten Fälle wissenschaftlich verwertete und die großen Serien fortlaufender klinischer Beobachtung geringschätzte. Im nachfolgenden Material ist nur Fall 4 durch operative Inspektion und Heilung, wie im Experiment, geprüft und dadurch für das Orbitalhirnproblem wichtig. Aber auch bei den übrigen Fällen kann man durch Vergleich unter sich und mit den bereits vorliegenden Forschungsresultaten zu erheblichen Wahrscheinlichkeiten bezüglich ihrer hirnpathologischen Bedeutung kommen, da bei Gewalteinwirkungen und Frakturen von der Basis her nur wenige zerebrale Kontaktstellen praktisch für die Entstehung der geschilderten psychischen Syndrome in Frage kommen, die sich außerdem durch klinisch bekannte Nachbarschaftssymptome u. ä. weiter präzisieren lassen.

A. Frakturen im Bereich des Türkensattels

Fall 1. Leutnant A., hochintelligenter junger Akademiker, von guter Erziehung. Kam mitten im Krieg in unsere forensische Begutachtung, weil er immer wieder homosexuelle Akte mit seinem Burschen versuchte. Die Anamnese ergab: er hatte sich vor einigen Jahren bei einer Schlägerei einen schweren Schädelbruch zugezogen (Schlag auf den Kopf, keine speziellen Konvexitätssymptome; längere Bewußtlosigkeit), lag wochenlang im Krankenhaus. Bei genauer Befragung erinnerte er sich genau, daß er in der ersten Zeit übermäßig viel Durst und Urinausscheidung hatte, ein Symptom, das bald wieder verschwand. Längere Zeit nachher Gleichgewichtsstörungen mit typisch ménièreartig geschilderten Drehschwindelanfällen. Allmählich hatte sich dann im Lauf der Zwischenzeit eine früher nicht vorhandene homosexuelle Triebrichtung eingestellt. Außerdem fiel bei dem früher frischen, aber verständigen Mann ein enthemmtes Wesen auf, das sich als flottes militärisches Draufgängertum, aber auch öfters in einem saloppen Sichgehenlassen im Dienst und im Verkehr mit Vorgesetzten äußerte. Diese etwa als submanisch zu bezeichnende psychische Art zeigte sich auch während der Begutachtung im Sinne einer mehr heiteren, vielgesprächigen und umtriebigen Art mit Ideenreichtum und leichtem Abschweifen, jedoch ohne querulatorisch gereizte oder aggressive Note.

Hier ging die Schädelbasisfraktur quer durch den Türkensattel und zur Spitze der Schläfenbeinpyramide (Frakturlinie a + b). Klar ist das initiale Vestibularsyndrom. Ob das Orbitalhirn mit beschädigt war, läßt sich nicht sicher entscheiden. Die Diagnose der Verletzung der Türkensattelgegend stützt sich vor allem auf den sicheren anfänglichen Diabetes insipidus. Von diesem festen Anhaltspunkt aus gesehen wird kaum ein Zweifel sein, daß die homosexuelle Triebumwandlung, ebenso wahrscheinlich die hypomanieartige Enthemmung des Gesamttemperaments, als Zwischenhirnzeichen aufzufassen sind. Die Gewalteinwirkung schädigte besonders den Hypophysenstiel und den Hypothalamus, speziell wohl auch die Sexualzentren in der Gegend des Tuber einereum. Von der Konvexität des Gehirns aus sind ähnliche Symptome nicht bekannt; basal kommt nur das Hypophysenzwischenhirnsystem oder das Orbitalhirn in Frage, für die Triebumwandlung wohl nur das Erstere. Lehrreich sind ähnlich gelagerte Fälle von WITRY, LEMKE, GRÜNSTEIN, VEIL und KLEIST.

Zur Zwischenhirnpathologie, speziell nach der psychischen Seite hin, sind gut beschriebene Fälle von dauerhaften Restfolgen basaltraumatischer Einwirkungen auf das Zwischenhirn nicht häufig. Die relative Seltenheit erklärt sich leicht aus der geringen Überlebenschance, die Verletzungen in dieser lebenswichtigen Gegend bieten. Sie müssen nicht nur zum Ausbau der Lehre vom Zwischenhirn, sondern vor allem auch zur Klärung der für den Gutachter wichtigen Frage dienen, *wie häufig und wie weit sich bei Überlebenden die Restfolgen basaler Traumen an den Zwischenhirnzentren auszuwirken vermögen*, vor allem, wieweit sie neben den bekannten Störungen der vegetativen Kerne auch charakteristische Veränderungen an *Temperament* und *Triebleben* hinterlassen. Den Anlaß, solche Fölle zu sammeln, gibt uns vor allem die forensische Beobachtung, daß die *unscheinbaren anamnestischen Daten und Begleitsymptome* moralischer Defekte und schwerer Triebentgleisungen nicht erkannt und die Träger immer wieder als einfache psychopathische Gewohnheitsverbrecher verkannt und verurteilt werden. Dies gilt sowohl für die traumatischen, wie für die häufigeren postenzephalitischen Fälle und besonders für die frühkindlichen Schädigungen, deren Spuren man manchmal nur noch bei subtiler Auswertung der Röntgenbilder des 3. Ventrikels und der Basalzysterne nachweisen kann.

Fassen wir die beschriebenen 5 Fälle (Fall 1 und die 4 Fälle aus der Literatur) zusammen, so ist ihnen, neben verschiedenartigen sonstigen Begleitsymptomen folgendes gemeinsam: 1. daß sie nach Schädeltraumen Anzeichen von Läsion des Hypophysenzwischenhirnsystems boten, die sich teils in groben Veränderungen im Röntgenbild des 3. Ventrikels, teils in unzweideutigen vegetativen Begleitsymptomen (Diabetes insipidus, Dystrophia adiposogenitalis) ausdrückten, daß sie 2. in wechselnder Kombination *zircumskripte massive Triebstörungen* aufwiesen, die ganz den Syndromen entsprechen, die uns von den elektrischen Reizversuchen von HESS am Zwischenhirn, ferner von den Experimenten der *Spatzschen* Schule und von der Klinik der kindlichen Lethargica her bekannt sind, nämlich: a) Störungen der *Sexualtriebe*, teils in Richtung der einfachen Enthemmung mit Verlust des Schamgefühls, teils mit Abänderung der Triebrichtung im Sinne von Homosexualität, Pädophilie, Exhibitionismus u. ä.; b) Störungen der *Aggressionstriebe* im Sinne schwerer Enthemmung mit aggressiven Wutzuständen oder zynisch bedrohendem Amoralismus; c) Störungen der *oralen und analen Triebe:* des Durstgefühls und seltener des Hungergefühls und der entsprechenden Impulse; Enthemmung im Sinne des Verlustes der Ekelgefühle, auch gegenüber Kot und Urin und lebenden Tieren (hier wohl Irradiationswirkungen auf die Aggressionstriebe); d) Enthemmung der allgemeinen *Bewegungstriebe* mit unmotivierter ständiger Bewegungsunruhe, mit Betätigungs- und Rededrang.

Zu den mehr umschriebenen, in fertigen affektiv-psychomotorischen Formeln integriert auftretenden, mit bestimmten Reizen und teilweise auch bestimmten Körperregionen gekoppelten Triebimpulsen kommen dann auch bei den Verletzten teilweise die hypomanieartigen Enthemmungen des Gesamttemperaments hinzu, die uns ja viel präziser durch die *Förster-Gagelschen* Operationsexperimente beschrieben sind.

Analoge Fälle, wo auf der Höhe des Lebens bei vorher normalen Männern eine *Triebumwandlung in homosexueller, exhibitionistischer oder pädophiler Richtung* stattfand, haben wir in eindrucksvollen forensischen Situationen gesehen, wo eine jahrzehntelang zurückliegende unscheinbar verlaufende und deshalb nicht diagnostizierte, aber anamnestisch sicher nachweisbare Encephalitis Lethargica zu entsprechenden Herdbildungen geführt hatte:

Fall 1 a. Kombination einer scheinbar isolierten, jenseits des 30. Lebensjahres entstandenen Homosexualität, in umschriebenen Drangzuständen exazerbierend, mit wechselnder Amimie des Gesichts, fehlendem Armpendeln mindestens seit 1933 und Nystagmus, ohne Arztbedürftigkeit bei tätigem Mann in hoher Stellung, nach nicht erkannter Lethargica von 1917.

Oder Fall 1 b. Jetzt 48jähriger, gebildeter Mann, bereits wegen Pädophilie vorbestraft, kommt wegen derselben sich hartnäckig wiederholenden Delikte in die Klinik. Genaue Anamnese ergibt: 1918 schwere Grippe mit zweitägigem Tiefschlaf und dann wochenlanger Schlafsucht. Nachher war Sexualtrieb 2 Jahre lang geschwunden. Weiterhin entwickelten sich chronisch die zwingenden pädophilen Neigungen, in Drangzuständen exazerbierend, besonders nach starker Ermüdung und Anspannung. Es fließt ihm in den letzten Jahren gelegentlich bei Tag Speichel aus dem Mund, er verfällt beim Spaziergang öfters unwillkürlich in einen sich zunehmend beschleunigenden kleinschrittigen Trippelgang, so daß er anhalten und wieder neu ansetzen muß. Die gewöhnlichen *Parkinson*-Symptome fehlen, überhaupt ist der neurologische Befund negativ.

Beide Gruppen von Triebstörungen werden auch von erfahrenen Begutachtern öfters fälschlich als gewöhnliche perverse Psychopathien verkannt. Dies kommt daher, daß die kleinen Begleitsymptome, die mit Sicherheit die Diagnose ermöglichen, gar nicht von dem Patienten erwähnt werden, weil sie subjektiv bedeutungslos sind und der Patient sich einen Zusammenhang mit seinen Sexualdelikten nicht denken kann – und weil sie so unscheinbar sind, daß sie bei einer landläufigen neurologischen Untersuchung und Anamnese leicht entgehen.

Aus dem Gebiet der *Folgezustände der kindlichen Encephalitis lethargica* müßten noch die manchmal *gleichzeitig erfolgenden Enthemmungen der Allgemeinmotorik, der Sexualtriebe und der Aggressionstriebe* angefügt werden: beständige triebhafte Bewegungsunruhe, Klettern über Tische und Bänke, bösartiges Kratzen, Beißen und Schlagen, alles wie bei kleinen Raubtieren, völlige sexuelle Schamlosigkeit usw. Bei gerichtlichen Begutachtungen Erwachsener müßte außer den Enzephalitiden auch auf frühkindlich durchgemachte basale Schädeltraumen geachtet werden. Hier ist auch das Röntgenbild des 3. Ventrikels mit heranzuziehen. Im Falle unseres Leutnants war der Nachweis einer spezifisch lokalisierten gehirnorganischen Schädigung strafrechtlich von entscheidender Bedeutung.

Fall 2. Ledige Bauerntochter, 36jährig, eineiiger Zwilling, kommt zur Unfallbegutachtung. War am 30. 4. 38 von einer Kuh mit dem Kopf an die Wand gestoßen worden. Anhaltspunkte für Basisfraktur.

Schon wenige Tage nach dem Unfall entwickelte sich ein starkes Durstgefühl und vermehrtes Wasserlassen, was erst nach längerer Zeit allmählich wieder verschwand ("man konnte ihr gar nicht genug zu trinken geben"; es wurde eine Schnabeltasse angeschafft). Sie konnte ganze Nächte fast nicht schlafen (Wachschlafsteuerung oder Schmerzen?). Es bestanden in der ersten Zeit auch vasomotorische Störungen (Gesichtsblässe, weiße Finger), Drehschwindel, Brechreiz, Stuhl- und Harnverhaltung. Die Menstruation kam verfrüht, stärker und dauerte länger. Die Wärmeregulation war deutlich gestört, mit viel Frostgefühl, auch Sommers Bedürfnis nach Wärmflasche (unmittelbar dienzephal oder Sekundärwirkung auf die Schilddrüse?). Etwa 14 Tage nach dem Unfall begann sie nach subjektiver Beobachtung dicker zu werden. Später nahm sie erheblich zu, obgleich sie nicht viel aß. Das Gesicht veränderte sich, so daß sie der Zwillingsschwester weniger ähnlich sah. Das Temperament begann sich deutlich zu verändern. Sie verlor Tätigkeitsbedürfnis und Aktivität ("sie liegt den ganzen Tag auf der Chaiselongue, geht manchmal zum Fenster, guckt hinaus, macht gar nichts"). Zusammen mit einer schweren Hyperpathie am ganzen Körper (Thalamus? psychogen?) entwickelte sich ein groteskes hysteriformes Bild mit enormer Expressivität, Taumeln, Abasie, Zusammenzucken bei leichter Berührung usw.

Bei der ersten Untersuchung 2 1/2 Monate nach dem Unfall (12. 7. 38) traten vorwiegend die hysteriformen Produktionen hervor. Bei der zweiten Untersuchung, 14 Monate nach dem Unfall (17. 6. 39) war die Patientin auch im äußeren Habitus gegenüber der Zwillingsschwester deutlich verändert: erhebliche Fettansätze an Hals, Oberarm, Oberschenkeln, an Nates, Brust und Bauch. Die Haut war livide verfärbt, das subkutane Fettgewebe eigentümlich ödematös durchtränkt; leichte Struma.

Beiden Zwillingsschwestern gemeinsam war: auffallend kleine Sella im Röntgenbild, sehr geringe Achsel- und Schambehaarung; beide Virgines intactae, Portio konisch, Uterus kleinhühnereigroß, Adnexe nicht zu tasten. Beide sexuell triebschwach, heiratsunlustig. Auch die Zwillingsschwester zeigte in leichter Andeutung die Fettakzentuierungen.

Im vorliegenden Fall ist die Basisfraktur ohne Zweifel wieder durch den Türkensattel gegangen und hat die Hypophyse und mannigfache Zwischenhirnzentren direkt oder indirekt lädiert. Es entwickelte sich eine "Dystrophia adiposogenitalis". Nach der psychischen Seite hin ist die *Abulie* und der Antriebsverlust bemerkenswert. Das ungewöhnlich schwere hysteriforme Bild muß beachtet werden. Ob die zugrundeliegende *Hyperpathie* und Hyperexpressivität thalamisch mitbedingt oder nur rentenneurotisch bzw. sexualneurotisch ist, muß offen bleiben. Neben dem lokaldiagnostisch wichtigen passageren Diabetes insipidus können schwere Schlafstörung, lokale Vasomotorenspasmen und Störung der Wärmeregulation möglicherweise als bei Verletzungen seltenere dienzephale Reaktionen aufgefaßt werden.

Der Fall interessiert besonders in seinen *konstitutionsbiologischen* Zusammenhängen. Die konstitutionelle Hypophysenschwäche (sehr kleine Sella, vielfache Mängel der Sexualkonstitution, angedeutete umschriebene Fettakzentuierungen) ist beiden Zwillingsschwestern gemeinsam. Sie ist als disponierendes Moment für das traumatische Syndrom aufzufassen. Das *konstitutionelle Syndrom wird durch das Kopftrauma dekompensiert*. So finden wir am Schluß denselben Symptomkomplex bei dem einen Zwilling als kompensierte Konstitutionsvariante, bei dem anderen dekompensiert als Krankheit vor (Vergl. den Fall von WINKLER und BAUSS!)

Solche Fälle müssen in einem größeren konstitutionsbiologischen Rahmen gesehen und mit nichttraumatischen Fällen derselben Art verglichen werden. Wir sahen einen Akromegalen dessen Vater und sämtliche Geschwister von außergewöhnlich großem und athletisch kräftigem Wuchs waren. Ein Bruder bemerkte ebenfalls Größenzunahme der Hände, während die anderen Familienmitglieder stationären Habitus zeigten. Traumatische und nichttraumatische Fälle dieser Art gehören zu den noch näher zu erforschende Gesamtproblem der konstitutionellen Variationsreihe: Athletischer Habitus-Akromegaloid-Akromegalie und diese wieder (wie auch Fall 2) zu dem großen klinischen Problem der *kompensierten und dekompensierten Konstitutionsvarianten* und der *inneren und äußeren Reize*, die solche Dekompensierungen auslösen können. Die Vorgänge an der Schädelbasis, ob sie nun traumatisch oder entzündlich sind, keimplasmatisch ruhen oder tumorartig sich entfalten, bedürfen unserer besonderen Aufmerksamkeit, schon von den embryonalen und frühkindlichen Entwicklungsstadien an. Denn von der Schädelbasis her werden ja solche Schlüsselpunkte konstitutioneller Gesamtentwicklung des Organismus, wie das Hypophysenzwischenhirnsystem, auf das Nachhaltigste beeinflußt. Hier wären neben den frühkindlichen basalen Entzündungsvorgängen auch die frühen Schädeltraumen sorgfältig zu beachten.

Wir begegnen denselben Problemen in anderem Zusammenhang übrigens auch in den *schizoiden Sippen* im Verhältnis zur *Schizophrenie* oder besonders vielgestaltig in den Konstitutionsvarianten um den *Status dysraphicus* und die *Syringomyelie*.

B. Frakturen und Rindenprellungsherde im Bereich des Orbitalhirns

Fall 4. Ein 17jähriger Gymnasiast fuhr auf dem Fahrrad bergabwärts von hinten in die herausstehende Stange an einem Lastwagen hinein. Der Stoß traf in den linken Nasenbrauenwinkel. Im Anschluß daran entwickelte sich eine *hebephrenieähnliche Charakterveränderung*. Der vorher fleißige, verständige Bursche wurde abulisch, zerstreut, läppisch, kam in der Schule nicht mehr mit und hatte vereinzelte epileptische Anfälle. Das Röntgenbild ergab neben der Läsion der oberen Nasenbeingegend Splitterungen im linken Orbitaldach. Bei der Operation fanden sich in der Umgebung der Splitterungen zystenartige narbige Verwachsungen der Meningen mit wasserhellem Inhalt. Nach operativer Bereinigung verschwanden nicht nur die epileptischen Anfälle, sondern auch die gesamten psychischen Symptome. Die normale Persönlichkeit stellte sich rasch wieder her.

Dieser Fall ist besonders wichtig, weil der anatomische Befund nach der Basisfraktur am Lebenden operativ erhoben wurde und weil das Operationsresultat hier mit dem Wert eines Experiments zeigt, wie empfindlich das Orbitalhirn, d. h. der der Orbita aufliegende basale Teil des Stirnhirns, mit solchen psychischen Symptomen reagiert, die die Intergration psychischer Funktionen zu *ganzheitlichen Akten der Gesamtpersönlichkeit* betreffen. Hier waren Störungen der *Stimmungslage* und der *Begleitaffekte* (läppische Gleichgültigkeit), der *Konzentration* (Zerstreutheit und verminderte Lernfähigkeit) und der *"Haltung"* (Taktlosigkeit, inadäquate Reaktionen) festzustellen.

Fall 5. Der Prokurist einer großen Fabrik ist im mittleren Alter durch *Selbstmord* gestorben. Es entwickelte sich ein großer Lebensversicherungsprozeß, weil die Gesellschaft die Auszahlung der Versicherungssumme mit der Begründung verweigerte, daß es sich um einen Bilanzselbstmord aus normalpsychologischen Motiven handle. Die sorgfältige Erhebung der Vorgeschichte von Angehörigen und unparteiischen Zeugen ergab im Zusammenhang mit unserer Begutachtung folgendes: Der Verstorbene, früher ein besonders tüchtiger, solider, zuverlässiger Geschäftsmann und auch im Privatleben ein korrekter, bürgerlicher Mensch, begann sich in den letzten Jahren in seinem Wesen zu verändern. Er fing auffallende Liebesverhältnisse an und vernachlässigte die Kasse und die Korrespondenz, so daß nachträglich Schubladen voll unerledigter Briefe gefunden wurden. Er wurde zunehmend taktlos und schwierig, vergröberte sich in seinen Manieren, ohne zu alledem eine rechte Begründung geben zu können und wurde auch seinen nächsten Freuden unverständlich. Im Verlauf dieses zunehmenden Absinkens der ganzen Persönlichkeit trat eines Tages der Selbstmord ein.

Es ergab sich ferner, daß er vom 1. Weltkrieg her eine ziemlich *schwere Verletzung des Mittelgesichts* (angeblich re.) mit Beteiligung der Orbita gehabt hatte. Von daher bestanden durch die langen Jahre hindurch reichlich Brückensymptome in Form von exazerbierenden heftigen Kopfschmerzen, explosiver Reizbarkeit u. ä.

Der zunächst naheliegende Verdacht auf Paralyse erwies sich nach früheren ärztlichen Feststellungen als unwahrscheinlich. Der Selbstmord gehörte aber sicher in einen schwer pathologischen Zusammenhang. Normalpsychologisch war er angesichts des ursprünglichen ausgewogenen Persönlichkeitsbildes nicht zu erklären. Eine Gehirnarteriosklerose als alleinige oder wesentliche Ursache war ebenfalls unwahrscheinlich, da sie bei hochwertigen Menschen erfahrungsgemäß tiefe Depravationen der Gesamtpersönlichkeit nicht zu verursachen pflegt. Von nichttraumatischen Ursachen kam allenfalls ein spontaner hirnatrophischer Prozeß in Frage.

Dieser Fall ließ sich postmortal nicht mehr völlig aufklären. Nach meiner ärztlichen Erfahrung steht er nur dem Grad, aber nicht der Art nach allein. Es ist notwendig, daß der Gutachter bei allen Mittelgesichtsverletzungen, besonders wenn sie mit erheblicher stumpfer Gewalt schräg von unten nach oben wirken, jedesmal auf die Möglichkeit der Fortleitung zur Schädelbasis, speziell von Orbitalhirnkomplikationen, achtet, weil sie die feinsten Steuerungen der Persönlichkeit berühren und insofern für die künftigen Lebens- und Berufschancen von größerer Tragweite sein können, als etwa der Verlust eines Gliedes.

Bei der Hartnäckigkeit der Brückensymptome und bei Vergleich mit dem Gymnasiasten ist es das Wahrscheinlichste, daß sich im letzten Fall auf Grund des alten Mittelgesichtstraumas mit Fortleitung des Stoßes zum Orbitaldach in der vorderen Schädelgrube basale Meningenverwachsungen oder andere traumatische Schädigungen am Orbitalhirn gebildet haben, die im Lauf der Jahre durch zunehmenden Narbenzug oder Zystendruck ein schweres, paralyseartiges Orbitalhirnsyndrom zustande brachten. Als Gegenstück sei noch ein leichteres, sorgfältig registriertes Bild erwähnt:

Fall 6. 31jährige Frau, Schwester eines Arztes, hatte am 23. 5. 47 einen schweren Zusammenstoß auf der Autobahn. Sie klagte noch nach mehreren Monaten über die üblichen Symptome bei allgemeiner traumatischer Hirnschwäche, wie Kopfschmerzen, Schwindel, hohe Ermüdbarkeit, Vergeßlichkeit u. ä. Da hier der Hauptstoß gegen Jochbein und Orbita links erfolgt war, so fragte ich den Bruder noch einmal besonders nach etwaigen feineren Persönlichkeitsveränderungen. Er antwortete sogleich: "Ja, es fällt mir jetzt in der Tat auf, daß sie oft saloppe und derbe Ausdrücke im Gespräch verwendet, die junge Damen nicht zu gebrauchen pflegen und die sie selbst früher nicht gebraucht hat." Er schilderte dann eine allgemeine, wesentliche Temperamentsveränderung mit Enthemmung in ihrem neuerlichen Tun und Sprechen, die mir auch während der Sprechstunde schon aufgefallen war.

Am 23. 5. 47 erlitt Pat. einen schweren Autounfall. 4 Tage vollkommen bewußtlos, retrograde Amnesie für 12 Tage. 14 Tage lang Hämatom am linken Auge. Man habe angenommen, daß das Auge ausgelaufen sei, da man gar nichts mehr davon gesehen habe, es sei dann aber doch wieder gekommen. Blutungen aus Nase und Ohren (etwa 5 Tage lang). Sofort nach dem Unfall bis zum nächsten Morgen Erbrechen. 20 Tage lang im Krankenhaus. Pflege wegen Überfüllung mangelhaft. Frühes Aufstehen, vorzeitige Entlassung, schwieriger Transport nach Tübingen. Seither häufig auftretende wandernde Kopfschmerzen, einmal in der Stirn, einmal im Schädel, besonders bei Witterungswechsel. Außerdem Klagen über Unfähigkeit, sich auf eine Arbeit zu konzentrieren, Ohnmachten, z. B. bei körperlicher Arbeit, bei Schlangestehen, beim Einkaufen, bisher 3mal, längste von 3/4 Stunden Dauer, vollkommen bewußtlos. Der Bückschwindel habe sich gebessert. Bei gleichförmiger Arbeit plötzlich auftretende Blässe und Wechsel der Gesichtsfarbe. Zeitweise stark gedrückte Stimmungslage, besonders dann, wenn Patientin nicht mehr in der Lage ist, nach geraumer Zeit einer längeren Unterhaltung zu folgen. Könne nicht mehr radfahren; müsse es schon nach 10 Min. aufgeben. Sehe ab und zu, besonders bei Ermüdung, nicht so gut auf dem linken Auge, habe dann einen Schleier davor. Könne noch nicht viel Menschen vertragen, sei richtig menschenscheu; es falle ihr auf, daß sie öfters einmal die Menschen anstoße. Bei starken Kopfschmerzen auch Ohrensausen. Stimmungsmäßig sei sie ganz umgestellt gegenüber früher: Jetzt mehr depressiv, keinerlei Vitalität, woran vielleicht auch die Ungewißheit über das Schicksal des Mannes Schuld trage. Weiter sei sie sehr reizbar, aufbrausend, explosiv, sehr vergeßlich geworden, zeige eine gewisse Härte, die sofort ins Weinen umschlagen könne, sei schwer konzentrierbar. Könne nur wenig arbeiten. Im Wesen verändert: früher sehr vital, frisch, arbeitsfreudig, gesellig, heiter, freundlich; jetzt: menschenscheu, im Gefühl abgekühlt, manchmal scharfe Urteile (auch ohne Affekt), saloppe Ausdrücke, auch ordinäre, früher nicht gebrauchte Ausdrücke "Scheißbrief" u. ä., manchmal peinlich in Gesellschaft. Schnappt im Gespräch plötzlich ab, Tränen.

Gewalteinwirkung offenbar maximal auf 1. Jochbein und Orbita, Mundhöhle.

Objektiv fanden sich schwache Achillessehnenreflexe, sonst neurologisch kein erheblicher Befund.

Der Bruder gab an:

"Die äußerlich feststellbaren Verletzungen des Schädels waren hauptsächlich an der linken Orbita, an Mittelschädel und Oberkiefer festzustellen (Einschlagen der oberen Schneidezähne). Ein lang anhaltendes Hämatom auf dem linken Auge, das sich über die Schläfengegend ausdehnte, beeinträchtigte lange Zeit die Sehkraft. (Es mußte ein harter Stoß von links auf den Mittelschädel erfolgt sein.)

1. Die subjektiven Äußerungen der Pat.: Anhaltende Kopfschmerzen, hauptsächlich bei Witterungswechsel und während der Unterhaltung. Schlafstörungen ("schweres Träumen"), Kopfdruck, wechselnd im Hinterkopf oder in der Schläfengegend. Mangel an Konzentrationsfähigkeit, rasche Ermüdbarkeit und oft Depression. 2. Objektiv: Ohnmachtsanfälle (vor Weihnachten 1947 besonders stark beim Anstehen in der Post, über 40 Min. dauernd), im Januar 1948 zwei leichtere Anfälle von Bewußtlosigkeit.

Mangel an Initiative, starkes Ruhebedürfnis, fast dauernd anhaltende Gereiztheit, vor allem "Übelnehmen" belangloser Äußerungen, Verdrossenheit. Häufig rasche Veränderungen der Stimmungslage mit Erregbarkeit und Enthemmung. Oft Gereiztheit mit unmotiviertem Heftigwerden und sofortigem Weinen. Manchmal auffallender Rededrang bis zu völliger Erschöpfung mit heftigsten Kopfschmerzen.

Während einer Unterhaltung plötzliches Gedankenabreißen. Die Gesamtleistungsfähigkeit ist gering, manchmal plötzlicher Arbeitseifer, doch nur kurz anhaltend. Völlige Veränderung des Urteils über Personen und Sachen (unbegreiflich hart und scharf).

Die Veränderung der Persönlichkeit erscheint besonders in Worten, die mit Takt und Anstand (ihrer Erziehung und ihrem Milieu entsprechend) unvereinbar sind, und sowohl vor Angehörigen als auch vor Fremden geäußert werden. Bekannte wundern sich über ihr "Wesen". Früher war die Pat. heiter, betriebsam, von starker Initiative, gesellig und frohsinnig. Heute macht sich Menschenscheu bemerkbar. Selbst äußert sich die Pat. nur ungern und selten über ihren Zustand.

Katamnese vom Bruder, 3. 2. 49: Im ganzen ist langsam Besserung eingetreten. Die Taktlosigkeit und das saloppe Wesen sind weitgehend verschwunden. Dagegen treten gelegentlich explosive Krisen auf, die aus dem sontigen Wesen herausfallen. So hat sie neulich der Mutter eine Kondensmilchbüchse nachgeworfen. Der Rededrang ist noch da, mit stetigem Crescendo in der Rede, die immer lauter und schneller wird bis zur Erschöpfung. Dagegen ist keine Ideenflucht zu beobachten; gute logische Struktur; das Gedankenabreißen tritt nicht mehr auf. Bei wichtigen Entscheidungen haut sie ohne Überlegung einen Brief hin. – Neulich wurde bei Ermüdung eine Absence von kurzer Dauer beobachtet, wobei die Pat. mitten drin anfing "vom Kartoffelschälen" zu reden, was nicht paßte.

Ausdrücklich wird betont, daß während des ganzen Verlaufs keine Triebstörungen, erotische Enthemmungen u. dgl. aufgetreten sind.

Die Symptome sind im Fall 6 in 2 Gruppen zu zerlegen. Die eine Gruppe umfaßt Störungen, wie sie als Allgemeinsymptome des Gehirns nach jeder schweren Schädelverletzung auftreten können und gehört dem Umkreis der traumatischen Hirnschwäche zu. Von diesem Hintergrund hebt sich eine andere Symptomgruppe ab, die sonst bei den Allgemeinsymptomen des Gehirns keineswegs regelmäßig beobachtet wird und i. b. unter den Lokalsymptomen der Konvexität nicht bekannt ist. Auffallende Ausdrucksweisen, "die mit Takt und Anstand unvereinbar sind", zeitweise "auffallender Rededrang bis zur völligen Erschöpfung mit heftigsten Kopfschmerzen"; ebenso stoßweise plötzlicher kurzdauernder Arbeitseifer; auch das plötzliche Gedankenabreißen im Gespräch gehört wohl hierher; ebenso die herausfahrenden, unbegreiflich harten und scharfen Urteile über Personen und Sachen, die bezeichnenderweise auch ohne Begleitaffekt erfolgen und die wohl mit dem Verlust des Taktgefühls eng zusammenhängen. Dann eine allgemeine tiefgreifende Veränderung des Temperaments: im Kontrast zu der dauernden Gereiztheit, Weinerlichkeit und stoßweisen Heftigkeit ein Verlust an Initiative und stetiger Energie; Menschenscheu und Abkühlung der wärmeren Gefühle.

Das Wesentliche des Syndroms ist wieder die *Desintegrierung* der höheren Persönlichkeit. Der Akzent liegt auf dem Verlust an Steuerungen auf allen Gebieten, den affektiven, sprachlichen und gedanklichen, mit einem stoßweise enthemmten und rasch wieder versandenden Verlauf im Fühlen, Reden und Handeln, bei Verlust der gleichmäßig stetig dosierten Energie und Initiative. Bemerkenswert ist die Tatsache, daß diese *Enthemmungen* und *Steuerungsdefekte* keineswegs, wie in manchen anderen Fällen, mit einer hypomanieartigen Gehobenheit der Stimmung gekoppelt zu sein brauchten, daß sie vielmehr ohne stärkere Affektbegleitung bei stark abgekühltem Temperament, Energielosigkeit und sehr unlustiger Gemütsverstimmung auftreten. Diese Enthemmungen, diese *Takt- und Bremsungsdefekte* sind also ein selbständiges und führendes Symptom für sich.

Bei der gleichzeitigen traumatischen Hirnschwäche muß dahingestellt bleiben, ob die heftige Explosivität und Dauergereiztheit zu den zerebralen Allgemeinsymptomen oder zu unseren basalen Lokalsymptomen zu rechnen ist. KLEIST erwähnt sie auch bei manchen seiner Orbitalhirnfälle. Auch wäre die Neigung der Patientin zu anfallsartiger Bewußtlosigkeit für weitere Beobachtungen zu registrieren, sofern ja auch im Fall 4 bei sicherem Orbitalhirnsyndrom einige epileptische Anfälle kamen.

Fall 7. Ein junger Künstler, früher schon lebendiges Künstlertemperament, aber in gemäßigter gesunder Art, erlitt im letzten Krieg einen Schuß durch das Mittelgesicht. Einschuß rechte Jochbeingegend, Ausschuß rechter Gehörgang mit Gehörverlust rechts und Beschädigung der Ohrmuschel. Erhebliche innere Knochenbeschädigungen in Umgebung des Schußkanals. Seither entwickelte sich, jetzt schon mehrere Jahre gleichmäßig bestehend, eine auffallende Temperamentsveränderung: zunächst im Feld tolles Draufgängertum mit Geringschätzung der militärischen Ordnung. Auch jetzt noch während der Berufsausbildung ähnliches Benehmen: braust plötzlich bei noch nicht näher bekannten Leuten ins Zimmer, redet unaufhörlich, kritisiert abschätzig, ohne böse Absicht, deren Bilder an der Wand; dabei kindlich zutraulich; sprudelt von Ideen; fährt in Berufswahl und Berufsausbildung mit heftigem Elan, aber zielunsicher hin und her. Auf jeder Kunstschule überwirft er sich trotz hoher Begabung in kurzer Zeit mit den Lehrern, weil er ihre Kunstauffassungen ablehnt und ihnen seine Meinung rücksichtslos vor den Kopf sagt.

Dies ist wieder ein einfaches, einheitliches Bild, in dem die Enthemmung auf der ganzen Linie ohne eigentlich manische Stimmungslage die Szene beherrscht: starker Verlust des Taktgefühls, Draufgängertum, rasch verpuffender, heftiger Elan bei Verlust der gleichmäßigen Energie und Zielsicherheit. Eine endogene Manie ist sehr unwahrscheinlich, da es sich nicht um einen wellenförmigen Verlauf, sondern um eine mit der Mittelgesichtsverletzung einsetzende und seither durch Jahre stabile Charakterveränderung handelt. Ein Basalsyndrom ist mit Bestimmtheit anzunehmen. Bei Fehlen von Begleitsymptomen des Hypophysenzwischenhirnsystems ist auch hier Orbitalhirnschädigung das Wahrscheinlichste.

Fall 8. Ein jetzt 51jähriger Betriebsleiter einer großen Fabrik, großzügiger Geschäftsmann, dabei zuverlässig, umgänglich, liebenswürdig, gemütvoll, tief religiös, geschickt in der Menschenbehandlung, bei Firma, Arbeiterschaft und in der ganzen Stadt beliebt und hochgeschätzt, die Seele des Betriebs und unentbehrliches Faktotum, erlitt am 26. 11. 46 einen schweren Autounfall, offenbar mit Hauptstoß vom Gesicht her, mit Platzwunden an der Stirn (außerdem Rippenprellung und Hämatom am rechten Bein). Nach Krankenhausbericht bestand schwere Commotio cerebri mit Bewußtlosigkeit, von der er sich erst im Lauf der Behandlung langsam erholte (Auge und Ohr o. B., Sehnenreflexsteigerung und starke vegetative Symptome). Am 17. 12.46 wurde ihm die weite Heimreise gestattet, da die Erscheinungen angeblich "fast gänzlich" zurückgegangen waren.

Er fiel aber zu Hause, wo er sofort ohne subjektive Beschwerden wieder flott ins Zeug ging, durch eine merkwürdige Persönlichkeitsveränderung auf: Er entwickelte eine unruhige und unstete Betriebsamkeit, produzierte neue, exzentrische Ideen. Vor allem fehlte das Taktgefühl. Er bekam jetzt nach allen Seiten Schwierigkeiten, brachte die Belegschaft durcheinander, überwarf sich mit den Besitzern, so daß seine Kündigung erwogen wurde und der Arzt ihn am 14. 5. 47 in unsere Klinik schickte.

Bei der Aufnahme und auch weiterhin wirkte er hypomanieartig enthemmt, mit leicht gehobener Stimmungslage, jedoch liebenswürdig, ohne die typische manische Reizbarkeit. Aufnahmeprotokoll: Redet sehr viel. Nach der Entlassung aus dem Krankenhaus habe man ihm Erholungsurlaub angeraten, den er aber nicht genommen habe. Er sei gleich mit der Arbeit wieder ins Volle gegangen und habe kein Gefühl für Müdigkeit gehabt. Dieses Gefühl sei erst in letzter Zeit wieder aufgetreten. Schweift dann ab, verliert sich in Dingen, die nicht zur Sache gehören. Lobt die Frauen und ihre Vernunft, spricht dann vom Tod, aber der Tod sei ja nichts Schlimmes usw. Früher sei er wegen seiner Ruhe allgemein bekannt gewesen; er sei ein richtiger Schwabe; schildert die Schwaben. Es komme aber auch vor, daß man einen sich nicht in seiner ganzen Ruhe entwickeln lasse, wenn man mal wenig Zeit habe, d. h. nach seinem Unfall sei er mit anderen Leuten oft wesentlich ungeduldiger gewesen, habe auch die Leute richtig angefahren: "Laßt mir doch meine Ruhe, dazu ist doch der Meister da" usw. Mit dem Grundton: "Macht mich doch nicht mit Gewalt kaputt, laßt mich doch auch leben". Gewisse Abwehr, wenn man etwas von ihm wollte, nicht immer, sondern hin und wieder. Habe außerordentlich angeregte Gedanken; es seien aber gesunde, fruchtbare Gedanken; es sei ein gehobener Zustand; "z. B. der goldene Schnitt, die Wohlabgewogenheit heißt das, die wir überall, was unserem Erkennen zugänglich ist, sehen, und erkennen können. Diese Wohlabgewogenheit scheint doch ein besonderes Merkmal der Schöpfung zu sein. Man kann es ja nicht bestimmt behaupten, aber man sieht doch die Spuren überall. Es ist sicher berechtigt, diese Wohlabgewogenheit auch überall in die industriellen Erzeugnisse hineinzuverlegen, d. h. also.."; kommt nun auf ein Beispiel: "z. B. dieser Stuhl da, nehmen wir die Ärzte; die interessiert, wie man am besten darauf sitzt. 1. mal muß der Mensch gesund sitzen; es darf nicht zu hoch und zu tief sein; das ist an sich die Grundlage; dann, wie macht man es am sparsamsten und am zweckmäßigsten, am billigsten, indem man die Produzenten heranzieht. Das sind die 4 Hauptpunkte, ferner die Sorge, daß der Preis auch am billigsten herauskommt, daß der Preis entsprechend dieser 4 Vorpunkte ehrlich herauskommt und wirksam wird, so daß der Arbeiter für sein Geld einen ehrlichen Gegenwert hat. So kann man den sozialen Fragen in aller Stille die Spitze nehmen. Der goldene Schnitt besteht in der Wohlabgewogenheit aller Verhältnisse, die bei einem Erzeugnis berücksichtigt werden können und berücksichtigt werden sollten." Alles, was da sonst noch wäre, umkreise diese Dinge. Wenn er im Garten arbeite, auch in der praktischen Arbeit, mache er es sehr genau nach den Vorschriften; die erfahrene Leute (Otto Nebelthau, über den er nun wieder mehreres erzählt); kommt ganz von seinem Satz ab. Wenn man ihm den Anfang des Satzes noch einmal vorsagt, kommt er wieder auf den Dichter Nebelthau. "...Meinte im Anfang, er setze seine Zwiebeln genau in der Reihe... Das war nur ein kleines Nebenbeispiel. Nun noch etwas wichtiges: Ich bin ein hilfsbereiter Mensch, ich bin ein Mensch, Mensch habe ich also ausdrücklich gesagt, ein Mensch, der glaubt, daß der Wille nur dort absolute Berechtigung hat, wo er Hilfeleistungen an Menschen, Tier und Pflanze, also wenn wir es wirklich weitgehend fassen.... Die Beschränktheit der menschlichen Einwirkung als Selbstverständlichkeit vorausgesetzt", führt den Satz nicht zu Ende. – In letzter Zeit sei öfter ein Gefühl körperlicher Ermüdung aufgetreten, das sich darin äußere, daß ihm bei stärkerer Gemütsbewegung, z. B. Klavierspiel, die Tränen kommen können. Sehe dieses Müdigkeitsgefühl als ein Symptom der weiteren Heilung und Genesung an.

Der Zustand besserte sich unter dreimonatigem, ruhigem Klinikaufenthalt mit Sedativbehandlung langsam stetig. Die Beruhigung ging auch nachher weiter. Doch konnte der Patient erst in der zweiten Hälfte 1948 seinen Beruf wieder aufnehmen. Jetzt kommen günstige Berichte; seine Tätigkeit scheint sich reibungslos zu entwickeln.

Eine endogene Manie ist auch hier unwahrscheinlich. Es fehlen frühere zyklische Schwankungen und die manische Art der Reizbarkeit. Dagegen tritt das "In Ruhe gelassen sein wollen" des Hirntraumatikers immer wieder hervor. Vor allem verläuft die Kurve nicht in Wellen, sondern nach traumatischer Art akut einsetzend und dann in fast 2 Jahren langsam stetig ausheilend. Konvexitätssymptome vom Stirnhirn (Ataxie, Antriebsverlust u. ä.) fehlen vollkommen. Ein Basalsyndrom liegt sicher vor. Mit der allgemeinen Enthemmung und dem hervorstechenden Verlust des Taktgefühls paßt es vollkommen in den Rahmen der Orbitalhirnstörungen.

Bei den Mittelgesichtsverletzungen, wo eine operative Kontrolle und die Prüfung des Operationsresultats nicht möglich war, kann man nur soviel mit Bestimmtheit sagen, daß eine Fortleitung der Gewalteinwirkung auf die Schädelbasis erfolgt sein muß, die zu eigenartigen psychischen Störungen von der Hirnbasis her führte, die etwas Spezifisches an sich haben und nicht mit den gewöhnlichen postkommotionellen Störungen im Sinne der allgemeinen traumatischen Hirnschwäche übereinstimmen. Ob die Gewalt zur Basalfraktur oder zu Rindenprellungsherden (SPATZ) geführt hat, muß dahingestellt bleiben. Gerade am Orbitalhirn werden Prellungsherde besonders häufig beobachtet.

Vergleicht man die geschilderten Syndrome mit den Bildern, die KLEIST in seiner "Gehirnpathologie" bei offenen Wunden am Orbitalhirn beschreibt, so springt die Ähnlichkeit in die Augen. Nach Basalfrakturen erscheint vieles in charakteristischen leichteren Andeutungen, was bei den schwer Hirnverletzten *Kleists* als massiver Defekt zum Vorschein kommt. Auch KLEIST beschreibt sittliche Gesinnungsmängel, Untreue in Liebesbeziehungen, Lügenhaftigkeit, Betrügen und Stehlen, Mangel an Einpassungsfähigkeit, – andererseits Mangel an Reife, Flegelhaftigkeit, Witzel-, Spott- und Faxensucht, Verlust an Selbstachtung und Anstand, Dinge, die dann im Umgang ungezogen, schamlos, dreist und albern wirken. Die Verletzungen erfolgten auch bei KLEIST vorzugsweise von unten, von Augen, Supraorbitalhöhle und Nasenwurzel her. Diese massiven Bilder entsprechen unseren Fällen 4 und 5. Die abortiven Formen, wie Fall 6, 7 und 8, wirken wie einfache Verdünnungen derselben: an Stelle der groben ethischen Defekte tritt hier die einfache Taktlosigkeit als führendes Symptom mit einer deutlichen allgemeinen Enthemmung und einem bezeichnenden schwer zu ertragenden Benehmen in Familie und Betrieb.

Da nun von der Schädelbasis her nur wenige örtliche Möglichkeiten für die Entstehung der eigenartigen psychischen Bilder in Frage kommen (hintere Schädelgrube und basaler Schläfenlappen scheiden hier aus), so wird man bei unseren vom Mittelgesicht her erfolgten Basalverletzungen die Orbitalhirnschädigung zunächst als das Wahrscheinlichste ansehen, wobei man, ähnlich wie KLEIST, eine gelegentliche Mitverletzung des Zwischenhirns, ebenso wie die Frage der Seitenlokalisation offen lassen muß.

Im übrigen ist hier nicht der Ort, auf die Gesamtprobleme der Stirnhirn- und Zwischenhirnpathologie einzugehen, weil dies weit über das Gebiet der Schädelbasisfrakturen hinausführen würde.

C. Die Grundsymptome

Wenn man in der Stirnhirn- und speziell Orbitalhirnpathologie über so vage und naive Begriffe, wie die altbekannte "Moria" oder die "Witzelsucht" hinauskommen will, so wird man das Wesentliche und Gemeinsame in der Symptomatik der Fälle der Gruppe B herausschälen und auf präzise Begriffe bringen müssen. Es finden sich immer wieder zwei Funktionsbereiche geschädigt, die wir kurz als *"sphärische Integrierung"* und als *"dynamische Steuerung"* bezeichnen wollen. Unter "Sphäre" verstehen wir bekanntlich den Dunstkreis von ungeformten seelischen Bild- und Affektmaterial, der beim Denken, Sprechen und Handeln *dunkel an der Peripherie des Bewußtseins* mit anklingt. Es wird also beim Gesunden jeder gedankliche oder psychomotorische Entwurf, jeder Rede- oder Handlungskeim schon vor seiner Realisierung die "Sphäre" des Bewußtseins passieren und so in einer dunklen vorbewußten Weise mit allen Einzelheiten und Gefühlsnuancen in Berührung kommen, die zu der Gesamtsituation gehören und die er treffen soll.

Diese vorbewußte, im Aufsteigen entstehende *Konfrontierung und Verschmelzung eines gedanklichen oder psychomotorischen Impulses mit sämtlichen Faktoren der Gesamtsituation* ist bei allen unseren Fällen der Gruppe B gestört. Das, was man mit verschiedenen Nuancen der Umgangssprache z. B. als "taktlos" bezeichnet, beruht ganz oder großenteils auf dieser *sphärischen Desintegrierung*. Das sphärische Bild der Gesamtsituation geht nicht mehr vollständig und zuverlässig in die endgültige Rede oder Handlung mit ein, integriert sich nicht mehr bremsend und mitgestaltend mit ihr zu einem abgerundeten und wohlabgestimmten ganzheitlichen Akt. Auch Verhaltensweisen, die man "salopp", "läppisch" u. ä. zu nennen pflegt, haben hier einen Teil ihrer Wurzeln, wobei in dem Wort "salopp" die Desintegrierung des Bewegungsspiels, bei "läppisch" die affektive Dissoziation mit anklingt.

Den Verlust der ethischen Steuerungen, wie er bei den schwereren Fällen unseres Materials und des *Kleistschen* hervortritt, kann man sich als eine gradweise Steigerung derselben Störungen ableiten. Die gesellschaftlichen Bindungen im Umkreis des Wortes "Takt" sind die oberflächlicheren, dehnbareren und labileren, die moralischen Bindungen die festeren und starreren, länger und tiefer eingeprägten. Beim gesunden Menschen erfolgen auch die *moralischen Bremsungen und Formungen eines Handlungsentwurfs* meist sphärisch, durch *vorbewußte Integration*, nur in besonders schwierigen Ausnahmefällen durch bewußtes Durchdenken, Abwägen und Vergleichen von Entschlüssen und Moralgeboten. Bei den schweren Fällen unseres Materials dürfte die Desintegrierung bis in die bewußten Akte hineinreichen.

Sowohl bei der Taktlosigkeit, wie bei den moralischen Defekten handelt es sich also um gehirnbedingte Enthemmungen durch *Integrierungsdefekte*, die ganzheitliche Akte, Rede- und Handlungsentwürfe zur Entgleisung bringen. Die Parallele zu den *Aphasien* und *Apraxien* ist nicht schwer zu ziehen. Auch dort handelt es sich um Desintegrationen, um Störungen in der Bildung von Ganzformeln auf einer niederen Ebene. Hier aber greifen die Störungen an den höchsten Synthesen der Persönlichkeit an.

Die zweite Gruppe von Störungen betrifft die *Defekte der dynamischen Steuerung*. Sie lassen sich besonders anhand der genauen Protokolle des Falles 6 entwickeln. Man sieht dort, daß sie alle seelischen Gebiete durchgängig betreffen können, Gedankenabläufe, Affekte, Rede- und Handlungsfolgen. Das Versagen der dynamischen Steuerung ist hier nicht, wie bei gewöhnlichen, reizbaren oder explosiven Menschen, von bestimmten starken Affekten oder Stimmungslagen abhängig. Als Modell kann uns der *Rededrang* der Patientin dienen, der automatisch crescendo verläuft und mit heftigen Kopfschmerzen bis zur Erschöpfung weitergeht. Der Rededrang ist fast bei allen Patienten dieser Gruppe festzustellen, wobei die Störung der dynamischen Steuerung besonders bei den stoßweise ablaufenden Formen deutlich wird. Hierher gehören wohl auch das Abreißen der Gedanken, die hart herausfahrenden Urteile, die heftigen, rasch verpuffenden Handlungsansätze ähnlich auch in Fall 7).

Insgesamt handelt es sich also bei den Störungen der dynamischen Steuerung teils um allgemeine, *fortlaufende Enthemmungen*, teils um ein *stoßweises*, *heftiges Einsetzen* und *rasches Sicherschöpfen* von Impulsen im Denken, Sprechen und Handeln. Dies führt zwangsläufig zu *fehlender Stetigkeit in der Zielsetzung* und zum *Verlust des gleichmäßigen Energieeinsatzes*.

Es wäre endlich noch der vielfachen *Verschiebungen der Stimmungslagen und Affektbereitschaften* zu gedenken: teilweise als gehobene Stimmungslagen (aber nicht bis zum flott Manischen), teilweise als läppische Indolenz; dann Affektbereitschaften im Sinne von dauernder oder zeitweiser Gereiztheit mit Neigung zu Affektausbrüchen. Man könnte die Gereiztheiten und explosiven Ausbrüche leicht mit den speziellen Störungen der dynamischen Steuerung in Zusammenhang bringen. Doch ist gerade die Reizbarkeit, die auch bei *Kleistschen* Fällen deutlich hervortritt, gegenüber den entsprechenden Symptomen der allgemeinen Hirntraumatiker nicht sicher zu charakterisieren.

D. Diffenrentialdiagnose

Fassen wir nun die eigenartigen Schädigungen der Persönlichkeit zusammen, wie sie nach Sella- und Orbitaldachfrakturen gelegentlich zu beobachten sind, so müssen sie gegen das Syndrom der allgemeinen *traumatischen Hirnschwäche* noch besonders differentialdiagnostisch abgegrenzt werden. Soweit nicht Kontusionsreste mit diffusen Schäden in der Hirnsubstanz vorliegen, handelt es sich, wie ich früher zeigte, um ein typisches Kopfvasomotorensyndrom, eine ernstliche, nur langsam sich zurückbildende Dekompensation der Kopfgefäßsteuerung, die viel Ähnlichkeit hat mit der Symptomatik der Präarteriosklerose der Hirngefäße, so daß man beide als *zerebrale Gefäßschwäche* zusammenfassen kann. Sie ist durch die beim *Bückversuch* nachweisbare Gesichtsrötung und Schwindelgefühle, durch die Überempfindlichkeit gegen alle Reize, durch die auch ein Gesunder einen roten Kopf bekommt, charakterisiert: Hitze, Bücken, Alkohol u. ä., auch Affekt- und Wetterschwankungen. Auf solche Reize wird mit Kopfschmerz und Schwindel reagiert. Nach der psychischen Seite hin gibt es bei traumatischer Hirnschwäche Konzentrationsschwäche, Vergeßlichkeit, hohe Ermüdbarkeit, subdepressive oder nervös gereizte Verstimmung mit affektiver und auch sensorischer Überempfindlichkeit feinerer oder gröberer Art, die allenfalls bis zur Affektinkontinenz in der Richtung der Weinerlichkeit oder explosiven Reizbarkeit gehen kann.

Die *traumatische Hirnschwäche* und die *zerebrale Gefäßschwäche* bedingt auf psychischem Gebiet: quantitative Herabsetzung der intellektuellen und allgemein zerebralen Leistungsfähigkeit, unlustige Gemütsverstimmung und verminderte Resistenz gegenüber Affektstößen, – aber keine tiefgreifenden Änderungen der Triebstruktur, keine gehobenen Stimmungslagen, keine allgemeinen Enthemmungen des Seelenlebens, keine Desintegrierungen in der "Haltung" der Persönlichkeit, vor allem keine ernstlichen Störungen des Taktgefühls und der ethischen Regulative. Die letzteren Syndrome sind hirnpathologisch betrachtet viel spezifischer und weisen auf umschriebenere Störungen hin. Wo sie auftreten, ist stets sorgfältig nach etwaigen basalen Läsionen, speziell des Zwischenhirns oder des Orbitalhirns, zu fahnden. Letztere werden sich nach frischeren Kopfverletzungen häufig mit den Symptomen der allgemeinen traumatischen Hirnschwäche kombinieren – aber nicht umgekehrt.

Erleichtert wird die präzise Diagnose der psychischen Basalsyndrome durch das enge Zusammenliegen ihrer Störzentren mit bestimmten Kontaktstellen. Das gilt besonders vom *Hypophysenzwischenhirnsystem*. Hier sind die körperlichen und psychischen Reizpunkte in engster Gemengelage so dicht beieinander, daß man nur selten ein vegetativ-stoffwechselmäßiges oder speziell endokrines Zeichen vermissen wird – ob es sich nun um anklingenden Diabetes insipidus, um Störungen des Blutzuckerspiegels oder der Wachschlafsteuerung, oder um eine leichte, vielleicht kurzdauernde Fettsucht oder ein Akromegaloid handelt. Soweit zerebrale Störungen, auch nichttraumatische, in Frage kommen, hat sich mir für die Feindiagnose hinsichtlich des Hypophysenzwischenhirnsystems besonders die Kombination unmotivierter Körpergewichtsschwankungen mit Änderungen der Sexualtriebe bewährt, die auch sonst als erster Anhaltspunkt für Störungen im endokrinen System wichtig ist.

Etwas weniger präzis lassen sich die neurologischen *Nachbarschaftssymptome* bei *Orbitalhirnläsionen* auswerten. Natürlich ist auf etwaige Störungen des Olfactorius und des optischen Systems zu achten. Doch kommen diese sehr häufig ohne Beteiligung des Orbitalhirns vor. Dagegen sind die Skelettsymptome manchmal besser zugänglich, sei es im Röntgenbild oder palpatorisch am benachbarten Gesicht.

Was die *Differentialdiagnose zwischen den Orbitalhirn- und den Zwischenhirnsyndromen* betrifft, so ist zunächst zu beachten, daß wir uns absichtlich auf das basaltraumatische Material beschränken, das in der Literatur noch nicht umfangreich behandelt worden ist. Unser Material hat die Eigentümlichkeit, daß es in erster Linie Oberflächenwirkungen zeigt, die an der flachen Orbitalrinde voll zur Auswirkung kommen, während am Zwischenhirn traumatische Tiefenwirkungen wohl stets zum Tode führen, so daß auf basale Traumen hin in erster Linie die basisnahen Zentren antworten, während die tiefergelegenen Zwischenhirnteile höchstens indirekt durch Vernarbungs- und Anämisierungsmechanismen Sekundärschäden erleiden können. Insofern sind die traumatischen Zwischenhirnsyndrome nicht repräsentativ für das Gesamt der dienzephalen Symptomatologie. Mit dieser Einschränkung und mit Rücksicht auf die kleine Zahl gut beobachteter Fälle wird man vorläufig formulieren dürfen, daß die *Zwischenhirnsyndrome* nach der psychischen Seite hin besonders durch die massiven, zirkumskripten *Triebstörungen* charakterisiert erscheinen, die in unserem Orbitalhirnmaterial kaum hervortreten. Allerdings wird bezüglich des Orbitalhirns auf die von KLEIST betonten weiteren Zusammenhänge mit den *Körperinnenempfindungen* und *Gemeingefühlen* zu achten sein, woraus sich allenfalls Beziehungen zum Triebleben ergeben könnten. Dagegen scheinen die *hypomanieartigen Enthemmungen* des Temperaments dem *Orbitalhirn* und dem *Zwischenhirn* gemeinsam zu sein. Jedenfalls ist es uns bis jetzt nicht gelungen, sichere Unterschiede zu finden. Im übrigen ist die Differentialdiagnose zwischen beiden in erster Linie auf die prägnanten vegetativen, endokrinen und neurologischen Begleitsymptome zu stützen, die bei den Läsionen des Hypophysenzwischenhirnsystems, mindestens in feineren, initialen Spuren kaum je vermißt werden.

E. Begutachtung

Forensisch bin ich der Meinung, daß in allen Fällen von Richtungsänderung oder Enthemmung des Trieblebens (Homosexualität, Exhibition, Pädophilie u. ä.) die Zurechnungsfähigkeit im Sinne des § 51, I zu verneinen ist, sofern sie nachweisbar auf zerebralorganische Erkrankung (Trauma, enzephalitische oder basalmeningitische Herde, Tumor) spezifischer Zentren zurückgeht. Dasselbe gilt natürlich auch von den Aggressionstrieben, deren integrative Reizzentren wir von der Klinik der kindlichen Encephalitis lethargica und den Versuchen von HESS her kennen. Denn die erhaltene intellektuelle Einsicht ist gegenüber der Dynamik krankhaft veränderter Triebe ein schwaches und ungenügendes Gegengewicht, so daß die Fähigkeit, nach Einsicht zu handeln, bestimmt und im selben Sinne verneint werden muß, wie etwa bei einer beginnenden progressiven Paralyse bei einer wohlerhaltenen Persönlichkeit.

Auch *zivilrechtlich* würde gegebenenfalls die Geschäftsfähigkeit für solche Handlungen, die im Zustand erheblicher Enthemmung auf Grund eines organischen Basalsyndroms getätigt bzw. infolge Antriebsstörung, Abulie oder läppischer indolenter Zerfahrenheit zustande gekommen sind – bestimmt zu verneinen sein. Dasselbe gilt natürlich für erhebliche Grade anderweitiger gehirnlokalisatorisch bedingter Störungen, z. B. der Stirnhirnkonvexität oder des striopallidären Systems.

In der *Rentenbegutachtung* sind psychische Basalsyndrome je nach ihrem Grade einzuschätzen, aber stets ernsthaft zu bewerten. Heute werden sie in der üblichen Begutachtungsweise, man kann sagen, in der Regel übersehen; vielen Ärzten sind sie auch diagnostisch noch nicht richtig bekannt. In bestimmten Berufsstellungen können schon leichte Enthemmungen und Störungen des Taktgefühls ihren Träger praktisch berufsunfähig machen. So hatte ich den als Fall 8 geschilderten Abteilungsleiter eines großen Fabrikbetriebs zunächst monatelang zu behandeln und nach Jahr und Tag zu begutachten, obgleich er bezeichnenderweise von einem großen Krankenhaus schon 3 Wochen nach dem Unfall als "fast gänzlich geheilt" entlassen worden war; diese Fehldiagnose von nichtpsychiatrischer Seite wird leicht verständlich als Resultat der die ernsten posttraumatischen Symptome verdeckenden kritiklosen Enthemmung. Trotz seines von Hause aus liebenswürdigen und umgänglichen Wesens und seiner überragenden Sachkenntnis machte sich der Verletzte durch die hier wieder als führendes Symptom hervortretende Taktlosigkeit bei Leitung und Belegschaft so unbeliebt, daß er für längere Zeit ganz ausscheiden mußte und erst etwa 2 Jahre nach dem Unfall wieder berufsfähig wurde.

II. MEDIZINISCHE PSYCHOLOGIE (9)

1. Zur Kritik des Unbewußten

Als der Krieg ausbrach, befand sich die Hysterielehre in einem eigentümlichen Zustand. Man haßte FREUD, aber man glaubte an ihn. Das heißt, während man viele seiner besten Gedanken und Beobachtungen ignorierte, wenn er selbst sie aussprach, sickerte durch unbemerkte Seitenkanäle vieles von seinen Begriffen "unbewußt" in die Schulpsychiatrie hinüber. Zuletzt gab es niemanden mehr, der nicht an das Unbewußte glaubte. Die erst zögernd eingebürgerte Hypothese wurde bald zum tragenden Rückgrat des Hysteriebegriffes und ist es bis heute geblieben. Noch nie hat ein theoretisch konstruierter Hilfsbegriff so sehr praktisches Handeln tyrannisch beherrscht, wie dieses Unbewußte oder Unterbewußte[1], noch nie ist ein solcher so mit dem vollen Kurswert einer längsterkannten Wahrheit beliehen von Hand zu Hand gegangen.

Einem beliebigen Aktenbündel entnehme ich folgendes bezeichnende Beispiel:

Eine chirurgische Fachstation hat soeben einen Mann untersucht, der allem Anschein nach gesund ist; an seinem rechten Knie ist mit allen Hilfsmitteln kein Befund zu erhaben. Er schont aber dieses Knie. Man schickt deshalb den Mann zur Nervenstation mit folgendem Schreiben: "Pat. schont ohne objektiven Grund sein rechtes Knie. *Ob er dies aber aus bewußten oder unbewußten Gründen tut*, können wir nicht entscheiden. Wir bitten deshalb um neurologische Untersuchung." Ich frage: hat es schon einmal einen Neurologen gegeben, der dies entscheiden konnte? Hat schon jemand von einem gelehrten Dreifuß herunter eine Antwort auf diese pythische Frage gehört, die weniger dunkel gewesen wäre, als ein delphisches Orakel? Man hat sich aber daran gewöhnt, diese Frage immer wieder zu stellen und nie zu beantworten. Liegt in der Alternative "bewußt oder unbewußt" der Schlüssel zu der Entscheidung, ob wir hysterische oder normale (also z. B. auf schlechter Absicht oder Gewohnheit, beruhende) Willensäußerungen vor uns haben? Man hat sich damit beruhigt, eine Art Differentialdiagnose zu haben und übersehen, daß sie Schein und Trug war, weil sie immer nur eine Frage, aber nie eine Lösung in sich barg. Und den Abschluß des jedesmal unfruchtbaren diagnostischen Überlegung: "bewußt oder unbewußt" bildete – die Neurotikerbehandlungsstation. Dorthin wanderte Wolf und Schaf und "Bewußt" und "Unbewußt" "heilten" bei demselben Rollenabstand und demselben militärischen Kommando. Was dabei an wissenschaftlichen Denken fehlte, das kompensierten wir durch energisches Auftreten.

Die Vorstellung von einem unbewußten oder unterbewußten Seelenleben hat in ihrer Übertragung auf die Neurosenlehre außerordentlich

[1] Beide Ausdrücke werden hier als gleichbedeutend gebraucht, so wie sie sich im populären ärztlichen Sprachgebrauch eingebürgert haben.

fruchtbringend gewirkt. Sie weitete den psychiatrischen Gesichtskreis und lenkte den Forschungseifer auf die Ausgrabung vergessener oder spröde zurückgehaltener Erlebniswirkungen. So gelangen wichtigste ätiologische Funde, die erst die breite Grundlage für die Lehre von den psychogenen Seelenstörungen abgaben. Verfolgt man nun aber die Entwicklung der Theorie des Unbewußten weiter, so ergibt sich, daß sie ein typisches Schicksal erlitt. Sie wurde aus einer Arbeitshypothese zu einem Schuldogma. Je mehr ihr von allen Seiten fester Wahrheitswert beigelegt wurde, desto weniger zeigte sie sich heuristisch produktiv. Überschlagen wir jetzt am Kriegsende, was uns gegenüber den riesen Massen Hysterischen die Hypothese des Unbewußten zur Lösung drängendster alter und neuer Fragen genützt hat, so muß das Urteil vernichtend ausfallen. Sie hat uns nicht nur nichts genützt, sondern unsere diagnostische und therapeutische Tatkraft lahmgelegt und in schiefe Bahnen gelenkt, indem wir uns auch den handgreiflichsten und naivsten Augenblickssimulationen gegenüber nicht mehr von der Zwangsvorstellung freimachen konnten, es könnte doch vielleicht etwas "Unbewußtes" dahinter stecken. So wurde die Begutachtung zur Unfruchtbarkeit verdammt und unsere Behandlung, die den ehrlichen, geraden und schmerzlosen Weg aus theoretischen Skrupeln heraus nicht fand, verfiel im Drang der Not in jene rigorosen Entgleisungen, unter denen wir selbst am meisten gelitten haben.

Zunächst schrumpfte das, was wir vor dem Krieg als die Hauptsache gepflegt hatten, die Analyse der pathogenen Erlebnisstruktur, auf einen Punkt zusammen. Was man zur Erklärung hysterischer Neurosen an weitzurückliegenden Erlebnisquellen, an infantilen und sexuellen Wurzeln, an kulturellen und individuellen Bedingtheiten teils erforscht, teils erklügelt hatte, das ersetzte jetzt ein einziger Granateinschlag. Tausend Männer aus dem Volk brauchten zu einer Zitterneurose nicht mehr als den Schreck eines Trommelfeuers und die triebhafte Abneigung gegen die Wiederholung eines solchen unnatürlichen Erlebnisses: ein Seelenleben von rührender Einfachheit, dessen spärliche Motive wasserhell an der Oberfläche schwammen; und auch dem geduldigsten Angler wollte es nicht gelingen, in ihrem Unterbewußten große psychoanalytische Fischzüge zu tun. Daß zwischendurch auch Kriegshysterien mit komplizierten Erlebniswurzeln unterliefen, ist richtig und selbstverständlich. Doch zeigte die Mehrzahl dieser Hysterien keinen verwickelten unterirdischen Erlebnisunterbau. Es standen dieselben Zustandsbilder vor uns wie in Friedenszeit, aber das, womit wir sie erklärt hatten, fehlte.

Damit kommen wir nun auf den wunden Punkt. Wenn dem so ist, dann waren all die Entdeckungen, die wir bis dahin gemacht hatten, zwar wertvolle und wichtige Dinge, aber sie waren nicht das Wesentliche – an der Hysterie. Wir hatten die Wahrheit immer noch nicht aus ihrer letzten Schale gelöst. Die Erforschung der Erlebniszusammenhänge hatte uns so viel Befriedigung gewährt, daß wir uns dadurch willig die Kernfrage verdecken ließen, die Frage nämlich: wenn nun ein Mensch, sei es auf langen verschlungenen Erlebniswegen, sei es durch den einfachsten momentanen Kurzschluß, auf dem Punkt der Hysteriereife angekommen ist – *wie erfolgt dann von diesem Punkt aus die Umsetzung der psychophysischen Erlebnisenergie in die bekannten psychischen, motorischen und sensiblen Entladungskomplexe, die wir hysterisch nennen?* In dieser Frage liegt das Spezifische des Hysterieproblems beschlossen. Denn von den Erlebnisentwicklungen hat die Hysterie vieles mit den übrigen Neurosen gemein; dies hat FREUD selbst am meisten betont.

Wenn wir seither geforscht haben: wie kann aus unlustbetonten Erlebnissen, aus affektstarken Vorstellungsgruppen die Einbildung einer

Krankheit werden, so haben wir damit nur *einen* Spezialfall aus der großen Gruppe der psychogenen Wahnbildung bzw. katathymen Urteilsfälschung betrachtet, aus einer Gruppe also, die schon längst weit über den engen Rahmen des Hysteriebegriffs hinausgewachsen ist. Auch in diesem katathymen Bereich hat allerdings die Hysterie ihre Besonderheiten. Aber all dies ist doch nur die Vorfrage für den Kern der Sache, nämlich: wenn die katathyme Erlebnisverarbeitung bei vielen Menschen in eine paranoische Reaktion oder in eine Zwangsneurose oder in eine Depression ausmündet, wie kommt es dann, daß sie bei einer anderen Gruppe sprunghaft ausweichend in einen Schütteltremor, einen Dämmerzustand, eine Gefühllosigkeit umschlägt und vor allem: auf welchem Weg tut sie dies? Während bei den meisten jener anderen Gruppen der Druck des Erlebnisaffekts sich in den Bahnen der höheren, besonnenen Assoziationstätigkeit auswirkt, wird hier bei der Hysterie die Erlebnisenergie aus der psychischen Obersphäre auf ein ganz anderes Triebrad des nervösen Systems übergeschaltet. Sie setzt teils niedrige psychozerebrale Mechanismen (Anfall, Dämmerzustand), teils motorische Bahnungen und Reflexapparate (hysterische Gewöhnung, Schütteltremor), teils entsprechende sensible Apparate oder Hemmung in Gang.

Das was die Hysterie zur Hysterie macht, der geheimnisvolle Vorgang, an dessen Endergebnissen wir herumrätseln, – er spielt sich an entscheidenden Punkten gar nicht intrapsychisch, sondern psychophysisch ab. Hier handelt es sich gar nicht mehr um Komplex und Verdrängung, um Sexualkonflikte und Jugendtraumen, um bewußt oder unbewußt - das alles sind nur die *Prämissen* – hier handelt es sich vielmehr *um Wille und Reflex. Das zentrale Hysterieproblem ist ein Problem der neuropsychischen Dynamik.*

Damit kommen wir auf das Unbewußte zurück. Daß dieser Begriff bei der Lösung der ersten Frage nach den Erlebnisvorbedingungen eine Zeitlang von entschiedenem Nutzen gewesen ist, haben wir schon anerkannt. Er begann aber nun die ganze Hysterielehre so zu überwuchern, daß er bald als ein billiges und immer bereites Schlagwort jede dunkle Lücke unserer Erkenntnis gefällig verdeckte. Er verdeckte vor allem die dynamische Hauptfrage, die wir soeben formuliert haben. Denn sobald man eine jener rätselhaften neuropsychischen Umschaltungen sah, vermöge derer der Wunsch nach Rente zu einem Schütteltremor und der Widerwille gegen den Ehemann zum Globus wird, sobald war auch schon die Erklärung da: dies hat sich im Unbewußten vollzogen.

Reden wir endlich einmal deutsch und geben wir dieser Art von "Unbewußtem" seinen ehrlichen Namen wieder: *Das Nichtgewußte*. Alsbald bei diesem Zauberwort fällt es uns wie Schuppen von den Augen. Sokratische Heiterkeit kommt über uns: ich weiß, daß ich nichts weiß. Und auf dieser Grundlage können wir beginnen, ein neues Stockwerk der Hysterielehre aufzubauen.

Es verlohnt sich wohl, die verschiedenen Gruppen von Erfahrungstatsachen einzeln zu betrachten, aus denen der theoretische Begriff von einem Unterbewußtsein seine Nahrung zieht, einem Unterbewußtsein als einem großen Gebiet *innerhalb* des Seelischen, ja als der seelischen Hauptgröße, zu deren unergründlicher Tiefe das bewußte Seelenleben nur den dünnen Oberflächenspiegel darstellen soll. Es verlohnt sich keineswegs, vom Standpunkt der theoretischen Psychologie und Psychopathologie aus dem aufgehäuften Diskussionsmaterial über das Unbewußte neue Beiträge hinzuzufügen. Man fragt bei einer Theorie nicht:

ist sie wahr? sondern: bringt sie uns Erkenntnis? BLEULER hat ebenso viele Gründe, wenn er ein Unbewußtes annimmt, wie ZIEHEN, wenn er es ablehnt. Wenn FREUD und BLEULER wichtige klinische Entdeckungen mit Hilfe des "Unbewußten" machten, so hatten sie vollständig recht, wenn sie sich dieses Begriffs bedienten. Man soll aber eine Theorie nicht nur fragen: bringt sie uns Erkenntnis? sondern noch genauer: bringt sie uns für dieses bestimmte Problem (z. B. für die Hysterielehre) Erkenntnis? ja sogar: bringt sie uns im jetzigen Zeitpunkt, in der jetzigen Phase der Entwicklung das Problems Erkenntnis? Wir müssen uns die innere Freiheit wahren, eine Theorie jederzeit wie ein altes Kleid abzulegen, wenn sie aufgehört hat, uns zu nützen; denn wir dürfen uns nicht mit dem Gespinst unseres Gehirns die Hände binden und die Sklaven eines Begriffs werden, der doch unser eigenes Geschöpf ist. Und nur deshalb, im Hinblick auf den jetzigen Stand der Hysterielehre, sollen noch einmal kurz einige der wichtigsten theoretischen Gesichtspunkte zur Frage des Unbewußten herausgehoben werden.

Als sicheres Fundament aller Diskussion über das Unbewußte muß der selbstverständliche und viel mißachtete Satz gelten: *Empirisch gibt es nichts Seelisches außerhalb des Bewußtseins;* des Bewußtseins allerdings in allen seinen Graden, von der messerscharfen Überlegung des Denkers bis zur flüchtigsten Traumspur, die in der Morgenröte zerfließt. Denn als Seele bezeichnen wir die Gesamtheit aller subjektiven, unmittelbaren Erfahrung (im Gegensatz zu dem Wort Materie, das dieselbe Gesamtheit aller Dinge als objektiviert und mittelbar erforscht darstellt). Seele ist also gleichbedeutend mit unmittelbarer Erfahrung. Erfahren aber kann ich nur dort, wo mir etwas zum Bewußtsein kommt. Bewußtlosigkeit oder Unbewußtheit bedeutet für das erkennende Subjekt das Nichtvorhandensein irgendeiner Erfahrung. Unmittelbare Erfahrung, Seele und Bewußtsein sind somit nach dieser Richtung hin identische Begriffe. Wenn wir also von einem unbewußten Seelenleben reden, so sprechen wir damit eine contradictio in adjecto aus. Daran ist nicht zu rütteln. Und hieraus fließt endlich die Erwägung, die allein Klarheit in die ganze Sache bringt. Man darf nicht fragen: gibt es ein unbewußtes Seelenleben? sondern: ist es zweckmäßig, für einen bestimmten Komplex von Tatsachen sich des Ausdrucks: "unbewußtes Seelenleben" zu bedienen, obgleich wir uns darüber im klaren sind, daß wir damit eine kleine Sünde gegen den Sprachsinn begehen. Oder kurz gesagt: ist uns ein handliches Oxymoron vielleicht einmal lieber, als drei umständliche Definitionen? Das unbewußte Seelenleben stellt also keine Frage der Erkenntnis, sondern eine Frage der Bezeichnung, keine Frage psychologischen Tiefsinns, sondern grammatischer Korrektheit.

Welches ist aber nun der Komplex von Tatsachen, um dessen Bezeichnung sich der Streit dreht? Hierzu müssen wir einen zweiten Erfahrungssatz formulieren, der so unumstößlich gewiß ist, wie der erste von der begrifflichen Identität zwischen Seele und Bewußtsein: *Die Kausalität vieler seelischer Vorgänge führt außerhalb der Grenze des Bewußtseins.*

Da ist zunächst die selbstverständliche Tatsache, daß alles Seelische – immer ganz grob, ohne erkenntnistheoretische Spitzfindigkeiten gesprochen – aus dem Außerbewußten, aus der materiellen Welt durch Vermittlung körperlicher Vorgänge in den Sinnesorganen sich entzündet und daß es auf demselben außerbewußten, körperlich neurologischen

Weg dorthin zurückwirkt. Schon auf diesen dunklen psychophysischen Grenzwegen kann man das "Unbewußte", dieses Wort ohne Leib, phantastisch einhergeistern sehen. Ich nehme ein Beispiel aus einer geistvollen experimental-psychologischen Arbeit von PÖTZL. Eine Photographie wird tachistoskopisch exponiert, und zwar einen so kurzen Augenblick daß nur unbedeutende Spuren des Bildes zum Bewußtsein der Versuchsperson dringen und von dieser angegeben werden können. Andere Teile des optischen Eindrucks aber, z. B. ein scharfer Schlagschatten, wird erst in der darauffolgenden Nacht in den genauen Umrissen einer Traumfigur psychisch "nachentwickelt". Zwischen dem Eintreffen des optischen Reizes und seinem Bewußtwerden vergingen also mehrere Stunden.

Phänomene solcher Art kann man häufig folgendermaßen umschreiben hören: Der Eindruck des Schattens hat sich im Unterbewußtsein so lange erhalten, bis er bei günstiger Gelegenheit ins Oberbewußtsein aufsteigen konnte. Ist es richtig, sich so auszudrücken? Ein materiell physikalischer Reiz hat die Netzhaut getroffen, er wurde höchstwahrscheinlich auch gleich durch materiell neurologische Vorgänge zur Okzipitalrinde geleitet. Es erfolgt darauf nichts mehr, nicht das mindeste, keine Spur von einem Seelenvorgang, und erst einige Stunden später tritt unter veränderten psychischen Umständen die seelische Reaktion auf den materiellen Nervenvorgang ein. Das Seelische war in dem Zeitraum zwischen Exposition und Traumbild etwas empirisch schlechthin nicht Vorhandenes, eine negative Größe. Ich frage: was hat es für einen Sinn, die seelische Reaktion Null mit dem vielsagenden Ausdruck: Unterbewußtsein oder das Unbewußte zu bezeichnen? Ist das nicht Unterschiebung? Wird dadurch nicht der Eindruck erweckt, als ob dort, wo nichts ist, etwas wäre?

Wenn man eine rein theoretisch ersonnene Hilfskonstruktion, dazu noch so dunkler und logisch anfechtbarer Art, in einen empirischen Zusammenhang einflicht, so muß man doch etwas wirklich Notwendiges damit bezwecken. Sagen wir nun aber im obigen Beispiel: der körperlich nervöse optische Reiz ist im körperlich nervösen Substrat noch mehrere Stunden nach seinem Eintreffen aktiv geblieben, bis er zuletzt doch noch Gelegenheit fand, ins Seelische, das heißt ins Bewußtsein vorzudringen[1], so haben wir mit den zwei empirisch fest gegebenen Begriffen: der körperlichen Gehirnsubstanz einerseits, dem bewußten Seelenleben andererseits den Tatbestand so vollkommen und verständlich umschrieben, als es nach Lage der Sache eben möglich ist. Was soll uns zwischen diesen beiden klaren, faßbaren Dingen noch das bleiche Gespenst des Unbewußten? Es ist ja gar keine Lücke da, die es auszufüllen gälte, nichts, was es uns noch außerdem erkennen oder ahnen hülfe. Oder glaubt man etwa, daß wir der grundsätzlichen Frage nach der Wechselwirkung zwischen Körper und Seele, also der erkenntnistheoretischen Unerkennbarkeit schlechthin dadurch um Fingerbreite näher kämen, wenn wir sie mit sprachlichen Unklarheiten vernebeln?

In unserem Beispiel haben sich also zwei Dinge zu dem Ausdruck "das Unterbewußte" verdichtet: etwas Außerbewußtes, das heißt Körperliches, nämlich das *Verharren eines Reizes im Bereich der Gehirnsubstanz* bei völliger psychischer Latenz – und etwas Nichtgewußtes, nämlich das *Geheimnis der psychophysischen Korrelation.*

---

[1] ZIEHEN (Leitfaden der physiologischen Psychologie) hat bereits auf die Überflüssigkeit des "Unbewußten" gerade in diesem Zusammenhang hingewiesen.

So entbehrlich also das Unbewußte ist in den Beziehungen zwischen Sinnesreiz und seelischer Perzeption, so schädlich ist dieser Begriff nach der umgekehrten Richtung, wo es sich um die Auswirkung des Seelischen aufs Körperliche, um den zentrifugalen psychomotorischen Apparat handelt, Wir brauchen dies nicht mehr ausführlich zu begründen. Man sagt herkömmlicherweise: Die Umsetztung des Willens zur Krankheit in einen Schütteltremor erfolgt beim Hysteriker im Unbewußten. Wir haben also den Ausdruck "das Unbewußte" eingesetzt zwischen einen Willensvorgang und einen Reflexvorgang, deren Korrelation wir nicht verstehen. Der Willensvorgang ist empirisch fest gegeben, der Reflexvorgang ist empirisch fest gegeben, aber die Art ihrer Wechselwirkung ist uns zunächst unklar. Glaubt man nun wirklich, daß wir sie für unsere Erkenntnis erhellen, wenn wir sie mit dem leeren Wort: "das Unbewußte" überkleben? Wir suggerieren uns durch die Mystik unserer Ausdrucksweise, daß wir etwas wüßten, was wir nicht wissen. Es gibt aber nichts, was dem Wissen abträglicher ist, als die Meinung zu wissen. Somit wäre es in unserem Fall besser zu sagen: ein Bewußtes (der Wille) wirkt auf ein Außerbewußtes (den Reflex); die Art dieser Wirkung aber ist ein Nichtgewußtes. Zudem aber ist sie etwas, was wir wissen können und deshalb auch wissen wollen.

Nehmen wir gleich noch ein Beispiel aus dem normalen Leben hinzu, das uns in den Mittelpunkt unserer Frage, nämlich nach der Berechtigung des Unbewußten in der sprachlichen Umschreibung intrapsychischer Vorgänge hinüberführt. Wenn jemand sagt: "Ich habe die Türe unbewußt geschlossen", so umfaßt diese Ausdrucksweise drei empirische Möglichkeiten. Er kann damit meinen, daß er den Bewegungsakt nicht mit voller seelischer Beteiligung vollzogen habe. Es handelt sich also um einen *minderbewußten* seelischen Vorgang, wobei wir unter minderbewußt alle solche *Bewußtseinsvorgänge* verstehen, *die sich innerhalb des psychischen Sehfeldes, aber außerhalb des Blickpunktes abspielen*. Sie sind somit unzweifelhaft bewußte, das heißt seelische Vorgänge. Die Unstimmigkeit der Ausdrucksweise "unbewußt" für diese Dinge rührt daher, daß der populäre Sprachsinn des Wortes 'bewußt' ein schwebender ist, sofern es nicht nur in seinem klaren Ursprungssinn für das ganze Blickfeld, sondern zuweilen auch nur für den psychischen Zustand maximaler Aufmerksamkeit, also für den Blickpunkt gebraucht wird. Wenn man zum Beispiel sagt: "Er tat das mit bewußter Absicht", so meint man damit nicht, daß ein anderer, dem er damit gegenübergestellt wird, überhaupt kein Bewußtsein von seinem Ziel gehabt habe, sondern eben, daß jener mit maximaler Bewußtseinsbeteiligung, dieser minderbewußt handelte. Diese sprachliche Schwebung zwischen den Ausdrücken "bewußt" und "unbewußt" hat auch ihre wissenschaftliche Begrifflichkeit ungünstig beeinflußt und besonders dazu beigetragen, den minderbewußten seelischen Vorstellungselementen des Hysterikers, die ihn unter starker Affektabgabe von der Peripherie des Blickfeldes her irritieren, den Nimbus des geheimnisvoll Unterbewußten und apart Krankhaften zu verleihen, so als ob dieses Unterbewußtsein des Hysterikers sich von den Minderbewußtheiten des gesunden Lebens irgendwie wesentlich unterschiede.

"Ich habe die Türe unbewußt geschlossen." Der zweite psychische Tatbestand, auf den diese Ausdrucksweise angewandt zu werden pflegt, ist dieser: Jemand ist aus seinem Haus gegangen. Er erinnert sich aber nach ein paar Schritten nicht mehr, ob er die Tür geschlossen hat. Da er sie beim Zurückgehen tatsächlich geschlossen findet, so sagt er: ich habe dies unbewußt getan. Umschreiben wir an dieser Sachlage nur streng das Empirische, so müssen wir statt dessen sagen: es ist eine nicht erinnerte Handlung von nachträglich nicht mehr feststellbarem Bewußtseinswert. Hier liegt nun ein ganz besonders gefährlicher Trugschluß verborgen, der weite Gebiete der gelehrten Diskussion durchseucht. Die *Bewußtseinshelle* des aktuellen Erlebens und seine nachträgliche *Erinnerungshelle* sind zwei Dinge, die sich zwar weithin entsprechen, sich aber nicht zur Deckung bringen lassen. Ein besonders schönes Beispiel dafür ist die *retrograde Amnesie* des Hirntraumatikers: die Zeit, wo er in tiefster Bewußtlosigkeit am Boden lag und die vorausgegangenen Stunden, als er vielleicht in lebhaftem Gespräch auf seinem Gerüst arbeitete, also zwei Zustände, die geradezu die gegensätzlichen Endpole der Bewußtseinsskala darstellen, sind für seine nachträgliche Erinnerung in dasselbe Dunkel gehüllt. Mit Lebhaftigkeit ist mir folgender Fall im Gedächtnis geblieben: Ein Kaufmann vor einer Geschäftsreise, steht auf dem Bahnhof in Innsbruck, mit einer Fahrkarte nach Bozen in der Hand. Dies ist das letzte, woran er sich erinnert. Mit seiner Bozener Fahrkarte steigt er in den Zug nach München, kommt dort an, lebt zwei Tage im Hotel, ohne irgendwie aufzufallen, stürzt endlich auf der Straße hin und ist unsäglich erstaunt, als er zuletzt in einem Krankenhaus in München aufwacht. Dies, sagt jeder, war ein epileptischer Dämmerzustand, eine Bewußtseinstrübung, in der eine längere Kette von Handlungen unbewußt ablief. Woher soll man aber wissen, daß des Kaufmanns Seelenleben damals dämmerig, getrübt, unbewußt gearbeitet hat? Weil der Mann epileptisch ist und sich nicht mehr erinnert, deshalb wäre es ein Dämmerzustand gewesen? Hierin liegt nun eben die Falle. Wenn wir streng bei der Wahrheit bleiben wollen, so können wir, abgesehen von der kurzen terminalen Bewußtlosigkeit, nicht mehr über den Tatbestand aussagen, als dies: es hat eine doppelte Amnesie stattgefunden, die inselförmig nach vorwärts und rückwärts ein in sich wohlgeordnetes seelisches Bruchstück aus dem zusammenhängenden Fluß des seelischen Gesamtablaufs herausriß. Mit dem Vergessen des Reisezwecks fängt das Bruchstück an, mit der Erinnerungslücke für die vollbrachte Reise hört es auf. Ob aber die Bewußtseinsinsel, die zwischen diesen beiden Gräben sich einschließt, in Sonnenschein oder tiefem Nebel lag, diese Frage ist der Empirie verschlossen; denn der, der als der Kompetente darüber Bescheid geben könnte – erinnert sich nicht daran. Die mit konventioneller Selbstverständlichkeit unterlegte Annahme, daß dieser Seelenzustand dämmerig oder unbewußt gewesen sei, wird durch die Tatsache, daß er aus vollkommen geordneten Reihen komplizierter seelischer Akte bestand, viel eher widerlegt, als gestützt. Denn mit einer falschen Fahrkarte auf einer deutschen Eisenbahn zu fahren, ist doch wirklich keine Kleinigkeit.

Man wird die Folgen dieses verwirrenden Taschenspiels, bei dem das Nichterinnerte und noch mehr das *angeblich* nicht Erinnerte unter dem Tisch in ein Unbewußtes umgewechselt wird, in der populären ärztlichen Hysterielehre allenthalben entdecken. Und dem mystischen Schauer des "Somnambulen", der hysterischen Bewußtseinsveränderungen und Amnesien verdankt der Begriff des Unbewußten nicht wenig von seiner geheimnisvollen Tiefe. Es läuft in dem Gehirn des Arztes eine eingeschliffene Assoziationsbahn: Suggestion–Hypnose–hysterischer Dämmerzustand – das Unbewußte; sie stammt schon aus der französischen Schule. Mit ihr kreuzt sich eine jüngere Assoziationsbahn aus dem FREUDschen Gedankenkreis: Komplex–Verdrängung–Unterbewußtsein. Und diese beiden Vorstellungskreise werden gemeinhin so addiert, als ob zwei Theorien zusammen eine Wahrheit ergäben.

Doch kehren wir zu unserem Beispiel zurück. Wenn man von einem Menschen sagt: er hat die Tür unbewußt geschlossen, so kann dies *drittens* noch folgenden Tatbestand bedeuten: Jemand geht mit der überlegten Absicht, auszugehen, zur Haustür. Die Bewegungsfolgen des Klinkedrückens, Schlüsseleinsteckens und Umdrehens sind durch unendliche Wiederholung aber so eingeschliffen, daß er sie häufig ganz ohne seelische Beteiligung, rein körperlich mechanisch, als eine Art Gehirnreflex, so etwa wie die Gangbewegungen vollzieht, während der Schluß dieser Bewegungsfolgen sofort wieder in die begonnene Reihe bewußter psychischer Akte überleitet, die durch den Zweck des Ausgangs bedingt sind. Der Ausdruck unbewußt bezieht sich also in diesem Fall auf ein außerbewußtes Schaltstück, das in einen bewußten Seelenvorgang eingefügt ist. Unbewußt bedeutet hier: außerbewußt, aber mit dem Bewußtsein wechselwirkend. Der Schließakt ist hier nicht, wie der Ausdruck "unbewußt" und noch mehr der Ausdruck "unterbewußt" präjudizieren möchte, ein seelischer Vorgang, wenn auch niedriger Ordnung, sondern etwas körperlich Neurologisches, was mit Seele überhaupt nichts zu tun hat.

Die sprachliche Feinheit des Ausdrucks "unbewußt" liegt also darin, daß er mit einer gewissen vielsagenden Dunkelheit alle diejenigen Vorgänge umfaßt, die in naher Beziehung zum Bewußtsein stehen, ohne doch die klare Greifbarkeit durchschnittlicher Seelenvorgänge zu besitzen. Er umfaßt *das Minderbewußte, das Nichterinnerte von zweifelhaftem Bewußtseinswert und das Außerbewußte von bewußter Wechselwirksamkeit.* Er bezieht sich nicht auf Dinge, die für das bewußte Erleben gleichgültig sind, wie etwa den einfach außerbewußten Blutumlauf oder das klanglose Entschwinden von Gedächtnisspuren. Jener Mann mit dem Schlüssel wird den Ausdruck "unbewußt" immer nur dann gebrauchen, wenn ihm an dem psychischen Tatbestand nachträglich etwas auffällt, wenn er eine Lücke in seinem psychischen Kausalnexus entdeckt, das heißt wenn die deutlich empfundene Hemmung oder Förderung seines seelischen Ablaufs, speziell eine kräftige Affektwirkung ihn daran erinnert, daß der Urheber dieser Wirkung in seinem augenblicklichen Bewußtsein keine entsprechende Repräsentation hat. *"Unbewußt" heißen also alle Vorgänge, deren aktueller oder mnestischer Bewußtseinsgrad zu ihrer Bewußtseinswirksamkeit im umgekehrten Verhältnis steht.*

Somit ist der Ausdruck "unbewußt" so lange berechtigt, als er nichts sein will, als ein an sich nichts besagender handlicher Sammelbegriff für alle Negativfaktoren im Kausalnexus des subjektiven bewußten Erlebens. Er wird aber alsbald monströs, wenn man ihn als "das Unbewußte" oder "das Unterbewußtsein" umstempeln will in etwas wirklich seelisch Vorhandenes, in eine positive Größe, in einen einheitlichen seelischen Funktionsbegriff, ja zu einem spekulativen Inbegriff der Seele selbst, über dem die empirische Seele, das heißt das Bewußtsein, nur noch als dünnes trügerisches Spinngewebe die wahren Abgrundtiefen zu verhüllen suchte. Man kann nicht Unterbewußtsein sagen, ohne an Unterwelt zu denken. Durch das Wort mit dem hohlen Klang hat man aus einem leeren Raum ein wesenhaftes Gespensterreich gemacht. Aus dem Unterbewußtsein ist eine Art Orkus geworden, in dem alle Spukgestalten gelehrter Einbildungskraft sich ungestraft tummeln dürfen, wenn man ihnen vorher Lethe zu trinken gab. Der dämmerige Hauch angedeuteten psychischen Erlebens, abgebrochene Erinnerungsbrücken, körperliche Reflexvorgänge, Gehirnautomatismen und Engramme, dies alles geheimnisvoll durcheinandergemengt, mit Assoziationen von Hypnose, Dämmerzustand und Bewußtseinstrübung gefühlsmäßig vertieft, obendrein alles, was man nicht wissen kann oder noch nicht weiß, hineingestopft, das Ganze als neuentdeckte eigentliche Grundseele des Menschen ausgegeben und als Elixier gegen alles Kopfzerbrechen über die Hysterie verkauft — so sieht das Unbewußte in der ärztlichen Vulgärpsychologie aus.

Und auf einer solch verzweifelten, geflickten, kopflosen Begriffschimäre wollen wir den Weg zur Wahrheit fahren?[1]

Doch verlassen wir nunmehr das Unbewußte an sich und wenden uns der zweiten Frage zu: *Ist dieses Unbewußte ein Spezificum der Hysterie gegenüber den normalen Seelenvorgängen?* Wenn wir heute auf Schritt und Tritt die Behauptung lesen, daß ein hysterischer von einem entsprechenden normalen Vorgang sich durch den mangelnden Bewußtseinsgrad seiner psychischen Triebfedern unterschiede, so trifft FREUD an dem öden Schematismus dieser Distinktion die wenigste Schuld; hat ja doch gerade er an tausend Beispielen immer wieder betont, wie eng verwandt die neurotische und die Psychologie des Alltagslebens sind, gerade was die Rolle des Unbewußten betrifft.

Nicht der FREUDsche Verdrängungsbegriff selbst ist schuld an dem Unglück, sondern seine einseitige Popularisierung, die nur die Hälfte des fruchtbaren Gedankens aufnahm und ihn dadurch gründlich verdarb. Man hörte mit halbem Ohr zu, daß die Verdrängung des affektstarken ursächlichen Komplexes ins Unbewußte bei der Hysterie eine große Rolle spiele. Dies wurde festgehalten, dogmatisiert und so ist es versteinert. Die andere Hälfte aber, nämlich daß die Verdrängung zugleich ein normaler Seelenvorgang ist, dem wir im Alltag jeden Augenblick begegnen, ging über der Freude an dem Neugewinn für die Neurosenlehre verloren, sie wurde "verdrängt", und so stand mit einemmal vor der ganzen Ärztewelt der praktisch-diagnostische Glaubenssatz fertig, daß das Unbewußte ein krankhaftes Reservat des Hysterikers wäre.

Wie stellen wir uns nun zu dem mit unserem Thema eng zusammenhängenden *Verdrängungsbegriff?* Man hat hier denselben Eindruck, wie beim "Unbewußten", daß über die zugrundeliegenden Erfahrungstatsachen unter sorgfältigen Beobachtern gar kein Zweifel sein kann, sondern nur über die zweckmäßigste theoretische Umschreibung und anschauliche begriffliche Formulierung des gefundenen Tatbestands. Nehmen wir ein Beispiel: A. hat den B. einmal bei einer Rechnung, ohne daß dieser es merkte, um 10 Mark betrogen. Er vergißt dies allmählich. Als er später einmal den B. wiedertrifft, empfindet er eine instinktive Abneigung gegen ihn, deren Ursache ihm nicht klar ist; dieses Gefühl wiederholt sich jedesmal beim Anblick des B. Dies ist eine typische Verdrängung. Im Seelenleben des A. wirken drei Faktoren aufeinander: die Person des B., der Betrug gegen ihn und die Abneigung gegen ihn. Von diesen fällt der zweite Faktor, die Betrugszene, später aus, während ihr affektives Korrelat, die (aus Beschämungsgefühl geborene) Abneigung gegen B. bestehen bleibt. Das Bindeglied in der psychischen

[1] Ich betone ausdrücklich, daß sich diese Polemik nicht gegen die ernsthafte Forschung richtet, die den Begriff des Unbewußten wegen seiner Handlichkeit benutzt, sofern sie vernünftige, klare Vorstellungen damit verbindet. Noch weniger richtet sie sich gegen die psychoanalytische Schule als solche, der die Psychopathologie trotz allen Auswüchsen lebendigste Anregung verdankt. Man wird auch nicht sagen, FREUDS phantasievoll plastische, mythologisierende Sprachprägung sei für die Psychiatrie von vornherein zum Schaden gewesen. Sie hat gerade durch ihren starken Phantasiewert eine ganze Forschungsrichtung in gang gebracht. Als Anregung waren diese Konzeptionen gut – als Dogmen sind sie unerträglich. Hierin aber liegt jetzt die große Gefahr, daß popularisierte, dichterische Bilder mit Bruchstücken aus der Empirie des Alltags allmählich zu festen Scheinwahrheiten zusammenschmelzen und dadurch die Hysterielehre verknöchern.

Kausalkette fällt aus, weil das Subjekt ein Interesse an diesem Ausfall hat und die beiden übrigen Faktoren, das Persönlichkeitsbild des B. und das Abneigungsgefühl, treten nun in eine direkte, nicht mehr unmittelbar verständliche Korrelation. Ich glaube, der Ausdruck "Verdrängung" für das zweckvolle Ausmerzen eines starkwirkenden Vorstellungsbestandteils ist sprachlich so treffend, daß er seinen Platz im wissenschaftlichen Sprachgebrauch immer behalten wird. Der empirische Tatbestand ist richtig beobachtet und seine sprachliche Bezeichnung ist gut gewählt. Etwas anders verhält es sich aber mit den theoretischen Ergänzungsvorstellungen, mit denen sich die ärztliche Phantasie den Begriff Verdrängung und sein empirisches Substrat bildlich klarzumachen bemüht. Dieses Bild ist, naiv ausgedrückt, etwa folgendes: das verdrängte Stück Seele ist wie ein abgeschiedener Geist, zwar aus der lichten Oberwelt verstoßen, aber in der Unterwelt (dem Unterbewußtsein) ganz in seiner bisherigen Gestalt lebendig; von dort aber wirkt es, zwar abgesperrt, aber doch noch unheimlich genug in die oberbewußten seelischen Vorgänge hinauf.

Hiergegen ist nun verschiedenes einzuwenden. Einmal wird ein großer Teil der verdrängten Vorstellungen nicht schlechthin unbewußt, sondern minderbewußt, beziehungsweise nur zeitweilig bewußt. Nun erwecken aber die Worte Oberbewußtsein und Unterbewußtsein notwendig die Vorstellung von etwas Zweistockigem, was durch einen Boden getrennt ist, so daß man nur die Wahl hat, entweder "oben" oder "unten" zu sein. Dieses Bild gibt aber die Eigentümlichkeiten des Seelischen denkbar unglücklich wieder. Weshalb bedienen wir uns im medizinischen Sprachgebrauch nicht auch durchweg der *bildlichen Redensart, die in der philosophischen Psychologie herrscht: des Vergleichs mit dem Blickfeld des Auges*. Ein kleiner Blickpunkt deutlichster Präsenz und von da nach außen immer mehr an Klarheit abnehmend ein weiteres Blickfeld, dessen Erscheinungen an Umriß nebelhaft, aber an Wirksamkeit sehr verschieden abgestuft sind und dessen äußerste Ränder schwankend und unfaßbar ins Nichts verdämmern: damit sind wesentlichste Eigenschaften des Seelischen schlicht und anschaulich zur Darstellung gebracht; mit diesem Bild ist die Einheit der Seele durch alle Bewußtseinsstufen gewahrt, die unglückliche Zweiteilung in "oben" und "unten" vermieden, vielmehr das Schwimmende und stetig durch unendlich viele Grade sich allmählich Schattierende der Bewußtseinsfunktion richtig wiedergegeben. Vor allem aber ist die ebenso unempirische wie begrifflich unhaltbare Trennung der Begriffe Seele und Bewußtsein vermieden; wir brauchen nicht den gequälten Ausdruck "unbewußtes Seelenleben", sondern alles, was überhaupt zum Blickfeld, das heißt zur Seele gehört, das ist auch noch irgendwie bewußt, wenn auch nur in flüchtigen Augenblicken und im unmerklichsten Grade. Ein Gegenstand ist dann entweder an der Peripherie des Blickfeldes, oder er ist überhaupt nicht mehr seelisch, das heißt, "außerbewußt", wobei zu bedenken ist, daß die Grenze des Seelischen und des rein Zerebralen auch beim selben Menschen in einer breiten Randzone schwankt, sofern eine Menge von Vorgängen bald psychisch, bald als körperlich neurologische Automatismen ablaufen.

Besonders der Vorgang der Verdrängung gewinnt durch den Wechsel der zugrunde gelegten bildlichen Vorstellungsweise an richtigem Verständnis. Ein Pferd geht an den scharf gesehenen Dingen, die ihm gerade vor Augen liegen, meist ruhig vorüber. Es scheut aber vor den dunklen Umrissen, die sein Blickfeld von der Seite her aufnimmt; nicht vor den ungesehenen, sondern vor den mindergesehenen oder vor den Spuren, die sie in seinem Gehirn zurücklassen. Gibt es einen treffenderen Vergleich für den Hysteriker, der durch seinen verdrängten Komplex von der Peripherie seines Bewußtseinsfeldes her irritiert wird und der sich beruhigt, wenn man ihm den Gegenstand seines Unbehagens klar vor Augen gerückt hat?

Wie verhalten wir uns aber zu solchen Komplexen, die auf längere Zeit ganz aus dem Bewußtsein verdrängt, auch nicht mehr spurweise darin repräsentiert und trotzdem seelisch wirksam sind? Gerade sie, sagt man, bilden den zwingendsten Beweis dafür, daß es in der Seele eine unterbewußte Abteilung gibt, wo die verdrängten Komplexe, leibhaftig weiterexistierend, ihren Wohnsitz haben[1]. Nun frage ich: Wenn Schiller, obgleich nicht mehr sichtbar vorhanden, dennoch unter den Lebenden weiterwirkt, – ist das ein Beweis für die Unterwelt? Muß der Dichter in Person, als ein höllischer Spuk erhalten geblieben sein, damit man diese Wirkung erklären kann – oder erklärt sie sich nicht vielmehr durch einen von seiner Person völlig verschiedenen Repräsentanten, den er mit seinem Geiste stempelte und zurückließ, – durch ein Buch? Es ist nicht schwer, dieses Beispiel für unsere Frage nutzbar zu machen. Und wo soll der gänzlich aus dem Bewußtsein, das heißt aus der Seele verschwundene, verdrängte Komplex seinen Repräsentanten, sein Engramm hinterlassen, das ihn weiterhin seelisch wirksam erhält, als eben dort, wo seelische Vorgänge überhaupt ihre Repräsentation haben, – im Gehirn? Wir wissen, daß seelische Vorgänge, rein psychologisch betrachtet, lange vollständig verschwinden, psychisch restlos Null werden und trotzdem virtuell lebendig bleiben können, solange das zugehörige Gehirn vorhanden bleibt. Die zwei Größen, Bewußtsein und Gehirn, sind uns empirisch fest gegeben und ihre Wechselwirkung ist uns ebenfalls gegeben. Das Verständnis ihrer Wechselwirkung aber ist uns nicht gegeben, und kein Grübeln, keine Gehirnmythologie und keine Seelenmythologie wird dagegen etwas nutzen. Wer aber glaubt, daß man eine Rechnung mit zwei bekannten Größen sich dadurch erleichtert, daß man eine dritte, gänzlich unfaßliche, unbeschreibliche und unbekannte Größe dazwischensetzt, der hat das Recht – an ein Unterbewußtsein zu glauben, das noch ein selbständiges Etwas neben dem Bewußten und den ergänzenden neurologischen Gehirnkorrelaten des Bewußten wäre.

Wenn wir nun im Gegensatz zu diesen theoretischen Hilfskonstruktionen versuchen, den Vorgang der Verdrängung rein aus empirischen Bausteinen für unser Verständnis zusammenzusetzen, so müssen wir zunächst wieder an die Quelle zurückgehen, aus der uns zur Klärung hysterischer Mechanismen, wie der hysterischen Gewöhnung und der Fixation von Reflexen, schon so viel Licht gekommen ist: auf das biologische Grundgesetz der Einschleifung oft geübter Funktionen. Von den einzelnen empirischen Komponenten, aus denen sich die Einschleifung zusammensetzt, kommt *für das Verständnis der Verdrängungsphänomene hauptsächlich die formelhafte Verkürzung der Verlaufsbahn* in Betracht. Man wird unter diesem Begriff die Tatsache verstehen, daß ein neurologischer Vorgang höherer Ordnung, etwa ein Willensvorgang, der ursprünglich in einer größeren Anzahl von Einzeletappen verläuft, sich durch häufige Übung allmählich auf wenige Akte zusammenzieht. Wer Schlittschuh fahren lernt, der wird zunächst

[1]Der Psychologe SCHUMANN sagt: "Wenn wir uns nicht vor Augen halten, daß es *im Unbewußten* ganz gewiß keine Empfindungen und Gefühle als solche, sondern *nur Prozesse* gibt, *die unter gewissen Bedingungen Empfindungen und Gefühle hervorrufen*, dann laufen wir Gefahr, ins Unbewußte mithineinzunehmen auch die Begriffe, die wir uns durch Vergleichung, Beziehung usw. der Bewußtseinsinhalte gebildet haben; wir laufen Gefahr, die logischen Denkformen als Ursachen ins Unbewußte zu verlagen, kurz gesagt: das *Unbewußte zu rationalisieren*.

zwischen den Willen zu fahren und dessen endliche motorische Ausführung eine große Zahl zeitlich aufeinanderfolgender, einzeln wahrnehmbarer Willensentschlüsse und Gleichgewichtsbewegungen einschalten müssen, während beim fertigen Fahrer zuletzt von alledem nichts mehr vorhanden ist, als der Wille und die Tat, das heißt ein genereller psychischer Impuls und eine ebenso vereinfachte zusammengefaßte Muskelkoordination, deren Einzelbestandteile nicht mehr für sich existieren. Besonders schön zeigt sich dieses Gesetz beim Lesen und Schreiben, wo aus dem Buchstabieren gemalter Einzelzeichen zuletzt in extremer formelhafter Verkürzung das Erfassen ganzer Wortbilder und Wortreihen mit einem einzigen Blickakte wird, wobei die Einzelglieder des Gesamtakts nicht nur nicht mehr für sich gebraucht werden, sondern sogar da und dort fehlen können, ohne den Gesamteindruck zu stören (Druckfehler!).

Ebenso, wie Zwischenglieder aus geübten neuropsychischen Akten ausfallen, ebenso können auch schon an ihrem Ursprung große Teile ihrer psychischen Prämissen sich verkürzen oder ganz abstoßen. Wer sich morgens aus dem Bette erhebt, der vollzieht diese Handlung meist mit einem verschwindenden Aufwand von kausalem Vorstellungsmaterial; die psychischen Faktoren, aus denen seine tägliche Übung ihren Ursprung nahm, die Gründe, die ihn überhaupt zur Berufstätigkeit veranlassen, das alles taucht nur hie und da und niemals lückenlos vollständig vor seinem Bewußtsein auf.

Wenden wir die soeben gewonnenen Gesichtspunkte auf unser früheres Beispiel einer Verdrängung, die Verstimmung zwischen A. und B. an, so ergibt sich, daß A. ganz recht hat, das heißt, daß er dem psychophysischen Grundgesetz getreu handelt, wenn er sich nicht jedesmal beim Anblick des B. klarmacht, weshalb er ihn haßt und sich nicht jedesmal zu diesem Zweck die Betrugsszene in den Mittelpunkt seines Bewußtseins ruft. Sein persönliches Verhältnis zu B. ist ihm wie ein Wort geworden, das er schon lange kennt und dessen Einzelzeichen er sich nicht jedesmal buchstabiert, um zu wissen, wie er gegen ihn fühlen muß. Ein guter Teil unseres Seelenlebens bezieht seine Existenz aus solch alten, fertigen Formeln, aus Urteilen und Gefühlen, deren Eltern nicht immer mehr anwesend und vielleicht schon lange gestorben sind. Ein psychischer Vorgang bekommt rein dadurch, daß er ins Leben tritt, eine gewissen Eigenbewegung, einen kleinen oder großen Grad von Selbstexistenz, der ihn vom Antrieb seiner ursprünglichen Kausalfaktoren allmählich mehr oder weniger unabhängig machen kann (dasselbe Gesetz gilt auch für die körperlich-neurologischen Vorgänge und hat, wie früher ausgeführt, seine große Bedeutung für die hysterische Gewöhnung). Wir finden ebensowohl den Fall, daß Affekte, Stimmungen, Strebungen ohne ihre zugehörigen Vorstellungskorrelate weiterleben, wie umgekehrt, daß Vorstellungen mechanisch festgehalten werden, während ihr Affekt verblaßt. Ersteres finden wir in der Psychopathologie hauptsächlich bei den hysterischen Entwicklungen, letzteres z. B. bei der Heilung paranoischer Zustände wieder.

"Müßte ich nicht ein Faß sein von Gedächtnis, wenn ich auch meine Gründe bei mir haben wollte? Ist denn mein Erleben von gestern? Das ist lange her, daß ich die Gründe meiner Meinungen erlebte." (Nietzsche) Wenn der geistvollste Philosoph dieses Privileg allgemeiner Menschlichkeit für sich beansprucht, soll dann der Hysterische allein davon ausgenommen sein? Sollen Bauern und Bettler das leisten, was man von keinem Weisen verlangt? Sollen sie nach Jahr und Tag noch wissen, sollen sie in jedem Augenblick sich klar vors Gesicht halten, weshalb sie einst zu zittern und zu hinken anfingen?

Nun ist aber die formelhafte Verkürzung noch keine Verdrängung. Was bei dieser noch zu jener neu hinzukommt, ist die Tatsache, daß ein psychischer Kausalnexus sich gerade an der Stelle formelhaft verkürzt, wo das Subjekt an dieser Verkürzung ein Interesse hat. Wir stoßen hier wieder ganz auf denselben Ansatz der biologischen Rechnung, dem wir bei früheren Untersuchungen immer wieder begegnet sind: Wille + Reflex gibt Hysterie; statt Reflex könnte man auch allgemeiner: *nervöser Automatismus* sagen. Wir können diese teils dicht unter der Oberfläche latenten, teils im Gang begriffenen Automatismen allenthalben in der Hysterie aufzeigen: in der motorischen Gewöhnung, in den Zitterdispositionen, in den Schmerzschutzstellungen, in sensiblen, vasomotorischen und psychischen Gesetzmäßigkeiten. Überall sehen wir, daß eine Willenskomponente, in einen Automatismus sich einschleichend, diesen sich dienstbar macht, daß durch diesen Zusammenschluß umgekehrt wieder der Wille automatisiert werden kann und daß aus diesem oft vielverschlungenen Wechselspiel zwischen Wille und Reflex die Hysterie entsteht.

Die Verdrängung ist nur ein Spezialfall dieses hysterischen Grundgesetzes der willkürlichen Reflexverstärkung, in dem wir Zug für Zug die Eigentümlichkeiten wiedererkennen, denen wir früher bei der Analyse des Schütteltremors begegneten. Einfaches Vergessenwollen macht keine Verdrängung, es läßt vielmehr seinen Gegenstand desto aufdringlicher hervortreten. Formelhafte Verkürzung macht selbst auch keine Verdrängung, denn sie ist an sich wahllos im Objekt. Wo sich aber der Wille zum Vergessen mit dem Automatismus der Verkürzung kumuliert, dort kann verdrängt werden. Und der Wille erreicht hier wie beim Zittervorgang nur dann sein Ziel, wenn er nicht scharf und selbstherrlich in den Reflex eingreift, sondern wenn er sich sachte auf den im Reflex selbst präformierten Bahnen einschleicht, so wie etwa beim Schütteltremor Zittern und vermehrte Muskelspannung schon organisch (Paralysis agitans!) in enger Verwandtschaft stehen. Scharfe Hinlenkung der Aufmerksamkeit stört sehr leicht die Zusammenarbeit zwischen Wille und Automatie, schon bei den Gewohnheitshandlungen des Alltags, die gerne mißglücken, wenn man sie einmal mit besonderer Sorgfalt ausführen will, während dämmerig triebhafter Bewußtseinszustand diese Zusammenarbeit offenbar begünstigt, wie wir beim Ermüdungszittern früher gezeigt haben. Genau dasselbe finden wir bei der Verdrängung wieder. Leute mit scharf bewußtem, besonders scharf introspektivem Seelenleben, ausgereifte Männer, Denker, Zwangsneurotiker verdrängen im ganzen schlecht, während *triebhafte Gefühlsmenschen, infantile und feminine Charaktere* besonders dazu disponiert sind; unter den erworbenen Zuständen wird die Verdrängung, wie alle anderen willkürlichen Reflexverstärkungen besonders von der Ermüdung und Erschütterung mit ihrem apathisch herabgesetzten Bewußtseinsgrad begünstigt. Aufmerksamkeit hindert das Vergessen, triebhafte seelische Unordnung begünstigt es: auf dieser im Automatismus der formelhaften Verkürzung selbst gelegenen Bahn schleicht sich der Wille in den reflektorischen Amnesierungsvorgang ein, indem auch er das Gewand des gefühlsmäßig Ungeklärten, des diffusen, minderbewußten Wünschens anlegt.

Auf diese Weise gewinnen wir einen klaren empirischen *Begriff des Verdrängungsvorganges als einer willkürlich selektiven Beeinflussung physiologischer Verkürzungsformeln, ohne daß wir zu dem, was wir wirklich sehen, noch den spekulativen Begriff eines selbständigen Unterbewußtseins* hinzukonstruieren müßten, einen Begriff, der durch die naiv mythologische Vorstellungsweise von einer Art persönlicher Weiterexistenz ganze Vorstellungskomplexe in einem unterirdischen Stockwerk des Seelischen besonders unglücklich wird. Wir brauchen gar nicht die Fortexistenz des Vorstellungskorrelates, wenn sein Affekt weiterleben soll. Dieses Postulat widerspricht ebenso dem zur Verselbständigung disponierenden *Gesetz der Eigenbewegung neuropsychischer Mechanismen*, wie dem *Gesetz ihrer formelhaften Verkürzung*, die beide durch unzählbares Erfahrungsmaterial gestützt sind. Eine Stimmung, ein Trieb, ein Vorurteil braucht zu seiner Weiterexistenz nicht mehr, als daß es in einer eingeschliffenen psychischen Formel verankert ist, die die Daten seiner Begründung enthalten kann, oder nicht; ja im Gegenteil, die alten verkürzten Formeln, selbst wenn sie in sich gar nicht mehr sinnvoll sind, sind durchschnittlich zählebiger und in sich selbst fester assoziiert, als der frische Seelenvorgang, dessen Aufbauelemente noch einzeln sichtbar sind. Was aber die Verdrängung gegenüber den gewöhnlichen Verkürzungsformeln so besonders wirksam, störend und seelisch wichtig macht, das ist die Tatsache, daß eben sehr häufig dem Willen die vollständige, solide und dauernde Amnesierung des gewünschten Bruchteils nicht recht gelingen will, daß dieser daher immer wieder dann und wann von der Grenze des seelischen Blickfeldes her als dunkler, verschwommener Gegenstand seinen Träger so wie ein scheuendes Pferd beunruhigt.

Der Grund, weshalb viele Verdrängungen der Selbstkorrektur durch ihren Träger schwer zugänglich sind, liegt gewiß nicht in einer erfundenen mythologischen Sperre, die wie eine Art Schlagbaum Oberbewußtsein und Unterbewußtsein trennte und hinter dem ein Komplex mit seinem unbewußten Teil "eingeklemmt" wäre. Er liegt vielmehr darin, daß das *Subjekt*, mit der stark verkürzten, aphoristisch paradoxen Endformel in der Hand, sich nicht mehr in dem Weg zurechtfindet, auf dem das verschlungene Wechselspiel von Wille und Reflex sie zustande brachte. Dadurch, daß der Wille den Reflex verwillkürlicht, wird er selbst wieder umgekehrt von diesem automatisiert, so daß bei den extremen Fällen am Schlußresultat dieser gegenseitigen Durchdringung das Subjekt kaum noch zu erkennen vermag, ob es will oder gewollt wird. Darin liegt das Intrigante und Rätselvolle vieler hysterischer Entwicklungen sowohl im körperlichen, wie im psychischen Gebiet: daß der Wille in eine Reflexfalle geht, von der er, während er sie benützt, selbst gefangen wird. Dadurch aber, daß wir dem Patienten statt der verkürzten Endformel wieder den ganzen genetischen Zusammenhang mit allen Einzelbestandteilen in der Hand geben, zeigen wir ihm den Weg zurück, den er gekommen ist. Das ist der Sinn aller kathartischen und psychoanalytischen Therapie. Der Kern dieser feinsinnig einfühlenden Methoden ist somit kein anderer, als der rationelle Extrakt ihres scheinbaren Antipoden, der plump improvisierten Kriegsbehandlung des Schütteltremors, deren Analyse wir früher gegeben haben.

Die Frage: verdrängt *nur* der *Hysteriker* seine Motive? brauchen wir nach all diesen Untersuchungen nicht mehr ausdrücklich zu verneinen. Den bahnbrechenden und verdienten Vertretern der Theorie des Unbewußten ist es selbst nicht in den Sinn gekommen, dies zu behaupten. Der Mißbrauch, diese Annahme der praktischen Diagnostik zu unterlegen, beruht nur auf einer zur Konvention gewordenen allgemeinen Fahrlässigkeit. Haben wir uns erst aus diesem Bann befreit, so werden unsere Augen helle werden auch für die umgekehrte Frage: verdrängt *jeder* Hysteriker seine Motive? Wer unbefangen beobachtet, wird sie verneinen. Zwar verdrängen die meisten Hysteriker, aber doch vielfach nicht in jedem Augenblick, und in verschiedenen Stadien ihrer Entwicklung in sehr verschiedenem Grad; viele davon verdrängen so oberflächlich, daß dieser Vorgang bei ihnen gar keine besondere Beachtung vor dem verdient, was wir im alltäglichen Leben sehen. Es gibt aber auch solche Hysteriker, die gar nicht verdrängen, die sich ihrer Motive nicht nur bewußt sind, sondern die sie auch aussprechen, ja die sie uns geradezu ins Gesicht schleudern; und in dieser Gruppe finden sich auch besonders schwere Hysterien auf der Grundlage der Entartung. Diese Tatsache ist außerordentlich interessant und wichtig.

Aber schon jetzt dürfen wir mit aller Bestimmtheit formulieren: Das allein Wesentliche an der Hysterie liegt nicht in der Gruppe von Phänomenen, die man herkömmlicherweise als das Unbewußte zusammenfaßt. Die Verdrängung ist nicht der hysterische Seelenvorgang κατ'ἐξοχήν, sondern einer von den vielen psychophysischen Vorgängen, die sich aus den Gesetzten der willkürlichen Reflexverstärkung ableiten und die zusammen die Kerngruppe dessen ausmachen, was man klinisch Hysterie nennt. Unter diesen Vorgängen allerdings ist die Verdrängung einer der wichtigsten. Jedoch ist es falsch, daß es keine Verdrängung ohne Hysterie, ebenso, daß es keine Hysterie ohne Verdrängung gäbe.

Ein junger Bauernbursch wanderte seit Monaten ohne einen Behandlungserfolg von einer Nervenstation zur anderen; er war sehr erfreut darüber und lag in guter Laune zu Bett. Jeder Versuch therapeutischer Annäherung löste wahre Wirbelstürme aller denkbaren hysterischen Entladungen in seinem psychophysischen Apparate aus: Schütteltremor, Abasie, Krämpfe und Dämmerzustände; er wand sich sträubend wie ein Wurm am Boden, zuckte, schlug und schrie. Ließ man ihn aber gewähren, so war er ruhig und vergnügt. Niemand weiß, wie er sich die Ziehharmonika ins Dunkelzimmer einschmuggelte, die ich ihn eines Abends spielen hörte. Unter ihren Klängen versicherte er mir: "Mich macht keiner gesund? Sobald man mich aber nach Hause läßt, stehe ich auf und arbeite".

Kann man behaupten, daß seine Willensrichtung damit nicht einleuchtend und vollständig begründet gewesen wäre? Hat er etwas daran verdrängt? Hat er nicht seine Motive bewußter gekannt und offener ausgesprochen, als es ein normaler Mensch an seiner Stelle getan hätte? Und doch war er einer der schwersten Hysteriker, die man sehen konnte. Wo lag seine Hysterie? Gewiß nicht in seinem Bewußtsein. Sie lag dort, wo eben die Hysterie liegt: *im Willen* und in seinem Verhältnis zum psychophysischen Reflexapparat.

Nun kann man allerdings, sobald man für einen seelischen Vorgang eine zureichende und einleuchtende Erklärung gefunden hat, wiederum nach weiteren Gründen in der Tiefe des Unbewußten und hinter diesen nach immer noch tieferen Tiefen suchen; man kann deuten und vermuten, wo nichts mehr zu erkennen ist. Man kann Fragen in immer hohlere Abgründe hinunterrufen, aus denen uns schließlich nur noch das Echo unserer eigenen Phantasie täuschend zurückschallt. Und man kann im fernen Nebel suchen gehen, wo doch Erkennbares und helle, gute Gründe genug vor unseren Füßen an der Sonne liegen.

2. Seele und Bewußtsein. Kritisches zur Verständigung mit BLEULER

Wer den vorigen Aufsatz gelesen hat, meint vielleicht, daß ich mich mit BLEULER in den tiefsten wissenschaftlichen Meinungsverschiedenheiten befinde. Glücklicherweise ist dem nicht so – denn einem erfahrenen Meister der Psychiatrie wird man, auch wenn man es einmal müßte, nur ungern und zögernd widersprechen. Vielmehr stelle ich fest, daß ich, was die Frage des Unbewußten betrifft, in allem Sachlichen wesentlich mit BLEULER übereinstimme, im *Begrifflichen* (dies ist viel weniger wichtig) besteht nur eine ernsthafte Differenz, und fast alles übrige beruht auf bestimmten Eigentümlichkeiten meines literarischen Stils.

Um etwas Leben in die trockene Materie zu bringen, habe ich mich zuweilen etwas verblüffender Wendungen und scharfzugespitzter Formeln bedient. Ich habe z. B. als kurzes handliches Kennwort für meine Ansicht zu den Sozialhysterien die Formel geprägt: *"Wille und Reflex"*. Hierbei ist, wie ich in einer anderen Abhandlung schon erwähnt habe, der Ausdruck "Reflex" eine pars pro toto. "Reflex" ist der prägnanteste Vertreter der Gesamtgruppe der nervösen, sowohl körperlichen, als auch psychischen Automatismen. Und der Ausdruck "Wille" ist ein ebenso kurzes Kennwort, das die ganze Skala vom vollbewußten Zweckdenken bis hinab zu den dunkelsten Trieben und Instinkten zu repräsentieren hat, das also eine Menge von dem mit umschließt, was von BLEULER als unbewußt bezeichnet wird. Hier hängt das Stilistische mit dem Inhaltlichen aufs engste zusammen. Man wird mir zugeben, daß es überhaupt nur mit dieser knappen Schlagworttechnik möglich ist, so verwickelte Dinge, wie das Wechselspiel von Wille und Reflex in der Hysteriegenese, verständlich und einleuchtend darzustellen. Die Gefahr, daß man mich dabei der begrifflichen Unklarheit zeiht, muß ich auf mich nehmen.

Oder ich habe einmal gesagt: *"Hysterie ist Vortäuschung schlechthin"*. Wer mich als einen plumpen Simulantenriecher kennzeichnen will, der braucht nur diesen Satz, wie er ist, zu zitieren. Tatsächlich bedeutet er im Zusammenhang das gerade Gegenteil: nämlich, daß Vortäuschung etwas sehr Feines, Kompliziertes und wissenschaftlich Interessantes ist, was sich im ganzen für die groben Hände des Strafrichters und Moralisten nicht eignet.

Ähnlich verhält es sich mit dem Stichwort "Hysterie". Ich habe es in einer früheren Abhandlung meines Hysteriezyklus ausdrücklich unterstrichen: Wenn ich von Hysterie rede, meine ich in diesem Zusammenhang immer "die moderne soziale Massenerscheinung, die Kriegs- und Rentenhysterie"; auch hier habe ich, im Interesse der Lebendigkeit des Stils und zur Schonung der Zeit und Geduld des Lesers vermieden, jedesmal, wenn ich "Hysterie" sage, die ganze Klausel zu wiederholen. Diese spezielle Einstellung auf die Sozialhysterien geht auch wie ein roter Faden durch meine "Kritik des Unbewußten" hindurch. Ich teile daher vollkommen die Ansicht BLEULERS: Die "willkürliche Reflexverstärkung" ist gewiß kein Zauberschlüssel zum Verständnis jeder komplizierten psychischen Entartungshysterie. Sie ist nur e i n e Ansicht des ganzen Problems, so wie das Unbewußte eine andere ist. Sondern meine Gedankengänge sind an Kriegs- und Rentenhysterien gewonnen und beziehen sich in erster Linie auf diese einfach und massiv gebauten Formen. Daß allerdings von hier aus auch auf ein weiteres Gebiet der psychogenen Seelenstörungen noch manches Streiflicht fallen wird, das hat BLEULER selbst in seiner Kritik mit warmen Worten zugegeben, die am besten beweisen, wie wenig Reibung im Grunde zwischen den BLEULERschen und meinen Gedankenkreisen besteht.

Oder soll ich mich mit BLEULER über den "Begriff Krankheit" veruneinigen? Was liegt mir denn an dem Wort? Da ist es! Jeder, der es nicht haben will, kann es wegnehmen. An der Sache aber liegt mir sehr viel und was ich sachlich meine, habe ich erst neulich in einer anderen Abhandlung[1] noch einmal aufs genauste formuliert, falls es nicht anhand der "hysterischen Gewöhnung" schon deutlich geworden sein sollte. Es handelt sich nicht um dies und das, nicht um Medizin und Naturwissenschaft, sondern um *juristische* Fragestellungen, und zwar vorwiegend um solche *zivilrechtlicher* Natur, um Gegenwartsfragen brennendster Art und von großer sozialer Tragweite.

Es dreht sich ja nicht um die "hysterische Krankheit", sondern um die "hysterische Gewöhnung", nicht darum, daß man etwas Bestimmtes "Krankheit" nennen müsse, sondern umgekehrt, daß man nicht fahrlässigerweise alles "Krankheit" nennen soll, z.B. das ganze bunte Begutachtungssammelsurium mit der Etikette "Hysterie" und mit einer großen Menge normaler und halbnormaler biologischer Mechanismen und gesunder, dreister Absichten darin[2]. Nennt es "Krankheit", habe ich gesagt, nennt es "eine Art Krankheit" oder nennt es gar nicht Krankheit. Was ist Krankheit? So habe ich gesagt, nicht weil es mir unklar, sondern weil es mir gleichgültig ist.

Praktisch, sagt BLEULER, gibt er mir in diesen praktischen Fragen recht. Das genügt mir vollkommen. Praktische Beratung und Unterstützung der erfahrensten Kenner, das eben ist's, was ich für dieses schwierige Unternehmen brauche.

Nachdem wir diese wichtigsten Punkte klargestellt haben, kann ich es dem Leser überlassen, nach demselben Schlüssel die übrigen scheinbaren Widersprüche zwischen BLEULER und mir aufzulösen[3].

Er wird dann bemerken, daß dort, wo BLEULER logische Widersprüche annimmt, meist nur stilistische Antithesen vorliegen, die, knapp formuliert, in meinem Text meist nur einige Seiten weiter ihre ausführliche Erklärung und Einschränkung finden. Ich übergehe viele Einzelheiten, nicht weil es schwer fiele, auf jeden Einwand einen neuen zu

---

[1]Entwurf zu einem einheitlichen Begutachtungsplan für die Kriegs- und Unfallneurosen. Münch. med. Wochenschr. 1919, Nr. 29, S. 804.

[2]Mit anderen Worten: Ich habe es mit der "Hysterie" so gemacht, wie die Entente mit dem bunten alten Österreich – ich habe sie aufgeteilt und dem übrigbleibenden Rest das alte Firmenschild "Krankheit" gelassen. Als Trost für schwache Gemüter.

[3]So ist es ein offenbares Mißverständnis, wenn BLEULER zu der Ansicht kam, ich wolle das Unbewußte "abschaffen". Vielmehr habe ich ausdrücklich gesagt, daß ich *das Unbewußte als handlichen Sammelbegriff in der Hand ernsthafter und klardenkender Forscher* anerkenne (S. 378), daß ich gar nicht gegen das Unbewußte BLEULERS, sondern gegen seinen gedankenlosen Mißbrauch durch die Durchschnittsneurologen polemisiere. Ja, ich habe die "ganz außerordentlich fruchtbringenden Wirkungen" (S. 369) dieses Begriffs besonders unterstrichen. Ebenso ist es ein rein sprachliches Mißverständnis, wenn BLEULER annimmt, daß ich das Unbewußte mit dem "Nichtgewußten" identifiziere. Vielmehr sagte ich an der fraglichen Stelle (S. 371): Nennen wir *diese Art von* Unbewußtem das Nichtgewußte; im vorhergehenden sprach ich nämlich nicht von dem Unbewußten überhaupt, sondern von seiner falschen, überwuchernden Verwendung als eines billigen und immer bereiten Schlagworts. Im Gegenteil habe ich einen großen Teil der Abhandlung darauf verwendet, die außerordentlich verschiedenartigen Bedeutungen dieses Begriffs, sowohl des ursprünglichen Kerns wie der nachträglichen Auflagerungen klarzustellen (S. 377 u. 378). Das Nichtgewußte ist nur ein kleiner Teil dieser Bedeutungen.

finden, sondern weil ich glaube, daß durch solches Stechen um einzelne Worte und Sätze nicht das Verstehen, sondern nur das Mißverstehen befördert werden könnte.

Nun komme ich zu dem einzigen wirklichen Gegensatz, der zwischen BLEULER und mir besteht: er betrifft *die Beziehung der Begriffe Seele und Bewußtsein*. Über den Komplex von Erfahrungstatsachen, den man herkömmlicherweise als "das Unbewußte" bezeichnet, kann unter sorgfältigen Beobachtern kein Zweifel sein, wie ich schon damals (S. 379) betonte. Wir müssen *Träger bestimmter Wirkungen* annehmen, *die die Ursachenketten des psychischen Geschehens oft an entscheidenden Stellen ergänzen*, und zwar mit derselben Wahrscheinlichkeit, wie den Neptun aus den Störungen der Uranusbahn. Daß überhaupt Wirkungsträger da sind, können wir empirisch *erschließen*, was wir uns aber unter diesen Wirkungsträgern vorzustellen haben und wie wir sie nennen sollen, das ist keine empirische, sondern eine begriffliche Frage. Ich habe mich in meiner Abhandlung zuweilen einer grob dualistischen Darstellungsweise bedient, wiederum aus Gründen der stilistischen Anschaulichkeit und nicht weil ich an eine im Subduralraum hausende Pastorenseele[1] glaubte. Aber gerade je mehr man monistisch zu denken versucht, je mehr man sich bestrebt, das Ding "Gehirn – Seele" als unzertrennliche Wirkungseinheit aufzufassen, desto mehr wird man im Begrifflichen scharf sein müssen. Die Dinge Gehirn und Seele sind eine Einheit, die Begriffe Gehirn und Seele aber an entscheidenden Punkten wesensverschieden. Gegen die künstliche Trennung der festen dinglichen Einheit, sei es vor, sei es hinter dem sog. Unbewußten – protestiert BLEULER ebenso energisch, wie ich. Und um diese absolut ungestufte Wirkungseinheit noch besser zu betonen, habe ich den Vergleich mit dem Blickfeld des Auges vorgeschlagen, der überhaupt nicht die leiseste Grenzlinie weder zwischen dem Hellbewußten und Minderbewußten, noch zwischen dem Minderbewußten und Außerbewußten bzw. "rein Zerebralen" zu ziehen gestattet. Und weil Gehirn-Seele eine dingliche Einheit sind, deshalb brauchen wir uns auch nicht zu streiten, woher die Neptunswirkungen kommen: Denn wir haben ja nicht die Wahl zwischen zweien, sondern wir haben nur ein Ding. Diese Wirkungen sind, sachlich betrachtet, weder zerebral, noch seelisch, sondern zerebral-seelisch.

Anders verhält es sich mit den *Begriffen* Gehirn und Seele. Was zum *Begriff Seele* gehört, das können wir nicht, wie den Neptun, erkennen, vermuten oder beweisen, das können wir nur definieren (S. 372). Nun frage ich: Läßt sich irgendeine positiv gefaßte Definition des Seelischen gegenüber dem Materiellen bzw. Zerebralen finden, die nicht den Begriff des Bewußtseins ausgesprochen oder implizite als das Wesen des Seelischen bezeichnete? Wenn aber der Begriff des Seelischen sich nur aus der Tatsache des Bewußtseins ableiten läßt, dann müssen eben alle Dinge, die im strikten Sinne unbewußt sind, außerhalb dieses Begriffs fallen. Allerdings nur die unbewußten Dinge im eigentlichen Wortbegriff. Vieles von dem, was man im bequemen praktischen Tagesgebrauch als das Unbewußte bezeichnet, kann trotzdem ruhig unter dem Begriff Seele bleiben, weil es bei scharfem Zusehen nicht absolut unbewußt, sondern nur dunkel und zeitweise minderbewußt ist.

Wenn aber nun in einer psychischen Kausalkette einige Glieder fehlen, die wir ergänzen müssen, weshalb soll man sich dann nicht auch diese fehlenden Zwischenglieder vollends als etwas Psychisches denken? Ist das nicht viel einfacher und unserem natürlichen Denken angemessener?

---

[1] Mir geht es mit der "Psyche" so, wie es BLEULER mit der "Seele" geht. Schmeckt ihm diese zu stark nach der Kanzel, so erinnert mich jene zu sehr an ästhetischen Tee und Feuilleton.

Darauf antworte ich: Habe ich denn gesagt, daß man dies nicht tun dürfe? Vielmehr habe ich gesagt: Wer den Begriff des Unbewußten benützen will, der muß ihn erst gründlich durchdenken. Hat er das getan, und will er ihn trotz seiner Buntheit und seiner inneren logischen Reibungen trotzdem verwenden, weil er ihm praktisch und handlich ist, so mag er es ruhig tun. Und ich habe das alles nicht zu BLEULER gesagt, weil ein Mann wie er selbst weiß, was er denkt und weshalb er es denkt, vielmehr zu den Leuten, die den Begriff des Unbewußten in ihrer Gedankenlosigkeit als Füllwort mißbrauchen.

"Aber dann sind wir ja in allem Wesentlichen einer Meinung", sagt BLEULER. Darauf kann ich nur antworten: "Ganz gewiß und aus vollster Überzeugung." Weshalb sollen wir jetzt den "Begriff Hysterie" abgrenzen? Er ist ja noch nicht fertig. Wir forschen ja eben daran. Definieren mögen ihn die Alexandriner, die nach uns kommen.

Aber auf den großen, wirren, unabgegrenzten Tatsachenkomplex, den wir vorläufig mit dem Kennwort Hysterie bezeichnen, hat man seit längerer Zeit immer von dem einen Gesichtspunkt aus hingesehen: Dem Gesichtspunkt "Verdrängung" und "Unbewußt". Das war gut. Wenn man aber zu lange denselben Gesichtspunkt benutzt, so gleitet der Blick auf der gewohnten Bahn an den gewohnten Dingen ab. Deshalb habe ich gerufen: Starrt doch nicht immer auf denselben Fleck, sondern tretet einmal hier herüber zu mir, dann werdet ihr etwas Neues sehen. Und in der Tat sah man überraschende Beleuchtungen an altbekannten Dingen. Und BLEULER war der erste, der sich mit mir darüber gefreut hat. Weil aber nicht alle Leute so rasch und hellhörig sind, deshalb habe ich etwas laut und derb gerufen.

Die Theoretiker des Unbewußten haben *eine* Fassade an der Hysterielehre gebaut. Ich bin eben daran, an einer weiteren zu bauen. Weil aber beide noch keinen recht sichtbaren inneren Zusammenhang haben, soll ich deshalb sagen: Reißt die andere Fassade wieder weg — obgleich sie von den besten Meistern gebaut ist? Das sei ferne. Es werden noch viele andere, und immer wieder frisch von neuen Stellen aus zu bauen haben. Bis man zuletzt den Bauplan sieht, den wir alle noch nicht kennen. Und dann kommt vielleicht einmal einer und macht ein Dach darüber.

3. Gefühle und Gemeingefühle

Was unter "Gemeingefühl" zu verstehen ist, bezeichnen wir mit der Definition von WUNDT am besten folgendermaßen: "Man pflegt speziell dasjenige Totalgefühl, das an die äußeren und inneren *Tastempfindungen* geknüpft ist, als das Gemeingefühl zu bezeichnen, indem man es als das Totalgefühl betrachtet, in welchem der *gesamte Zustand unseres sinnlichen Wohl- und Übelbefindens* zum Ausdruck kommt. Unter dem letzteren Gesichtspunkt müssen aber die beiden niederen chemischen Sinne, Geruchs- und Geschmackssinn, ebenfalls dem Empfindungssubstrat des Gemeingefühls zugerechnet werden. Denn die von ihm ausgehenden Partialgefühle verbinden sich mit den vom Tastsinn ausgehenden zu unlösbaren Gefühlskomplexen. Gesichts- und Gehörssinn beteiligen sich dagegen nur ausnahmsweise, namentlich bei ungewöhnlicher Intensität der Eindrücke, an dem Empfindungssubstrat des Gemeingefühls." Soweit WUNDT. Der letzte Satz bedarf nur insofern der Einschränkung, als, wenigstens bei vielen Naturen, auch die längerdauernden, besonders die nebenbewußten Einwirkungen des Gesichts- und Gehörssinns, z.B. die Helligkeit oder Dunkelheit des Raums, in dem sie sich aufhalten, seine "Raumstimmung", seine Proportion, seine Wandfarbe, oder die Wirkungen der Stille, des Lärms, von rhythmischen Geräuschen, mit in das Gemeingefühl als den Gesamtzustand unseres sinnlichen Wohl- und Übelbefindens eingehen und oft einen wesentlichen Bestandteil desselben bilden, auch den vegetativen "Biotonus" (EWALD), und auf diesem Umweg wieder die inneren Körperempfindungen und dadurch das Gemeingefühl entschieden beeinflussen.

In der Umgangssprache umfaßt der Ausdruck "Gefühl" hauptsächlich zwei Bedeutungen: man meint mit Gefühlen einmal die Schwingungen des Gemütszustandes, sodann aber auch eine Reihe von Eindrücken der Sinnesorgane, besonders von weniger differenzierten Körperempfindungen der äußeren Haut, der inneren Organe oder des diffusen Körperganzen. Auch wenn wir diese beiden Reihen logisch scheiden können und müssen (die 2. Reihe nennt man wissenschaftlich nicht Gefühl, sondern "Empfindungen"), so ist es doch kein Zufall, daß die lebendige Sprache beides mit demselben Ausdruck bezeichnet, und empirisch ist es unmöglich, ja für das biologische Verständnis nicht einmal zweckmäßig, eine Grenzlinie zu ziehen. Zunächst sind es die *starken* Körperempfindungen, die unbedingt mit Affektschwankungen verbunden sind: wie dann z.B. eine starke körperliche Schmerz*empfindung* von dem begleitenden heftig unlustbetonten *Gemüts*zustand gar nicht trennbar ist, sondern rein phänomenologisch, in unmittelbarem Erleben mit ihm eine feste Einheit bildet, für deren Empfindungs- und Gefühlsseite eben die Sprache nur den gemeinsamen Ausdruck "Schmerz" hat- Ganz entsprechend ist der Sachverhalt bei starken körperlichen Lustempfindungen, "Wollust" u.dgl.

Dies geht so weit, daß auch bestimmte charakteristische Organempfindungen an Einzelorganen unmittelbar als Affekte erlebt werden, wie es z.B. bei der "Herzangst" der Fall ist, die dem Arzt als seelischer Ausdruck bestimmter organischer Beklemmungsempfindungen bei gestörter Herztätigkeit wohl bekannt ist. Hier gewinnt die psychologische Einsicht in diese Zusammenhänge schon erhebliche praktisch ärztliche Wichtigkeit. So gibt es unter den Angstpsychosen und nervösen Angstzuständen des höheren Lebensalters Fälle, in denen Herz- und Kreislaufstörungen eine Komponente der Angst bilden, die sich nach Behebung dieser Störungen zurückbildet. Ähnlich schildern uns Nervöse oder leicht Depressive ihre Verstimmungsgefühle manchmal als "Kopfdruck", wobei sie mit diesem Ausdruck ebensosehr eine Körperempfindung wie den "Gemütsdruck" meinen.

Auf diesen Tatsachen fußt in der Normalpsychologie die sogenannte *JAMES-LANGEsche Theorie*, die besagt, daß die Gefühle und Gemütszustände nicht nur die körperlichen Organempfindungen *begleiten*, sondern daß sie diese *seien*, anders ausgedrückt: daß nach Abzug dieser Organempfindungen von dem sogenannten "Gefühl" nichts mehr übrig wäre. Beleuchten wir diese Theorie nach unseren psychopathologischen Erfahrungen, so kann man sie als Ganzes weder bejahen, noch verneinen. Es muß zugegeben werden, daß der spezifische Charakter vieler Gefühle von Angst, von Spannung, von Abspannung eben durch diese diffusen Körperempfindungen mindestens wesentlich mitbedingt ist, und daß nach Abzug der Qualitäten, die die "Gefühle" von den "Empfindungen" erhalten, wahrscheinlich nur eine sehr allgemeine, diffuse und nuancenarme Affektivität übrig wäre. Andererseits aber muß zugegeben werden, daß für bestimmte Typen von Gemütszuständen, z.B. für die einfache Heiterkeit oder Traurigkeit die Körperempfindungen im inneren Erleben eine geringe Rolle spielen.

Dies kommt auch in der psychopathologischen Erfahrung zum Ausdruck, wo wir z.B. in den Verstimmungszuständen des *Klimakteriums* deutlich verschiedene Typen unterscheiden können, je nachdem diese Verstimmungen einen starken Gehalt an klimakterischen Körpermißempfindungen (diffusen Beklemmungs-, Hitze- und Kälteempfindungen, kribbelnden Unruhegefühlen) haben, bzw. vorwiegend aus solchen bestehen, oder ob sie unter fast völligem Zurücktreten von solchen als fast reine melancholische Gemütstraurigkeit verlaufen.

Wohl die seltsamsten Verkuppelungen von Körperempfindungen mit gefühlsstarken Seelenzuständen finden wir bei den *Schizophrenen*. Bei einer gewissen Gruppe von Schizophrenen besteht das Symptombild hauptsächlich in solchen körperlichen Mißempfindungen, die qualitativ schwer beschreibbar und oft nur in verschrobenen schizophrenen Termini auszudrücken, dabei aber körperlich oft sehr bestimmt lokalisiert sind: halbseitig, oder in der Zunge, in den Genitalien, an den inneren Organen — Wundsein, Verbrannt- und Durchströmtwerden, Herauf- und Herabgezogen-, Herumgedrehtwerden, eine Fülle von Körpersensationen. Dabei ist bemerkenswert, daß diese Empfindungen eben nicht bloß Empfindungen, sondern zugleich eigentümliche, z.T. sehr intensive Affektzustände sind, wobei der Affekt mitlokalisiert sein kann. Diese eigentümliche Gruppe schizophrener Erlebnisse dürfte sich teilweise mit fortschreitender Forschung hirnlokalisatorisch erklären: manches davon erinnert an die HEADschen Beschreibungen halbseitig empfundener Affektzustände bei Thalamuskranken; andere solche Kuppelungen dürften durch psychogene Komplexwirkungen bedingt sein.

Diese sehr massiven Körpersensationen der Schizophrenen finden manche abgeschwächte Ähnlichkeiten bei gewissen genuinen *Hypochondern*. Die hypochondrischen Symptomenkomplexe sind psychopathologisch noch wenig erforscht, doch sieht man schon heute, daß sie häufig sehr kompliziert gebaut sind. Der Hypochonder ist nicht einfach ein Ängstlich-depressiver Mensch, der auf Grund dieser habituellen Gemütsverstimmung seinen Körperzustand ohne objektiven Grund pessimistisch überbewertet. Gewiß ist eine solche depressiv-ängstliche Gemütslage sehr geeignet, hypochondrische Einstellungen hervorzurufen, wie wir bei manchen melancholischen Gemütsschwankungen sehen. Doch sind nicht alle Melancholiker hypochondrisch und auch nicht alle Hypochonder depressiv. Die rein gemütlichen Faktoren wirken vielmehr auch beim Zustandekommen hypochondrischer Stimmungen aufs innigste zusammen mit mehr oder weniger diffusen Körperempfindungen. Diese werden bei Melancholischen z.B. durch die mit der Depression so gerne einhergehenden Verstimmungen im vegetativen Nervensystem, vor allem durch die innere Selbstwahrnahme der Magen- und Darmträgheit begünstigt. Diese vegetativen Gemeinempfindungen schildert dann der Melancholiker mit hypochondrischen Ausdrücken, wie: "mein Magen schafft nicht mehr", "mein Darm ist zugewachsen", es ist "innerlich alles verbrannt". Andere hypochondrische Stimmungen liegen mehr nach der Seite der geschilderten schizophrenen Körpersensationen zu. Viele abortiv Schizophrene laufen zunächst als einfache Hypochonder. Diese hartnäckigen, aber noch ganz diffusen und objektiv unbegründeten körperlichen Klagen sieht man dann mit dem späteren Aufflackern des schizophrenen Prozesses in die prägnant schizophrenen Körpermißempfindungen übergehen. Es ist mir bei gewissen Arten von genuiner Hypochondrie (nicht bei allen Hypochondern) wahrscheinlich, daß sie nichts anderes darstellen, als zeitlebens in den Anfängen stecken gebliebene Schizophrenien (ähnlich auch BLEULER). Daß bei der Hypochondrie außer dem allgemeinen nahen Ineinanderwirken von Gemütsstimmung und Körperempfindungen noch spezielle Determinanten, teils psychogene Komplexwirkungen, teils auch anscheinend manchmal perverse Nebenkomponenten (sadistisch-masochistische, "analerotische") eine Rolle spielen, kann hier nur beiläufig erwähnt werden.

Auch beim gewöhnlichen *"Nervösen"* finden wir wieder die enge gegenseitige Verzahnung von gewissen Gemütszuständen und Gefühlsreaktionen mit der Labilität der vegetativ nervösen Apparate und den daraus entsprungenen Körperempfindungen bzw. Gemeingefühlen. Bei Nervösen, die gegen seelische Einwirkungen sehr empfindlich sind, äußert sich die Wirkung eines "Komplexes", einer gemütlichen Verwundung ganz gewöhnlich auch in vegetativ nervösen Symptomen, in Magenverstimmung, Pulsunregelmäßigkeiten, Blässe, die dann subjektiv als diffuse Körperempfindungen von innerlicher krampfhafter Gespanntheit, vor allem in der Magen-, Herz- und Kopfgegend wahrgenommen werden. Das unlustig gespannte "Gemeingefühl" dieser Art ist nicht nur Begleiterscheinung, sondern im inneren Erleben unmittelbarer Hauptbestandteil der gereizten und verstimmten Gemütslage. Umgekehrt ist der primär im vegetativen Nervensystem Verstimmte, z.B. der Vagotone, der Basedowoide, die Klimakterische gewühnlich auch gesteigert gemütslabil und für seelische Unlustreize erhöht angreifbar.

Der allgemeine "Biotonus" (EWALD), speziell die "Stimmung" unseres vegetativen Nervensystems und der von ihm regulierten Organe und der daraus erfließende Komplex von Körperempfindungen, die wir als "Gemeingefühl" bezeichnen, sind also sicher mehr als bloße "Begleiterscheinung", sie sind vielmehr ein wesentlicher und integrierender Bestandteil, vielleicht sogar manchmal der Hauptbestandteil dessen, was wir als "Gemütsstimmung" oder "Gefühlslage" bezeichnen. Sie sind es aber im einen Falle mehr und im anderen weniger. Wenn wir die WUNDTsche Einteilung der Gefühle zugrunde legen, so wird man ärztlich und nach der Selbstbeobachtung sagen dürfen, daß die "Spannungs-" und "Lösungsgefühle" am stärksten und vielleicht fast ausschließlich aus solchen Gemeingefühlen, bzw. Selbstwahrnehmen vegetativer Spannungen und Lösungen in den Körperorganen bestehen, am wenigsten dagegen die einfachen Lust- und Unlustgefühle, deutlicher gesagt, die Stimmungslagen der einfachen Heiterkeit und Traurigkeit, bei denen körperliche Organempfindungen nur schwach mit anklingen.

Aber auch für die "Spannungs- und Lösungsgefühle", die in der Affektskala der Nervösen vielleicht die wichtigste Gruppe ausmachen, besteht doch nicht eine so enge Korrelation zwischen gemütlicher und vegetativ nervöser Reizbarkeit, daß beide Reihen beim selben Menschen immer quantitativ einander ganz proportional wären. Ich habe darauf bei dem poliklinischen Sprechstundenmaterial schon seit Jahren geachtet. Man wird kaum einen Patienten mit starken Stigmen am vegetativen Nervensystem (Puls-, Reflex-, Augensymptomen usw.) finden, der nicht zugleich wenigstens in mancher Richtung auch gemütlich erhöht labil wäre. In der Regel sind vegetativ labile Menschen ungefähr in ähnlichem Grade auch gemütslabil; in manchen Gruppen, z.B. bei den Basedowoiden kommt das eigentlich nie anders vor. Dagegen habe ich unter Vagotonikern doch auch gelegentlich andere Fälle gefunden; so z.B. kürzlich einen Mann mit sehr quälenden Stigmen: heftigem Bronchialasthma, nervösem Hautjucken u.dgl., der mir auf Fragen nach psychisch-nervösen Beschwerden gleich ins Gesicht lachte und anfing, von seinen Wildererstreichen und Kriegstaten zu erzählen und dabei eine sehr frische und robuste Affektivität entwickelte.

Man hat die konstitutionell erhöht "gespannten" Menschen, auch des erwachsenen Alters, auch als "Spasmophile" bezeichnet (PERITZ). Man meint damit speziell den habituell gesteigerten Tonus von Gefäßsystem und willkürlicher Muskulatur und die damit zusammenhängende erhöhte elektrische und mechanische Reizbarkeit. Man hat gefunden, daß das seelische Verhalten solcher Menschen auch eine parallele Überspannung und Reizbarkeit zeigt, teils mehr in der schizothymen,teils mehr in der epileptoiden Richtung. H. FISCHER ist speziell auch den Beziehungen zwischen erhöhtem Muskeltonus und Epilepsie nachgegangen. Auch ich habe bei Epileptoiden - d.h. bei jenem eigentümlichen seelischen Typus mit der finsteren, etwas menschenfeindlichen Gespanntheit, explosiven brutalen Zornmütigkeit, Alkoholintoleranz und Neigung zu affektbedingten Dämmerzuständen und Krampfanfällen - öfters diesen athletisch-muskulösen Habitus mit dem Hypertonus der Muskulatur und dem spastisch fahlblassen Teint wahrgenommen.

4. Das Experiment als psychologisches Forschungsmittel

Die Experimentalpsychologie hat weder die Überschätzung eines unpsychischen Zeitalters, noch die nachfolgende Unterschätzung verdient. Der Hauptvorwurf, den man ihr heute macht, daß sie steril sei, sich in Kleinkram verliere, nicht bis an die Probleme des Seelischen selbst herankomme - dieser Vorwurf trifft nicht die Experimentalpsychologie als solche, sondern die Art, wie man allerdings vielfach mit ihr gearbeitet hat. Sie ist kein besonderer Forschungszweig innerhalb der Psychologie, sondern einfach ein technisches Instrument. Ob sie steril ist, oder nicht, hängt lediglich von den Fragestellungen ab, die man ihr gibt. Das Experiment ist auch in der Psychologie durchaus problemfähig, ja es gibt uns selbst neue, wichtige Fragestellungen.

Im ganzen glaube ich, daß dem experimentellen Arbeiten in der Psychologie grundsätzlich dieselben Vorzüge und dieselben Schwierigkeiten anhaften, wie auf jedem andern Gebiet.

Ist das Experiment der einzige Weg zur psychologischen Erkenntnis? Von Zeit zu Zeit hört man die Behauptung wiederholen, nur was zahlenmäßig erfaßbar sei, sei wirkliche Wissenschaft. Die ganze Geschichte z.B. der Medizin ist eine einzige Widerlegung dieser Behauptung. Ihr imposanter Bau besteht bis in die neuste Zeit hinein fast ausschließlich aus soliden sinnlichen Beobachtungen und anschaulichen Begriffen, zu einem verschwindend kleinen Teil aus Zahlen. Man kommt zu einer großen Menge der wichtigsten Erkenntnisse, die für jeden geschulten Beobachter verbindlich sind, ohne Experimen und Zahl, lediglich durch die begriffliche Festlegung feiner akustischer, optischer und taktiler Unterschiede, von Atemgeräuschen, Pulsqualitäten, Augenhintergrundsbildern, mikroskopischen Form- und Farbnuancen, bis zu den kompliziertesten Gangstörungen und Bewegungsformen.

Von hier aus gerät man in der psychiatrisch-neurologischen Wissenschaft ohne Grenze auf das Gebiet der rein seelischen Beobachtungen. Wenn ein Patient durch die Türe hereinkommt, so kann der Kliniker bereits die Diagnose "Schüttellähmung" stellen: eine Diagnose, die mit einem einzigen Blick und einem einzigen Wort einen großen Komplex typischer motorischer und seelischer Verhaltungsweisen umschließt - und nicht nur das: die gleichzeitig noch ein klares Diagramm von Ursachen, Verlaufsformen und Beeinflussungsmöglichkeiten auftauchen läßt. Man stelle sich vor, wie mühsam und unvollständig sich dieses empirische Phänomen "Schüttellähmung" darstellen ließe, wenn man seine Komponenten mit Experiment und Zahl angehen wollte – ohne daß man damit die zwingende Allgemeingültigkeit überbieten könnte, die das klinische Bild der "Schüttellähmung" auch so schon besitzt. – Es leuchtet die virtuose Überlegenheit der anschaulich beobachtenden und beschreibenden über die rein zahlenmäßige Methode klar hervor.

Ähnliches könnte man von dem Symptombild der Manie sagen, der heiter ideenflüchtigen Erregung, das man wiederum rein beobachtend nach seinen Gedankenabläufen und Bewegungsformen klar und allgemeingültig herausheben und alsdann als eine feste Formel in seinen klinischen, vererbungsmäßigen und charakterlichen Zusammenhängen weiter verfolgen kann. Man hat die Manie späterhin auch experimentell bearbeitet, hat dadurch hübsche Ergänzungen und Präzisierungen im Einzelnen erreicht, ohne an der klinischen Grundkonzeption etwas Wesentliches zu ändern.

Was hier an einigen psychopathologischen Beispielen gezeigt wurde, gilt natürlich ebenso für die Normalpsychologie. Eine Fülle von Erkenntnissen ergibt sich durch die direkte Beobachtung von außen, durch die selbstbeobachtende Innenschau und daraus gewonnen wieder durch die Einfühlung in das Innenleben anderer; ganz zu schweigen von dem großen psychologischen Forschungsmaterial, das historische Dokumente, Biographien und Dichtungen enthält. Auf alle diese großen Erkenntnisquellen und Forschungsgebiete verzichten und sich rein auf die experimentelle Bearbeitung psychologischer Probleme zurückziehen zu wollen, hieße eine kaum zu überbietende Verarmung und Vereinseitigung unserer Wissenschaft betreiben.

Das Experiment ist ein wichtiger, aber durchaus nicht der einzige Weg zur psychologischen Erkenntnis.

Ist der experimentelle Weg in der Psychologie zuverlässig?

Seit Jahren habe ich mit meinen Mitarbeitern das Problem der Zusammenhänge zwischen körperlicher und seelischer Erscheinung der Persönlichkeit erforscht. Wir haben zuerst eine möglichst vollständige Erfassung und Typisierung auf beschreibendem Weg angestrebt. Sodann haben wir dieselben Zusammenhänge rein zahlenmäßig, nur mit Messung und Experiment studiert. Es ist uns gelungen, rein mathematische Formulierungen der körperlich-seelischen Zusammenhänge (Körperbauindex: psychologische Experimentzahl) zu finden. Wir haben auch aus methodischem Interesse die Resultate der klinisch beschreibend gewonnenen Diagnosen mit den mathematischen verglichen. Es ergab sich, daß beide Reihen sehr gut übereinstimmten und nur in wenigen Punkten auseinanderwichen. Daraus sieht man, daß beide Arten des Vorgehens wissenschaftlich voll berechtigt und zuverlässig sind, daß sie sich beide ausgezeichnet ergänzen und kontrollieren.

Natürlich nur für den geschulten Beobachter. Für den Ungeschulten sind beide aus verschiedenen Gründen verhängnisvoll: Die deskriptive Diagnostik des Klinikers, weil sie die geschärfte Fähigkeit zur sinnlichen Auffassung feiner Unterschiede voraussetzt, die mathematische aber, weil sie, an sich selbst blind, nur wiederum dem geübten Beobachter hilft, die wesentlichen Zahlen zu finden und zu deuten.

Beide Methoden sind zuverlässig; die Art ihrer Zuverlässigkeit aber ist verschieden. Die beschreibende Methode hat den Vorteil, daß ihr die Dinge viel vollständiger und in ihren natürlichen, sinnvollen Zusammenhängen zugänglich sind. Dagegen vermag sie aus sinnespsychologischen und sprachlichen Gründen nicht über einen bestimmten Grad von Schärfe in der Abgrenzung der Tatbestände hinauszukommen. Die mathematisch-experimentelle Methode ist viel tatsachenärmer und stellt vom Standpunkt des reinen Empirikers aus stets eine sehr rohe Abstraktion dar, die aus einem Gesamtzusammenhang bestenfalls nur einige wenige Faktoren isolierend herausreißt und repräsentativ für ein viel komplexeres Objekt verwendet – und zwar nicht grundsätzlich die empirisch wichtigsten, sondern die zahlenfähigsten: Dazu kommt im Experiment, wie in der Statistik, das Problem der Auswertung, der Deutung der gewonnenen Zahl. Die Tatsache, daß auch im einfachsten Experiment eine Mehrheit von Faktoren steckt, die erst vollständig gesammelt und in ihrer Bedeutung für das zahlenmäßige Ergebnis abgeschätzt werden müssen. Der Vorteil der mathematischen Methode aber ist der, daß sie den wenigen Dingen, die ihr erfaßbar und zugänglich sind, einen unwiderleglichen Grad von Präzision verleiht. Außerdem führen gut angelegte psychologische Experimente neben ihrem unmittelbaren zahlenmäßigen Ergebnis fast regelmäßig als Nebeneffekt zu einer Menge guter Beobachtungen außerhalb der engeren Fragen an die Versuchsperson. Ich persönlich verdanke gerade solchen Nebenbeobachtungen beim Experiment sehr viel.

Man kann das methodisch Grundsätzliche am besten wieder an Beispielen der körperlichen Biologie erläutern, wo es viel einfacher und klarer herauskommt. Wenn ich einen bestimmten Körperbautypus studieren will, so stehen mir für die mathematische Bearbeitung durch Messung hauptsächlich die Skelett- und die Umfangsmaße zur Verfügung. Sie erschöpfen aber den biologischen Gesamtbestand keineswegs, sind vielmehr nur ein kleiner Teil desselben. Der Behaarungstypus z.B. oder die Hautfarbe sind häufig feinere Reagentien auf die innere Konstitution des Körpers, als das Skelett. Trotzdem verwenden wir für die mathematische Diagnose in erster Linie das Skelett. Diese Bevorzugung einer bestimmten Erscheinungsgruppe bei der mathematischen Bearbeitung entspringt also nicht dem höheren Wert für das in Frage stehende Problem, sondern nur der größeren Zahlenfähigkeit, der besseren Meßbarkeit. So ist es auch in der Experimentalpsychologie. Die rein mathematische Bearbeitung gibt stets ein relativ inhaltsarmes und aus Gründen der technischen Erfaßungsschwierigkeiten einseitig verzerrtes Bild eines empirischen Gesamtphänomens.

Das Experiment kann also die deskriptive Beobachtung niemals ersetzen. Beide Methoden ergänzen und kontrollieren sich aber in einer ausgezeichneten Weise und sollten deshalb möglichst immer kombiniert verwendet werden. Die mathematisch-experimentelle Bearbeitung gibt dann ein knappes, festes Grundgerüst, die deskriptive Beobachtung aber den vollen Reichtum der empirischen Erscheinung in sinnvollen Zusammenhängen und dadurch auch erst wieder die richtige Deutung der Zahl.

Hat die Experimentalpsychologie grundsätzliche Grenzen?

Wir sahen soeben, daß alles mathematische Arbeiten zahlreiche *zufällige* Grenzen hat, die durch die rein technische Erfaßbarkeit eines Vorgangs mit Maß und Zahl und künstliche Experimentbedingungen gesteckt sind. Insofern gibt es auch im Bereich des Seelenlebens zahlreiche Vorgänge und Gebiete, die für eine experimentelle oder auch statistische Bearbeitung technisch ungeeignet sind. Man hat aber darüber hinaus aus theoretisch erkenntniskritischen Gründen auch grundsätzliche Grenzen für die Experimentalpsychologie aufstellen, insbesondere auch das Gebiet der Innenschau und Einfühlung stark von den mehr von außen her erfaßbaren seelischen Vorgängen trennen wollen. Natürlich kann man ein seelisches Erlebnis nicht direkt messen. Dasselbe tut man aber auch z.B. in der Physik häufig nicht. Man mißt Wärme, nicht direkt, sondern an einer mechanischen Begleiterscheinung, z.B. der Volumveränderung der Quecksilbersäule. Auch mit den sublimsten seelischen Innenvorgängen können zufällig Außenwirkungen motorischer oder vegetativer Art einhergehen, die etwas an ihnen indirekt meßbar oder experimentell erfaßbar machen. Ich erinnere etwa an die tief verborgenen Affektvorgänge feinster Innensensibilität, die sich im psychogalvanischen Versuch oder in Puls- und Atmungskurven schön zur Darstellung bringen lassen, und zwar sowohl nach Ablaufsformen, wie nach seelischen Inhalten. Oder an die einfachen Versuche mit denen man den Unterschied der schizophrenen und der alkoholdeliranten Sinnestäuschungen, den mehr vorstellungsmäßig symbolischen Charakter der ersteren und den mehr sinnlichen Charakter der letzteren demonstriert hat. Die Wege experimenteller Darstellung feinerer seelischer Innenvorgänge sind heute noch keineswegs erschöpft.

Fassen wir zusammen: Die Vorzüge und Nachteile des experimentell-mathematischen Arbeitens sind im Gebiet der Psychologie ungefähr dieselben, wie auf anderen Wissensgebieten. Das Experiment kann nach Menge der erfaßbaren Tatbestände und nach feiner qualitativer Ausarbeitung niemals mit der deskriptiven Beobachtung wetteifern, so wie sie in der Psychologie durch Außenbeobachtung, besonders aber auch durch Einfühlung und Innenschau möglich ist. Die experimentell-mathematische Methode andererseits vermag die Dinge, die ihr erfaßbar sind, präziser zu erhärten. Sie ist eine vorzügliche Kontrolle und Ergänzung der übrigen psychologischen Methoden, erzieht ihrerseits zur geschärften Beobachtung und ist das beste Gegengewicht gegen Verschwommenheit und Subjektivismus.

5. Form und Funktion

Das Problem "Form und Funktion" zeichnet sich in der früheren Medizin z.B. in dem Gegensatz zwischen Zellularpathologie und Humoralpathologie ab. Die Erstarrung, in die es durch den morphologischen Dogmatismus VIRCHOWS eine Zeitlang geraten war, liegt nicht in der Sache. Vielmehr führt das Fortschreiten unserer Erkenntnis über die innig verschlungenen Zirkelwirkungen von Zelle und Chemismus – ich erinnere etwa an Zwischenhirnzentren und Hypophysenhormone oder an Adrenalin und Sympathikus – und vor allem das gründliche systematische Durchdenken dieser Beziehungen unter streng kausalen und korrelativen Gesichtspunkten zu einer immer weiter gehenden Relativierung der scheinbaren Gegensätze zwischen morphologischer und funktionaler Betrachtung – einer Relativierung, die mit Einschränkung an die Gedankengänge der modernen Physik über das Verhältnis zwischen Wellentheorie und Korpuskelkonzept oder von Chemismus und Kristallform erinnert.

Unsere eigenen Forschungen gehen nun (wie bekannt), nicht von den histologischen, sondern den makroskopischen Strukturen des Körpers, ihrer Beschreibung, Messung, ihrer indexmäßigen und korrelationsstatistischen Verarbeitung aus und zwar in erster Linie mit Blickrichtung auf die psychophysischen Korrelationen, also auf den Gesamtorganismus als körperlich-seelische Ganzheit der Person.

Will man den so gewonnenen Erkenntnissen eine streng naturwissenschaftliche Formulierung geben, so kann man ebensogut sagen: der menschliche Organismus besteht aus einer großen Menge beschreibbarer und teilweise meßbarer Einzelmerkmale körperlicher und seelischer Art, die gegenseitig aufeinander bezogen sind. Das geschieht in der Weise, daß das Merkmal a mit dem Merkmal b in einer bestimmten zahlenmäßigen Häufigkeit oder Seltenheit zusammen vorkommt, oder anders ausgedrückt: In den menschlichen Organismen gibt es Koppelungen von psychophysischen Merkmalen, die mit einer größeren Häufigkeit gleichzeitig zusammen gefunden werden, als andere. Man kann sie auch nach klinischer Art als *normalbiologische Syndrome* bezeichnen.

Man hat gelegentlich die Frage aufgeworfen, ob es bei der Erforschung der körperlich-seelischen Entsprechungen der Person nicht richtiger sei, die körperlichen Funktionen anstatt der festen Bauform des Körpers zum Ausgangspunkt zu nehmen. Dies ist aber ein künstlich gebildeter Gegensatz. Die menschliche Körperform ist ja nichts Starres, wie die Augenblicksuntersuchung in kurzer Zeitspanne vorspiegeln könnte. Sie ist vielmehr in einer sehr langsam verlaufenden Bewegung, d.h. also eine *Funktion des lebenden Organismus*. Aber auch wenn man sie beim erwachsenen Menschen eine Zeitlang als stillstehend unterstellen wollte, so wäre sie auch dann nichts anderes als festgewordene Funktion, oder anders ausgedrückt, ein greifbarer und zum Teil meßbarer Niederschlag einer großen Menge von trophischen Impulsen oder lebendigen, gesteuerten Wachstumsvorgängen, die sie in der Jugendzeit des Organismus gesetzmäßig aus sich heraus getrieben haben.

Gerade dort, wo die Bewegung langsam oder ruhiggeworden an der äußeren Oberfläche sichtbar wird, ist sie besonders gut durch Untersuchung faßbar und auch in ihren Auswirkungen meßbar. Dies ist der Grund, weshalb sich die äußere Körperform besonders gut als Einsatzpunkt zur Erforschung der psychophysischen Funktionen eignet.

Auch am erwachsenen Organismus gibt es zwischen Form und Funktion keine Grenze. Die konstitutionsdiagnostisch besonders wichtige *Gewebsspannung* z.B. wird nur durch ein beständiges Funktionieren der Gewebe und des Säfteaustausches unterhalten, spiegelt nur diese Funktionen wider und würde, wenn sie nur kurze Zeit aufhörten, in sich zusammensinken.

Man kann also sagen: Funktion und Prüfstein für Funktionen ist alles, was der Körperbau bietet, ebenso wie im Psychischen das scheinbar statische Gefüge des "Charakters" sich in Wirklichkeit aus rein dynamischen Faktoren, aus *Funktionsneigungen* und typischen *Reaktionsmöglichkeiten* des seelischen Apparates zusammensetzt. Die gröbsten Auswirkungen der Hormone auf den Körperbau sind diejenigen, die in Maßzahlen, z.B. am Skelett, faßbar werden. Die Feineren und auch bei kleiner Schwankung schon Empfindlicheren sind die meist nur klinisch beschreibbaren, sichtbaren und tastbaren Merkmale der Haut, der Behaarung und dergleichen. Die feinsten konstitutionellen Reagentien vielleicht sind aber die im zeitlichen Längsschnitt verfolgten lebenszeitlichen *Rhythmen*, wie etwa das lebenszeitliche Einsetzen der einzelnen Pubertätsmerkmale und ihrer psychischen Korrelate.

Das Schlagwort von einer gegensätzlichen "statischen und dynamischen" Betrachtungsweise ist überaus irreführend. Einen statischen Organismus, eine statische Konstitution gibt es überhaupt nicht. "Konstitution ist in bestimmten Grundrichtungen sich bewegendes, aber innerhalb ihrer Spielbreite allzeit lebendiges, reagibles, ja hoch dynamisches Kräftespiel". Und deshalb sind uns gerade auch die äußeren Körperformen nicht zufällige, sondern besonders zuverlässige, gesetzmäßige Hinweise auf die verschlungenen inneren Funktionen, körperliche und psychische.

6. Der Tonus als Konstitutionsproblem (10)

Der Tonus der Hautgewebe und Muskeln wird gewöhnlich nur bei krankhaften Störungen beachtet, besonders von den Neurologen. Es lohnt aber, dies auch auf den gesunden Menschen, d.h. auf die normalen Konstitutionsvarianten zu übertragen. Wir alle wissen, daß für die persönliche Art eines Menschen nicht nur seine Körperform, sondern auch seine muskulär bedingte Körperhaltung, die Innervation seiner Bewegungen und seines Mienenspiels in hohem Grade charakteristisch ist. Wir sehen einmal ab von dem seelischen Inhalt und Zweck von Haltung, Miene und Gebärde, von dem, was damit ausgedrückt werden soll. Wir untersuchen vielmehr den für den gesunden Menschen und seinen Konstitutionstypus bezeichnenden *Innervationsmodus*, die Art, wie seine Muskeln gespannt zu sein pflegen; und wir fragen nach dem *Dauertonus*, den seine Muskeln *in Ruhe* durchschnittlich zu haben pflegen; sodann nach der Art der Übergänge zwischen den einzelnen Kontraktionsstufen von Stellung zu Stellung; und endlich nach der *zeitlichen Ablaufkurve* der Reizwirkung und Reiznachdauer, wie sie sich im Grad der muskulären Tonisierung ausdrückt.

Das konstitutionelle Tonusproblem betrifft aber nicht nur die willkürliche Muskulatur, sondern ebenso den *Innentonus*, d.h. die "Spannungsgrade" und "Spannungsabläufe" im vegetativen System, das sympathisch-parasympathische Spannungsverhältnis in Ruhe und unter Reizwirkung (glatte Muskulatur).

Von da stoßen wir endlich von selbst auf das Problem des *psychischen Innentonus*, speziell der für die Persönlichkeit charakteristischen affektiven Spannungsgrade und ihre Ablaufkurven. Bei tieferem Nachdenken werden wir leicht auf die Vermutung kommen, daß die drei Aspekte des konstitutionellen Tonus untereinander zusammenhängen könnten, d.h. daß sich der *affektive Tonus* schon wegen seiner engen Koppelung mit dem Gefäßsystem und den endokrinen Apparaten schwerlich getrennt vom *vegetativ-nervösen Innentonus* betrachten ließe und daß beide mit den Spannungsgraden der willkürlichen Muskulatur, d.h. mit Körperhaltung und Ausdrucksmotorik in Wechselwirkung stehen müßten. Zunächst sehen wir sowohl bei deskriptivem, als auch bei experimentellem Vorgehen, daß der Tonus für die *Konstitutionen* in der Tat charakteristisch und typisch verschieden ist. Wir gehen dabei von den Körperbauformen aus, weil sie ein leicht zugängliches und meßbares Resultat zahlreicher konstitutionstypischer wachstumsgestaltender Innenvorgänge bilden.

Schon früh zeigten russische Forscher Interesse für typische muskuläre Spannungsabläufe (Großbewegungen, Mimik, Feinbewegungen). Sie gingen dabei teils von Charakteren, teils vom Körperbau aus, wobei sie den Zusammenhang zwischen beiden i.S. KRETSCHMERS beachteten. SUCHAREVA (1926) kam bei einer kleinen Gruppe von 10 - 14 Jahre alten Kindern zu folgenden Ergebnissen: Schizoide Psychopathen haben gehäuft ungeschickte Großbewegungen, Ganganomalien, schlaffe Haltung; Unzulänglichkeit im Technischen und Zeichnerischen. Es bleibt im Hinblick auf die damalige Untersuchungstechnik offen, inwieweit hier zerebralorganische Störungsmomente das Ergebnis mitbestimmt haben. Bei den zykloiden Psychopathen und Syntonen war die motorische Begabung (technisch, graphisch und rhythmisch) überdurchschnittlich gut. RAJVIČER fand, daß schizoide Kinder bei der Geschwindigkeit der motorischen Einstellung am schlechtesten, die Zykloiden am besten abschnitten. OZERECKIJ (1925) untersuchte 263 Metallarbeiter im Alter von 18 bis 50 Jahren. Die *Astheniker* arbeiteten sich etwas langsamer als die beiden anderen Typen ein, verwandten die Kraft jedoch am sparsamsten. Da – wie zu erwarten – ihre Kraft am geringsten ist, so werden körperliche Anstrengungen nur kurze Zeit durchgehalten. Kleine Handbewegungen werden schnell erfaßt und sind genau. Die Großbewegungen waren "ungeschickt, plump, heftig" und hatten *nichts* "vollendetes, fließendes und graziöses". So fallen auch die Schlag- und Drucktätigkeiten schwerer als die Montage. Beim *Pykniker* sind die Bewegungen "natürlich, ungezwungen, fließend, abgerundet, abgemessen, geschickt und genau". Das Tempo ist langsam und es gelingt länger dauernde körperliche Arbeit. Die Handfertigkeit (Feinbewegung) ist schlechter als bei den Asthenikern und besser als bei den Athletikern. Die Leistung ist bei allen Tätigkeitsformen gleich gut. Die *Athletiker* setzen erhebliche grobe Kraft ein und ermüden dementsprechend bald. Die Bewegungen sind "plump, schroff aber doch ziemlich gewandt und abgemessen". Die feine Handfertigkeit ist am schlechtesten. Schlag- und Drucktätigkeit sind erfolgreicher als Montage. GUREVIČ, der Inspirator der hier referierten Untersuchungen, hält die "motorische Physiognomie" mit Recht für ein fundamentales Persönlichkeitsmerkmal und beschreibt ergänzend den "infantil-grazilen" Körperbau mit kindlich graziösen aber "ungenügend exakten Bewegungen". In der Handschrift der *Astheniker* findet JISLIN ungenügende Verbindung von Buchstaben und Wortteilen, ungleichmäßige Größe, Form und Richtung der Buchstaben, sowie zugespitzte Buchstaben. Die *Pykniker* schreiben zusammenhängend, fließend, abgerundet und gleichmäßig. Man erkennt "Leichtigkeit, Ungezwungenheit und Fluß". Schließlich hat sich OZERECKIJ (1932) mit Unterschieden des mimischen Ablaufs beschäftigt. Im schizothym-schizoiden Kreis sind die Muskelbewegungen des Gesichts am meisten differenziert, am stärksten im Stirngebiet, weniger in der Mund-Nasenpartie, am wenigsten im Augenbereich und im Blick. Der Ausdruck ist insgesamt sparsam. Die mimischen Übergänge sind eher ungleichmäßig oder brüsk (längeres Verharren und stoßweise Umstellung). In extremen Fällen gibt es eine "Divergenz zwischen den einzelnen Gebieten der Mimik". Die *Pykniker* haben eine weniger differenzierte aber reich wirkende Mimik, weil sich die Bewegungen leicht und fließend ablösen und gut ausprägen. Die Mundpartie spielt eine wichtige Rolle. Der rasche und lockere Wechsel vermittelt den Eindruck der Lebendigkeit, wobei allerdings der Tonus der Gesichtsmuskulatur relativ konstant bleibt. Im gegebenen Fall ist auch die Erschlaffung des Gesichts recht deutlich.

Bei diesen Beobachtungen sind Spannungsablauf und Koordination zusammengefaßt. Dies ist unumgänglich, weil beide aufeinander bezogen sind. Innere und äußere Abstimmung der Bewegung hängen vom Tonus ab und verschlechtern sich z.B. in Extremlagen (Steife oder Schlaffheit).

Betrachten wir das Oberflächenrelief des Körpers eines *Athletikers*, so sehen wir schon in Ruhe die Muskelwölbungen sich so plastisch durchzeichnen, wie es bei anderen Konstitutionen nur bei starker aktiver Anspannung geschieht. In der Tat belehrt uns die Palpation, daß die Muskeln der typischen Athletiker nicht nur voluminöser, sondern auch konsistenter, straffer, gespannter sind als bei anderen Menschen. Ihr Ruhetonus ist höher. Er beeinflußt auch die zwanglose Körperhaltung, was vor allem in den zurückgenommenen Schultern, dem steilgehaltenen Nacken und manchmal in der leicht federndes Beugung der Ellbogengelenke zum Ausdruck kommt. Was den Wechsel von einer Kontraktionsstufe zur anderen betrifft, so ist er beim Athletiker einerseits durch das schwere Einsetzen der Bewegung, andererseits durch die oft brüsken und harten Übergänge charakterisiert.

Das zähe Anlaufen der Bewegungen spiegelt sich in der durchschnittlich ruhigen, sparsamen, bedächtigen, unter Umständen schwerfälligen Großbewegung des Athletikers (Gang, Haltung und Gebärde).

Der Muskeltonus des *Pyknikers* ist in jeder Beziehung anders eingestellt. Er zeigt in Ruhe einen weichen und gleichmäßigen, niedrig eingestellten Dauertonus, der weder erschlafft, noch gespannt wirkt. Das Muskelrelief ist auch bei kräftigen, trainierten und nicht fetten Pyknikern wenig sichtbar. Die Ruhehaltung ist bequem entspannt, mit leicht nach vorn gesenktem Kopf, sinkenden Schultern und beim Sitzen bequem aufgelegten bzw. bei pyknischen Frauen typisch im Schoß ruhenden Händen. Innerhalb dieses Gesamtrahmens ist der Tonus in Miene und Haltung bei den hypomanischen Temperamenten der pyknischen Gruppe höher als bei den Schwerblütigen.

Die Tonusschwankungen beim Bewegungsübergang kommen am schönsten und am klarsten in den Schriftdruckkurven heraus. Für die Pykniker sind sie welligen Kurven mit weichen schwingenden Übergängen bezeichnend, die sich bei ihnen in 56,5% gegenüber 18,1% bei den Leptosomen finden. D.h. also: bei Zweckbewegungen von Hand und Fingern, die einen leichten ständig wechselnden Druck gegen eine federnde Unterlage ausüben, wird der Tonus der Muskulatur durchschnittlich sehr weich und ebenmäßig, unter Vermeidung harter und abrupter Übergänge übergeleitet (ENKE).

Diese weiche und fließende Tonusregulierung charakterisiert den Pykniker auch im gewöhnlichen Leben, in Gang, Haltung und Gebärde. Sie äußert sich in der Abrundung der Bewegungen und wirkt sich auf die Koordination aus. Die Zusammenhänge zwischen Tonus und Koordination sind uns neuropathologisch wohl bekannt. Wie bei Arbeitsversuchen und vor allem dem Enkeschen Wasserglasversuch klar hervortritt, ist die Gesamtkoordination des Körpers beim Pykniker am ausgeglichensten, wird jedoch in der Feineinstellung exakter kleiner Hand- und Fingerbewegungen vom Leptosomen übertroffen.

Der habituelle Muskeltonus der *Leptosomen* ist, wie die psychisch-nervöse Art der Leptosomen überhaupt, am kompliziertesten gesteuert. In Ruhe tritt das Muskelrelief so wenig plastisch hervor, wie bei den Pyknikern. Im Zusammenhang mit der großen intrapsychischen Reizempfindlichkeit der Leptosomen ist aber ihr Muskeltonus besonders störbar, wennauch sonst gleichmäßig, bei *Extremtemperamenten* paradox kontrastiert, bald völlig erschlafft und schlacksig, bald krampfhaft gespannt. Man könnte diese Phänomene vergleichsweise an dem erläutern, was man in der organischen Neurologie als "Spasmus mobilis" bezeichnet. Echte Parallelen haben sie zu den katatonen Bewegungsformen, die auch reichlich polare Tonusphänomene (wie z.B. Katalepsie – Negativismus) bieten und bei denen wir in krankhaft verzerrtem Grad diesen Wechsel von Schlacksigkeit und Gespanntheit täglich beobachten. Bei den gesunden *Leptosomen*, besonders auf dem *asthenischen* Flügel, finden wir gelegentlich exzessive Grade habitueller Hypotonie, wobei in Haltung, Mienenspiel und Gang das Schlaffe, Schlotternde und Hängende bezeichnend ist. Den Gegentyp innerhalb der Leptosomen charakterisiert vorwiegend drahtige Gespanntheit, die besonders in der Schärfe der Gesichtszüge zum Ausdruck kommt.

Im Schriftdruckbild zeigen die *Leptosomen* dementsprechend härtere, schärfere Druckübergänge als die Pykniker. Die Neigung zu *gespannten Innervationen* tritt auch in vielen anderen Versuchen und in der täglichen Beobachtung, z.B. bei Arbeit und Sport, klar hervor (ENKE).

Betrachten wir nun die *Zeitkurven* der Reizwirkung und Reiznachdauer, wie sie sich im Muskeltonus bei den verschiedenen Konstitutionen ausdrücken. Diese Kurven sagen zunächst einmal aus, wie stark und schnell die Reaktion auf einen Reiz, bzw. eine willensmäßige Intention erfolgt. Dies kann man als *Reizbarkeit* bezeichnen. Sodann finden wir ein Konstitutionsradikal von zentraler Bedeutung, die *Entspannungsfähigkeit*. Es handelt sich dabei um die Frage, wie lange die Reizwirkung nachdauert, bzw. ob überhaupt zwischen den einzelnen Reizen völlig bis zur Nullinie, also zur völlig entspannten Ruhelage zurückgekehrt wird.

Hier stoßen wir auf einen wichtigen Unterschied der Tonussteuerung des Organismus, den zwischen "gespannten" und "entspannungsfähigen" Konstitutionen, was uns tiefe Einblicke in die physiologischen Abläufe und Schwingungen hinter der nur scheinbar starren Morphologie der Körperoberfläche eröffnet.

Noch weiter ins Innere dringen wir vor, wenn wir uns nunmehr pharmakologischen Reizen des vegetativen Nervensystems, d.h. der "Tonus"-regulierung bei Vagus und Sympathicus zuwenden. Solche Forschungen an den Konstitutionstypen wurden schon von HERTZ mit Adrenalin, Atropin und Pilokarpin begonnen und an unserer Klinik später unter präziser pharmakologischer Fragestellung von KURAS mit Sympatol fortgesetzt. Wenn man mit Personen reinen gut diagnostizierten Körperbautyps gleichen Lebensalters und gleicher Lebensbedingungen arbeitet, bekommt man schöne Blutdruckkurven von charakteristischer Verschiedenheit der Konstitutionen je nach der Art wie ihr vegetatives System auf den Sympatolreiz antwortet. Die *Leptosomen* zeigen hier nicht nur wieder ihre besonders hohe Innenempfindlichkeit in Form eines jähen und hohen Kurvenanstiegs, sondern sie zeigen auch eine erschwerte Reizlösung in Form einer langen, sich hinschleppenden Erregungsnachdauer. Die ebenfalls rasche, aber etwas weniger hohe und schnell wieder abklingende Erregung der *Athletiker* gibt eine einfache, massive Kurve von unkomplizierter Form. Die Kurve der *Pykniker* ist von den anderen erheblich verschieden durch die geringe Höhe des Erregungsgipfels, durch das weiche gemäßigte Auf- und Abschwingen, was insgesamt eine niedrige, abgerundete Reizkurve ergibt. KURAS erklärt dieses Verhalten pharmakologisch mit einem erhöhten Sympathicustonus und geringem Potentialgefälle bei den Pyknikern, einem niedrigen Sympathicustonus und großem Potentialgefälle bei den Leptosomen. Doch bleibt außerdem die Weichheit der Tonusregulierung bei den Pyknikern zu beachten, die auch sonst viele Parallelen hat.

Am überraschendsten sind nun die experimentellen Ähnlichkeiten zwischen den pharmakologischen Reizversuchen und der psychischen, speziell der affektiven Innenempfindlichkeit der Konstitutionen. Diese hatte schon früher ENKE mit dem psychogalvanischen Experiment studiert, wobei bekanntlich Affektreize feine Schwankungen des elektrischen Hautwiderstandes auslösen. Schon die Vorbereitung, das Warten auf das Experiment löst in den Versuchspersonen feine Affektspannungen aus. Die so entstehende "Ruhekurve" zeigt also die Reizhöhe und den Reizverlauf bis zu dem Punkt, wo die initiale Erregung wieder zur Ruhe gekommen ist. Auch hier waren die *Leptosomen* aus der übrigen Reihe durch die Neigung zu lang nachschleppenden Kurven, d.h. zu einer schwer sich lösenden Reiznachdauer herausgefallen. 15 Minuten nach Beginn des Versuchs war bei 45%, also fast bei der Hälfte der Leptosomen noch keine Beruhigung eingetreten, gegenüber nur 6% bei den *Pyknikern* und 3,5% bei den *Athletikern*. Diese großen Unterschiede sind für das innerseelische Bild, für Gemütsbewegungen und alltägliche Erlebnisverarbeitung von entscheidender Bedeutung.

Fassen wir die Resultate von Experiment und Beobachtung betr. äußeren und inneren Tonus zusammen, so stoßen wir auf große, *durchlaufende Anlageprinzipien*, deren Wert im Aufbau der körperlichen und seelischen Persönlichkeit nicht hoch genug veranschlagt werden kann. Grundlegend wichtig ist das psychophysische Gesetz: "Die konstitutionstypischen Tonusregulierungen der willkürlichen Muskulatur, der vegetativen Funktionen und des psychischen Affektablaufs stehen mehrfach in korrelativem Zusammenhang." So finden wir beispielsweise die weichen Tonusübergänge bei den *Pyknikern* in den verschiedenartigsten Zusammenhängen wieder: in der Zweck- und Ausdrucksmotorik, in der welligen Schriftdruckkurve, im Sympathicusreizversuch, ebenso wie in den alltäglichen Gemütsbewegungen. Oder wir beobachten, wie die *Leptosomen* immer wieder lang nachschleppende Reizkurven liefern, hier im psychogalvanischen Phänomen, dort im Sympathicusreizversuch oder als *Dauergespanntheit* in den Schriftwagenkurven und endlich in dem Grundverhalten des Temperaments, das wir als psychästhetische Proportion bezeichnen. Oder wir sehen eine eigenartige Form von brüsken, massiven Reizabläufen bei den *Athletikern* sich in der handwerklichen Betätigung, in den zackigen und abrupten Schriftdruckkurven, in den Blutdruckkurven und klinisch in der Neigung zu explosiven Phänomenen wie Varianten desselben Grundthemas ständig wiederholen.

Wir kommen zu einfachen Radikalen oder Wurzelformen, die mit dem Körperbau korrelierend, ganze Konstitutionsgruppen voneinander unterscheiden. Ruhetonus, Gespanntheit und Entspannungsfähigkeit, Ablaufsformen der Tonusüberleitung sind solche konstitutionstypische Radikale, zu denen auf anderen motorischen Gebieten typische Rhythmusphänomene, wie z.B. Stereotypierung der Bewegungen hinzutreten. Alles dies läßt sich vom Gesunden aus bis in die konstitutionell affinen Psychosegruppen hineinverfolgen, und es ist eine tägliche klinische Erfahrung, wie sehr die psychiatrische Diagnostik durch exakte Beschreibung der Psychomotorik gewinnt.

Wir sagten schon, daß neben dem Körperbau die *Psychomotorik* und speziell die sie tragenden Tonusphänomene am meisten das Außenbild der Persönlichkeit bestimmen. Das was an Haltung, Miene und Gebärde individuell charakteristisch ist, geht auf diese konstitutionstypisch vorgebildeten Radikale zurück, die ähnlich wie die Muskeltrophik durch Erziehung und Training nur modifiziert, aber nie ganz verwischt werden können, und die deshalb für die alltägliche Menschenkenntnis und Menschenbeurteilung, ebenso wie für die ärztliche Differentialdiagnostik von durchgreifender Bedeutung sind.

Ebenso wichtig sind die Phänomene aber für die Gestaltung des *organischen Innenbildes*. Die Spannungsverhältnisse im Sympathicus-Parasympathicus geben einerseits bestimmte Einsatzstellen für die Herausarbeitung internistischer Anlagen, wie z.B. zum Magengeschwür, zu solchen Zuständen und Reaktionen des Körpers, die auf Spannungsmomenten an Gefäßen und glatt-muskulären Organen, auf Reizleitung und Reizdauer beruhen.

Auf der psychischen Seite aber zeigen sich diese Dispositionen besonders als Ablauf der *Affekte*, der ja mit den konstitutionstypischen Sympathicuskurven so merkwürdige Parallelen zeigt. Die affektiven Ansprechbarkeiten, die wir unter anderem als *psychästhetische* und *diathetische Proportionen* bezeichnen, prägen sich in den adäquat schwingenden, oder brüsk explosiven oder gespannt verhaltenen Reaktionsformen der Temperamente aus. Die Affektkurven sind weithin maßgebend für Auswahl, Haften und Verarbeitung des einkommenden Erlebnismaterials und somit für den Aufbau der höheren Persönlichkeit, soweit wir diese von ihren körperlichen Grundlagen her betrachten.

Endlich sind die konstitutionellen Tonussteuerungen maßgebend für die Leistung, für die innere Ökonomie des Organismus, für Ermüdbarkeit und Erholungsfähigkeit, für Ehrgeiz und Rekordstreben, für spezielle Sport- und Berufseignung. Hier setzt eine Reihe ärztlicher Gedankengänge ein, die sich nicht mit der Behebung organisch-neurologischer Tonusschäden, sondern mit der Regulierung und Korrektur individueller Tonusvarianten befaßt. Es ist dies die Gruppe psychotherapeutischer oder besser im psychophysischen Grenzgebiet sich entwickelnder Methoden, die durch eine wohldurchdachte Übung entweder Straffung oder Entspannung anstreben; für jenes kann die aus der militärischen Erziehung herausentwickelte einseitige Wachsuggestivbehandlung (Protreptik), für dieses das Schultzsche Autogene Training als Beispiel gelten. Die Gymnastik wirkt in beiden Richtungen. So werden die konstitutionstypischen Zusammenhänge sinnvoll ausgenützt, indem der innere und der äußere Tonus sich gegenseitig induzieren und von der äußeren Muskelspannung her die innere Haltung gefestigt, gestrafft oder umgekehrt von Verkrampfung befreit wird.

7. Kausale und phänomenologische Begriffsbildung in der Hirnphysiologie

Es gibt auch in der Philosophie Zeitmoden. So sagt man heute, wenn man etwas auf sich hält, nicht mehr "Assoziation", "Engramm" und ähnliches. Warum eigentlich nicht? Darüber hat man uns schon seit Jahrzehnten belehrt: weil wir in unserem Bewußtsein keine Assoziationen und Engramme vorfinden, sondern immer nur "Ganzheit", "Akt", "Gestalt" und ähnliches.

Wir wollen nun ein einfaches Beispiel nehmen, nämlich den musikalischen Dreiklangakkord. Dieser Dreiklangakkord ist als seelisches, d. h. musikalisches *Erlebnis* eine Ganzheit, etwas Letztes, das verschwinden würde, wenn man es in Elemente zerlegte, an dem nichts zu deuten und nichts zu erklären ist. So ist der Tatbestand, wenn man ihn von der *subjektiven* Erlebnisseite, d.h. phänomenologisch[1] betrachtet. - Wir können diesen Akkord aber nun von einer anderen Seite her betrachten, indem wir fragen: Was sind die *Vorbedingungen seines Entstehens*, d.h., welche objektiven Vorgänge müssen statthaben, damit das subjektive Akkorderlebnis zustande kommt? Und so zeigt sich, daß zum Zustandekommen genau benennbare Töne angeschlagen werden müssen, die ihrerseits auf mathematisch genau benennbaren Schwingungszahlen beruhen. Zu verstehen ist dabei gar nichts, wohl aber zu erkennen. Dies ist die kausale, objektivierende Betrachtungsweise. Dieser Kausalbegriff[2], gereinigt von allen magisch-archaischen Elementen ist ja eine ganz einfache, nicht umkehrbare Denkformel, die nichts weiter

[1] "Phänomenologie" hier im ursprünglichen Wortsinn etwa gleich: deskriptive Psychologie, Lehre von den unmittelbaren psychischen Phänomenen.

[2] Auch für den Mediziner leicht verständliche Darstellung des Kausalbegriffs mit seinen Abwandlungen und Varianten bei C.STUMPF. Vergleiche auch B.BAVINK. Unerläßlich für tieferes Eindringen: KANT, Kritik der reinen Vernunft.

aussagen will als: wenn a eintritt, tritt gesetzmäßig[1] b ein, oder wenn a zu b tritt, tritt c ein – oder umgekehrt: wenn b fehlt, kann c nicht eintreten[2]. Innerhalb dieses Gebietes kann man Erscheinungen in ihre "Elemente" zerlegen, analysieren und aus der Verbindung dieser Elemente wieder synthetisch aufbauen. Man kann also sehr wohl sagen: Die Töne 1, 3, 5 sind die "Elemente", aus deren "Verbindung" der Dreiklangakkord entsteht – dies ist eine objektive Feststellung in der kausalen Reihe, die man nicht in die phänomenale Reihe übernehmen darf. Und deshalb ist es ein Denkfehler, wenn man umgekehrt schließt: weil ich in dem ganzheitlichen Akkorderlebnis keine Einzelelemente erlebe, deshalb läßt es sich nicht auf die Verbindung von Elementen zurückführen.

Verbindung heißt übrigens auf lateinisch "Assoziation" – und man sieht dann nicht mehr recht ein, wie man mit einem Akt- oder *Gestalterlebnis* den Assoziationsbegriff widerlegen will, der mit Verstehen oder Erleben gar nichts zu tun hat. – Assoziation ist übrigens der weitere Begriff, innerhalb dessen wieder zu unterscheiden ist, ob die Elemente additiv zueinander treten oder ob sie, sich verschmelzend, in einem neuen Ganzen aufgehen; das letztere bezeichnet man als *Integration*.

Man könnte diese logische Doppelreihe durch alle Dinge hindurch verfolgen. Die "Blume" ist phänomenologisch ein ganzheitliches Erlebnis. In der kausalen Reihe finden sich eine Menge Elemente, die die Vorbedingung seines Entstehens sind, z.B. ein bestimmter Gehalt des Bodens an Calcium, an Bor und dergleichen. Weder das Calcium noch das Bor sind im geringsten in dem Erlebnis "Blume" enthalten.

Im übrigen kann hier an die älteren Ausführungen von JASPERS über die kausalen und verständlichen Zusammenhänge verwiesen werden – nur mit der Maßgabe, daß verständliche Zusammenhänge sich auch von der kausalen Reihe her betrachten lassen.

Wie mit den "Assoziationen", so ist es auch mit den *"Engrammen"*. Frühere Erlebnisse können reproduziert werden. Die Vorbedingung dafür im kausalen Sinne ist unter anderem die Unverletztheit bestimmter Gehirnteile. Innerhalb dieser Hirnteile muß etwas vorgegangen sein, was die Voraussetzung für die Fixierung und die spätere "Ekphorierung" dieser zahllosen Erlebnisspuren bzw., objektivierend ausgedrückt, Funktionsspuren bildet, und es ist eine naheliegende Vorstellung, daß auch die zerebralen Korrelate dieser vielfältigen Spuren vielfältiger Art sind. Mehr will der Ausdruck "Engramm" nicht sagen. Er gehört in die objektivierende kausale Reihe, und mißverstehen oder kritisieren kann man ihn nur, wenn man die phänomenale und die kausale Denkreihe durcheinander bringt.

Damit kommen wir auf das Gebiet der *Gehirnlokalisation*.Es ist eine einfache Erfahrungstatsache, daß nicht jede psychische Funktion von jedem beliebigen Hirnteil her gereizt oder gestört werden kann. Bei bestimmten Störungen des striopallidären Systems z.B. bleiben die mnestischen Funktionen unberührt, während die Antriebsfunktionen not-

[1] "Gesetzmäßig" in dem konditionalen Sinne einer benennbaren statistischen Wahrscheinlichkeit als moderne naturwissenschaftliche Formulierungen.

[2] Die quantitative Bestimmung (causa aequat effectum) ist erst spät hinzugekommen und hat mit dem Kern des Kausalbegriffes nichts zu tun.

leiden. Bei bestimmten Rindenläsionen ist dies umgekehrt. Wenn man also im üblichen hirnphysiologischen Sprachgebrauch in einem bestimmten Hirnteil ein *"Zentrum"* für eine bestimmte psychische Funktion annimmt, so heißt das nicht, daß in diesem Hirnteil irgendwelche phänomenale Tatbestände, etwa gar das "Ich" (greulich!) "stecken". Vielmehr ist dies nur die einfache kausale Formel, "wenn b fehlt, kann c nicht eintreten", also: wenn die Hirnregion b nicht intakt ist, kann die psychische Funktion c nicht oder nicht vollständig vor sich gehen, oder positiv: wenn b gereizt wird, tritt jedesmal der Effekt c ein. Die Frage, ob im Einzelfall dieser Zusammenhang direkt oder indirekt ist, ist eine empirische Sonderfrage, die im erkenntnistheoretischen Zusammenhang außer Acht bleiben kann.

Was die Bestimmung der Korrelationen zwischen Funktion und anatomischem Ort betrifft, so halte ich es mit CONRAD für richtig, grundsätzlich die Streubreiten variationsstatistisch zu bestimmen und sich nicht von vornherein auf scharfe Grenzen festzulegen.

Wenn jemand sagt: In einem bestimmten Hirnteil sind die akustischen Engramme lokalisiert, so würde er, wenn er erkenntnistheoretisch geschult ist, nicht damit meinen, daß in einem bestimmten Raum die unräumlichen Ton*erlebnisse* aufgestapelt wären – dies wäre eine absurde Vorstellung – sondern er würde meinen, wenn er sich ungefähr in der kantschen Nomenklatur ausdrückte: "das 'Ding an sich', das uns phänomenal als Tonerlebnis, und objektivierend als Schwingungszahl bzw. als neuraler Aktionsstrom erscheint, hat zu bestimmten Gehirnteilen (bzw. zu dem als Gehirnteil uns erscheinenden 'Ding an sich') einen nachweisbaren, uns in der Anschauungsform 'Raum' erscheinenden Bezug". Man wird zugeben müssen, daß das reichlich umständlich wäre. Da wir nicht unter Schulmeistern sind, so verständigen wir uns unter Leuten vom Bau mit einfachen Kurzformeln, mit Abbreviaturen, wie sie auch sonst die Sprache vielfach benutzt und können dann ruhig von "Tonengrammen" oder von "Triebzentren" oder auch von "psychischen Apparaten" reden. Es würde genügen, wenn man gelegentlich nebenbei und ohne belehrende Attitüden den etwas komplizierten logischen Tatbestand in Erinnerung riefe.

Dasselbe könnte man für die Zentren im Hypothalamus ausführen, wo bei Läsion einer bestimmten Kontaktstelle z.B. der bekannte Diabetes insipidus entsteht, der phänomenal als ein Trieb "Durst" und objektivierend als Stoffwechselstörung erscheint. Das eine ist nicht die Ursache des anderen; sondern beide sind *Spiegelungen desselben Grundvorganges in zwei verschiedenen Erscheinungsreihen.*

Wilhelm Busch - übrigens ein grüblerischer Kopf und großer Freund der Philosophie – definiert den Philosophen einmal als den Mann, der "das Licht in Mäusefallen fängt". Dieser drollige Ausdruck hat einen ernsten Hintergrund, nämlich die Tatsache, daß unser kleiner Denkapparat völlig unzulänglich ist, um hinter die Dinge und ihre großen metaphysischen Hintergründe zu kommen. Und jede der Denkschablonen, die wir an die Dinge herantragen, auch wenn sie von den größten Geistern der Menschheit ausgearbeitet sind, läßt sich irgendwo auf absurde Konsequenzen hinausführen. Seit Jahrhunderten oder Jahrtausenden ist nun fast jeder Philosoph eifrig und mit Erfolg bemüht, bei dem andern diese unausweichlichen immanenten Denkfehler nachzuweisen. Weshalb dies dann oft so hochmütig und in abschätzigem Ton geschieht, ist allerdings schwer einzusehen. Eigentlich müßte man davon – bescheiden werden.

8. Konstitutionelle Entwicklungsphysiologie in ihrer ärztlichen und sozialen Auswirkung

Wer als Arzt, als Erzieher oder Richter mit Jugendlichen zu tun hat, der wird die Beobachtung machen, daß eine Reihe von Verhaltungsweisen durch geistige und moralische Beeinflussung sich leicht dahin oder dorthin lenken läßt –, daß es aber andererseits individuelle Grundhaltungen gibt, die, ob sie nun günstig oder ungünstig sind, jedem Erziehungsversuch trotzen und nur auf Grund einer unsichtbaren inneren Dynamik sich im Lauf der Jahre verwandeln oder andernfalls als dauernde Charaktereigenschaften fixieren. Sobald dies ins Krankhafte hineingeht, ist uns die Gesetzmäßigkeit der Vorgänge klar und selbstverständlich. Ein Jugendlicher, der an einer Schizophrenie, einem Jugendirresein, erkrankt, wird gesetzmäßig bestimmte Gedankengänge produzieren, bestimmte Körperhaltungen einnehmen, bestimmte Gefühlsschwingungen haben oder nicht mehr haben. Wenn wir aber nun in die breiten Grenzzonen dieser merkwürdigen pathologischen Pubertätsvorgänge hineinkommen und von da unmerklich an die seelischen Krisen und Entwicklungsprobleme durchschnittlicher gesunder Pubertierender geraten – hören hier überhaupt die Naturgesetze auf – oder wird hier nur die Spielbreite der Anpassungsmöglichkeiten an die Umwelt größer – kann der normale Jugendliche so wie er will – oder wird er sich auch hier nach den inneren psychophysischen Entwicklungsgesetzen, wonach er angetreten ist, verhalten? Sind die Entwicklungsgesetze so, daß sie wie eine Pflanze ihre Blätter und Blüten, nach einem inneren Rhythmus in zeitlicher Reihenfolge bestimmte Ablaufsphasen, bestimmte geistige und körperliche Verhaltensweisen aus sich heraustreiben, sie je nach der ererbten Anlage beschleunigen, verzögern, ganz oder teilweise hintanhalten?

Die körperlich-seelische Ganzheit der Person, wie sie die Konstitutionsbiologie vertritt, kommt nirgends klarer zum Vorschein, als in den konstitutionellen Reifungsvorgängen der *Pubertät*. Die zeitliche Entwicklung der Körperbaumerkmale, der Körperfunktionen und der psychischen Instinktabläufe und dahinter die zentralnervösen und blutchemischen Steuerungen sind wie ein feines Uhrwerk synchronisiert und aufeinander abgestimmt. Die Einsicht in diese Korrelationen und festen Gesetze führt uns Schritt für Schritt weiter auf dem Weg zu einer körperlichen Konstitutionstherapie, die vom Gesamtorganismus her auch die seelischen Reifungsvorgänge innerhalb bestimmter Grenzen regulativ beeinflußt – sie führt uns aber auch als Erzieher und Ärzte zu einer naturwissenschaftlich geschulten Haltung, die jede Sentimentalität ebenso wie jeden übertriebenen Moralismus vermeidet, die die moralischen Akzente sparsamer, aber an die richtige Stelle setzt.

Alles Lebendige ist formbar, sei es in hohem oder in geringem Grad. Deshalb hört dort, wo wir Naturgesetze sehen, die ethische Forderung keineswegs auf. Soweit die Formbarkeit – biologisch gesprochen – reicht, so weit reicht – ethisch gesprochen – das überpersönliche Sittengesetz, der Anspruch an Gewissen und Verantwortung. Und deshalb sind die ethisch-religiösen, die sozialen und juristischen und bis zu einem gewissen Grad auch die gesellschaftlichen Traditionen und Normen auch vom biologischen Standpunkt aus keineswegs etwas Beiläufiges, Sinnloses und Willkürliches, sondern etwas Notwendiges, Sinnvolles und Lebenserhaltendes. Von diesem Gesichtswinkel aus gesehen verlängern oder besser gesagt: überformen die moralischen Traditionen und Normen im menschlichen Bereich die Kette der Instinkte. Sie stellen ihm überpersönliche Gesetze des Handelns zur Verfügung, die ihn vor der Schwäche und Unvollkommenheit seiner eigenen Entscheidung schützen. Und deshalb ist das "Religere", die seelische Bindung des einzelnen an alte geweihte und unantastbare Traditionen, gar nicht zufällig, sondern gesetzmäßig einem inneren Drang aller Völker entsprungen. Freiheit und Bindung im Gleichgewicht zu halten, ist ihre nie erlöschende Aufgabe.

Es wäre nicht nur für den Arzt, sondern auch für den Erzieher und Jugendrichter eine nachdenkliche Aufgabe, diesen Verflechtungen von Instinkt und Moral, von Ethik und Biologie immer tiefer nachzugehen, bis er die großen Synthesen hinter scheinbaren Widersprüchen findet.

III. PSYCHOTHERAPIE (11)

1. Hysteriebehandlung im Dunkelzimmer

Eine Anzahl schwerer Fälle von Tick und Schütteltremor wurden hier diesen Winter im Dunkelzimmer behandelt. Die Methode ist so einfach und bequem, daß ihre Erwähnung vielleicht nicht überflüssig ist. Der Kranke wird allein oder mit einem geeigneten Mitpatienten in ein stilles, stark verdunkeltes Zimmer gelegt, in dem das Sehen eben noch möglich, aber Lesen und Beschäftigung unmöglich ist. Das Zimmer wird nur zur notwendigsten Bedienung und täglich einmal vom Arzt zur Visite betreten. Der Patient hat strenge Bettruhe und darf das Zimmer nicht verlassen. Es wird ihm gesagt, daß seine Nerven auf diese Weise beruhigt werden. Es ist unerläßlich, ihn psychisch von Anfang an so einzustellen, daß er die Behandlung willig und mit Verständnis auf sich nimmt. Es bedarf im übrigen keiner betonten Wortsuggestion, sondern nur gelegentlicher suggestiver Bemerkungen bei der Visite.

In den typischen Fällen zeigt sich nach 8 - 14 Tagen ein deutliches Nachlassen der motorischen Reizerscheinungen; 4 - 6 Wochen nach Beginn der Behandlung sind sie verschwunden. Die Verdunkelung braucht nicht während der ganzen Zeit durchgeführt zu werden. Wenn ein entschiedener Heilungsfortschritt festzustellen ist, kann man sie stufenweise beseitigen.

Es wurden in dieser Weise 7 ausgewählte schwere und schwerste Fälle, 3 von Tick, 4 von Schütteltremor behandelt. Zum Teil waren sie durch psychische Störungen kompliziert, zum Teil handelte es sich um besonders schwierige und empfindliche Persönlichkeiten. Sie waren meist 1 - 3 Monate erfolglos in anderen Lazaretten vorbehandelt worden. Das erzielte Resultat war recht günstig. 4 Patienten sind in der angegebenen Zeit vollkommen geheilt. Bei 2 weiteren, wo die Behandlung nur 14 Tage durchgeführt werden konnte, zeigte sich ebenfalls eine energische Wirkung, so daß beidemale der Erfolg durch eine anschließende leichte Isolierungs- und Übungsbehandlung der völligen Heilung nahegebracht werden konnte. Nur bei einem Fall – es handelte sich um einen Beintremor bei einem schweren, infantilen Psychopathen – war das Resultat ungenügend. Erst nach mehreren Wochen trat eine zwar merkliche, aber doch sehr langsame Beruhigung des Schütteltremors ein. Eine energische Übungsbehandlung, für die der Patient nun willig geworden war, hatte jetzt aber guten Erfolg.

Die Methode hat neben der großen Ersparnis an ärztlicher Zeit und Arbeitskraft den Vorteil, daß man sie ruhig einmal versuchen kann, ohne sich endgültig darauf festzulegen. Wo sie nicht genügend wirkt, kann ohne Einbuße an ärztlicher Autorität zu einer anderen Behandlungsweise übergeleitet werden. Sie ermöglicht es, unabhängig von der psychischen Atmosphäre des Krankenhauses zu arbeiten und empfiehlt sich deshalb besonders dann, wenn eine kräftige therapeutische Massensuggestion durch die jeweilige Zusammensetzung der Kranken behindert ist. Die Wirkungsweise der Verdunkelung ist entschieden intensiver, als die einer einfachen Isolierung. Beide können zweckmäßig miteinander verbunden werden. Doch ist dies nicht notwendig. 2 der geheilten Fälle wurden zusammen in einem Zimmer behandelt. Man kann auf dem vorgeschlagenen Weg die psychischen Erregungsmomente, die brüske Wachsuggestivmethoden an sich haben, und auch die starken Willensanforderungen, die eine straffe Übungsbehandlung stellt, umgehen und so besonders bei psychisch sensitiven und schwierigen Patienten, die gegenüber schrofferen Methoden unangreifbar sind, manchmal noch zum Ziel kommen.

2. Psychotherapie (Definition)

Unter Psychotherapie versteht man die *Behandlung von Krankheiten mit seelischen Mitteln.* Sie wird angewandt einmal bei bestimmten seelischen Krankheiten (Psychosen und Neurosen), sodann aber auch bei vielen scheinbar körperlichen Leiden, hinter denen in Wirklichkeit seelische Konflikte stecken, die z. B. äußerlich als Kopfschmerzen, Schwindel, Herzbeschwerden, Magen- und Darmerkrankungen, Genitalerkrankungen in Erscheinung treten.

3. Ziele und organisatorische Aufgaben der Psychotherapie[1]

Am Anfang der psychotherapeutischen Kongresse stand der von Jahr zu Jahr dringlicher werdende Ruf der praktischen Nervenärzte, die nach Erfahrungsaustausch und nach wissenschaftlicher Führung verlangten und deren Arbeitsmaterial oft zum kleineren Teil aus organischer Neurologie, zum kleineren Teil aus schweren Psychosen, zu einem sehr großen Teil aber aus Psychoneurosen, aus nervösen und psychopathischen Persönlichkeiten besteht. Von der Bewältigung der danach gestellten Aufgabe hängt in erster Linie ihr praktischer Erfolg, wie ihre innere Befriedigung ab.

Ist es erlaubt, daß wir den Nervenarzt in allen anderen Stücken der Psychiatrie und Neurologie mit einem soliden Einzelwissen ausstatten, während wir ihn auf dem Gebiet, das für ihn häufig das Wichtigste ist, an seinen autodidaktischen Instinkt verweisen?

Man hört häufig den Einwand: Psychotherapie erfordert Einfühlung in seelische Zusammenhänge, eine persönliche Begabung und ist nicht lehrbar. Wenn auch die Psychotherapie ein besonders hohes Maß von Begabung verlangt, so ist diese Meinung doch unrichtig. Zunächst gibt es viel rein technisches Können, das ohne weiteres gelehrt werden kann: zum Beispiel die Technik der einzeitigen Wachsuggestivbehandlung, der Hypnose, der *Schultz'schen* Entspannungsübungen oder die Technik der freien Assoziation, des *Jung'schen* Assoziationsbogens und des Rorschachexperiments. Aber noch weiter: die Verhaltensweisen zwischen Arzt und Patient in der Psychotherapie sind schein-

[1]Die nachstehenden Ausführungen sollen nicht ein offizielles Programm, sondern meine persönliche Meinung zur Darstellung bringen.

bar unendlich variabel und subjektiv beliebig. In Wirklichkeit schälen sich aber für den Erfahrenen typisch wiederkehrende Haltungen des Patienten heraus, typische Ausdrucksweisen und Reaktionsformen, typische Affektmechanismen, die wieder charakteristische Rückschlüsse gestatten – und ebenso gewisse Indikationen des ärztlichen Handelns, für primitive oder sublime Behandlungsmethoden, für aktive oder passiv zuwartende therapeutische Haltung, für psychomotorisch trainierende, analysierende oder gedanklich psychagogische Führung. Der Schatz von klinischen Erfahrungen, der sich hier in Technik, Typisierung und Indikationsstellung anhäuft und der sich von Jahr zu Jahr vermehrt, ist in gewissem Umriß lehrbar. Seine methodisch durchdachte didaktische Weitergabe erspart dem psychotherapeutisch begabten Anfänger viele beschwerliche Irrwege und jahrelanges autodidaktisches Herumtasten. Den nicht psychotherapeutisch Veranlagten aber hält sie durch Einprägung einer Anzahl fester Erfahrungsregeln mindestens davon ab, Schaden zu stiften.

Hinter dieser therapeutischen Erfahrung aber steht endlich das gesamte große Forschungsgebiet der medizinischen Psychologie, das Studium der psychophysischen Konstitutionen, der Persönlichkeitsstrukturen, der Trieb- und Instinktmechanismen, der Milieu- und Erlebniswirkungen und der körperlich-seelischen Zirkelwirkungen.

Nimmt man dies alles zusammen, so wird man zu dem Schluß kommen, daß es sich praktisch, wie rein wissenschaftlich wohl verlohnt, dieses ganze Stoffgebiet intensiv zu bearbeiten und zwischen Forscher und Praktiker die Gedanken und Erfahrungen regelmäßig auszutauschen, ja, daß wir Forscher direkt verpflichtet sind, dem Wege suchenden Praktiker auf dem Gebiet der medizinischen Psychologie und Psychotherapie durch klinischen Unterricht, wie durch ärztliche Fortbildungskurse und Kongresse an die Hand zu gehen.

So klar diese Forderungen grundsätzlich sind, so schwer ist heute noch ihre organisatorische Verwirklichung. Es liegen hier ähnliche Verhältnisse vor, wie sie auf dem Gebiet der physikalischen Therapie oder der Diätbehandlung bis vor kurzem bestanden. Es entspricht dem Wesen der wissenschaftlichen Forschung, daß sie sich mit konzentrierter Energie auf bestimmte, gerade in Angriff genommene Themen einstellt und andere darüber eine zeitlang ruhen läßt. In solcher Zeit steht aber das Interesse und das praktische Bedürfnis im übrigen Leben nicht still, sondern auf dem brachliegenden Gebiet entwickeln sich Einzelbestrebungen und Sonderschulen, die zunächst ohne rechte Verbindung untereinander und mit der Gesamtwissenschaft wachsen. Ihre Stärke liegt darin, daß sie öfters originelle Persönlichkeiten und wertvolle neue Impulse aufbringen. Bei längerem Bestehen dieses Zustandes wächst aber die Gefahr der Zersplitterung, des dogmatisch verengenden geistigen Abschlusses der Einzelgruppen und nicht zuletzt des dadurch bedingten Mangels an kritischer Diszipliniertheit. Wer die Geschichte ähnlicher Bewegungen auf anderen Wissenschaftsgebieten verfolgt, der sieht, daß sie, wenn die Zeit dafür reif geworden ist, doch noch in das Gebäude der Wissenschaft organisch hineinwachsen, wodurch dann auch Bestrebungen, die den Fachmann zunächst fremdartig und außenseiterisch anmuten, zu sinnvoll und kritisch durchgearbeiteten, wesentlich bereichernden und unentbehrlichen Bestandteilen der Gesamtwissenschaft werden. Diese gesunde klinische Entwicklung, unter großzügiger Sammlung aller Arbeitswilligen, und Zurückstellung sehr berechtigter kritischer Bedenken zu befördern, ist meiner Meinung nach die vornehmste Aufgabe der allgemeinen ärztlichen Gesellschaft für Psychotherapie und ihrer Kurse und Kongresse.

Soll denn die Psychotherapie wieder ein neues Spezialfach werden? Persönlich bin ich für die ganze Medizin Gegner weiterer Spezialisierung, soweit man darunter die Schaffung neuer gesonderter Lehrfächer versteht. Ich kann mir nicht vorstellen, was eine Psychiatrie ohne Psychotherapie sein soll, das heißt, wie der Arzt der Psyche aussehen soll, wenn er sie nicht therapiert. Die Entwicklung der psychotherapeutischen Methoden ist nicht ein ablösbares Randgebiet der Psychiatrie, sondern eine ihrer eigenen und zentralen Aufgaben. Die Psychiatrie ist auch die gegebene Vermittlerin alles psychologischen Denkens und Forschens für die Gesamtmedizin, wobei man die Mitarbeit anderer medizinischer Fächer, besonders der inneren Medizin, der Gynäkologie und der Pädiatrie keinesfalls wird vermissen wollen. Natürlich können diese umfassenden Aufgaben nicht allein in den paar knappen Stunden erfüllt werden, die im Rahmen des psychiatrisch-neurologischen Hauptkollegs der Klinik der psychogenen Krankheiten zur Verfügung stehen. Sie müssen vielmehr in Spezialvorlesungen über medizinische Psychologie und Psychotherapie dem psychiatrisch-neurologischen Lehrbetrieb eingegliedert werden. Ich habe dies seit vielen Jahren so eingeführt und die besten Erfahrungen damit gemacht.

Ähnlich sollten auch die Kongresse und Fortbildungskurse für Psychotherapie nicht auf die Dauer alleinstehen, denn neue Sonderkongresse sind aus geistigen und organisatorischen Gründen so wenig erwünscht, wie neue Sonderlehrfächer. Andererseits können die ärztlich psychologischen Fragen, wie die Erfahrung lehrt, in den allgemeinen psychiatrisch-neurologischen Kongreßprogrammen nicht ihrer praktischen und geistigen Bedeutung entsprechend zum Wort kommen. Sie müßten vielmehr allmählich als gesonderte Sektionen oder in Form öfterer gemeinsamer Tagungen dem psychiatrisch-neurologischen Kongreßbetrieb angegliedert werden. In dem Maße, wie wir Kliniker Hand in Hand mit den nervenärztlichen Praktikern uns dieser wichtigen Aufgabe annehmen, wird gesunde Kritik, tüchtiges praktisches Können und echter wissenschaftlicher Forschungsgeist die psychotherapeutische Bewegung immer stärker durchdringen.

4. Moderne Probleme der psychotherapeutischen Methodik

Auf dem Gebiet der Hypnose versuchen wir unter Beseitigung jeder magischen Atmosphäre, auf einem mehr und mehr sich aufhellenden Gebiet hirnphysiologischer und konstitutionsbiologischer Steuerungen zu arbeiten. Im Grunde sind die Probleme für die fraktionierte Aktivhypnose, für das autogene Training von J. H. SCHULTZ und für die noch zu erforschenden Yogamethoden gemeinsam: Wie können wir uns mit wissenschaftlich präzis durchdachten gestuften Schlüsselungsverfahren von der psychischen bzw. psychophysischen Seite her an die zentralen Instanzen des Organismus beranarbeiten, die wir als *"Tiefenperson"* bezeichnen?

Unter "Tiefenperson" verstehen wir in ungefährer Anlehnung an F. KRAUSS, den ganzheitlichen Inbegriff einer Gruppe von eng aneinander gekoppelten körperlich-seelischen Phänomenen, die zusammenwirkend den hintersten Persönlichkeitsbereich, den dunklen Ichkern gestalten und die ich auch als die "psychischen Zentralfunktionen" bezeichnet habe. Von der psychischen Seite her beleuchtet, kann man sie mit den drei Stichworten: "Bewußtsein", "Antrieb", "Affektivität" ungefähr umgreifen. Sie sind mit den vegetativ-nervösen und humoralen Steuerungen der inneren Organe und des Stoffwechsels auf engste gekoppelt, die den Aspekt der "Tiefenperson" von der körperlichen Seite her bilden. Und wir begegnen diesem psychophysischen Komplex "Tiefenperson" immer wieder in der Konstitutionsbiologie, in der Hirnphysiologie und in der Psychotherapie. Konstitutionell haben wir ebenfalls vom ganzheitlichen psychophysischen Begriff "Temperament" aus die Korrelationen zwischen Affekt, Antrieb, Stoffwechsel und vegetativen Steuerungen vielfältig experimentell studiert und dargestellt. Die Hirnphysiologie zeigt uns unter anderem in der Nachbarschaft des dritten Ventrikels oder allgemeiner im Hypophysenzwischenhirnsystem eine Reihe von Zentren für die "Tiefenperson", die "körperlichen" und die "psychischen" in dichter Gemengelage: Bei ihrer Verletzung entstehen unter anderem tiefgreifende Störungen der Wachschlafsteuerung (Bewußtsein), der affektiven Zyklen und der affektiven Toleranz, der Sexual- und Aggressionstriebe, sowie des allgemeinen psychomotorischen Antriebs und ihrer Hemmungen, des Wasserhaushalts, des Kohlenhydratstoffwechsels und direkt oder indirekt der sekretorischen, trophischen und vasomotorischen Funktionen, also der Steuerung der Drüsen, der Gewebsernährung und der Blutgefäße. Außer den engeren Zentren des dritten Ventrikels sind innerhalb des Hypophysenzwischenhirnsystems besonders der Thalamus mit seinen merkwürdigen Funktionen der Abschirmung und Resonanzdämpfung der Empfindungen, Gefühle und Affekte auch für die Gedankengänge der Neurosenlehre wichtig, sodann die Hypophyse, die Hirnanhangsdrüse, als große Schaltzentrale des Blutdrüsensystems und damit auch der Temperamente. Der Bezug zum Hypophysenzwischenhirnsystem wird allerdings heute zu einseitig gesehen. Für die Tiefenperson sind außerdem die Funktionen des übrigen Hirnstamms (z. B. Vagus), des Sympathikus (Affektresonanz), der motorischen Stammganglien (Antrieb und Haltung) und des Orbitalhirns (Integrierung), um nur einiges wichtige zu nennen, von Belang. Sehr gerne möchte man außerdem vom Standpunkt der Neurosenlehre aus über die hirnphysiologischen Bezüge der hypobulischen und hyponoischen Schichtfunktionen Näheres wissen, überhaupt über das, was man gemeinhin als "subkortikale" Mechanismen bezeichnet, über die erworbenen und eingeschliffenen minder- und außerbewußten Halbautomatismen, Automatismen und bedingten Reflexe, mit denen wir den größten Teil unserer alltäglichen Erlebnisschemata und Handlungsformeln bestreiten und deren Verständnis für die therapeutische Auflösung von Neurosen von fundamentaler Bedeutung ist.

Wenn die Frage einer möglichst direkten und gründlichen Verankerung von psychischen und vegetativen Impulsen in der Tiefenperson die eine Hauptlinie in der neueren Entwicklung der Psychotherapie darstellt, so kann man die andere Hälfte der Probleme mit dem Stichwort *"Aufbau der Persönlichkeit"* bezeichnen. Es handelt sich hier besonders um die Verwertung der Konstitutionsbiologie für eine wissenschaftlich präzise Erkenntnis der Strukturlinien der psychophysichen Persönlichkeit mit Einschluß der Pubertäts- und Entwicklungsprobleme zum Zweck einer echten und möglichst spannungsfreien Durchgestaltung der Persönlichkeit, aus ihren eigenen Voraussetzungen heraus, sowohl in sich selbst als auch in den Beziehungen zum Lebensraum – wobei die bisher allzu einseitig in den Mittelpunkt gestellten reaktiven Komplexe und Erlebniswirkungen zwar keineswegs vernachlässigt werden, aber doch häufig in einer mehr sekundären Rolle als "Symptomerlebnisse" erscheinen, die die typischen anlagemäßigen Reaktionsweisen weniger schaffen, als beleuchten. – Das, was wir als "Aufbau der Persönlichkeit" bezeichnen, hat, so wenig wie etwa die Methode von JUNG, eine besondere Technik, sondern vollzieht sich in Dialogform und ist eine auf höherer Ebene sich bewegende, synthetisch aufbauende Menschenführung.

Soweit aber nun unsere hier zu besprechenden therapeutischen Methoden in Frage kommen, so haben sich uns, bei größter Freiheit in der Verwendung der verschiedenen psychoanalytisch und protreptisch von früher her bewährten Technizismen, doch gewisse Standardmethoden herausgebildet.

Bei unserem Vorgehen erfolgt die Verankerung in der Tiefenperson in der Weise, daß in zwei getrennten Zügen die konzentrierte Kurzanalyse der aktuellen Konfliktssituation neben dem fraktionierten Hypnosetraining herläuft. Im gegebenen Augenblick werden die Resultate der Kurzanalyse auf den Arbeitsgang "Hypnose" übernommen und hier die gewonnenen Einsichten in wandspruchartigen Formeln eingeprägt. Der Unterschied von der kathartischen Hypnosetechnik tritt klar hervor. Wir legen auf das primitive "Abreagieren" jedenfalls bei differenzierten Patienten keinen Wert und sind mit FREUD der Meinung, daß man die Bearbeitung der Komplexe und Probleme besser nicht in die Hypnose hineinnimmt, sondern daß das, was wir als den konstitutionsgemäßen "Aufbau der Persönlichkeit" bezeichnen, notwendig eine klar bewußte Wacharbeit voraussetzt. Desto mehr Wert legen wir auf die gestufte, aktiv trainierend erarbeitete Form der Hypnose, die ohne Zeitverlust neben der Kurzanalyse herläuft, weil so die Tiefenperson vorher schon gründlich aufgelockert und aufgeschlossen und zugleich der Patient zu einer positiven willensmäßigen Mitarbeit an seiner Heilung gebracht wird. Daß wir uns hier von den primitiven alten Suggestivmethoden gründlich distanzieren, ist ohne viel Worte zu erkennen. Es geht uns nicht nur um die völlige Beseitigung der zauberischen Atmosphäre, sondern um die gründliche methodische Schlüsselung der Tiefenperson auf einem physiologisch richtig aufgebauten Weg. Es soll aber vor allem dem Patienten vom Arzt überhaupt nichts Oberflächliches und Ichfremdes in Unkenntnis seiner Komplexe suggeriert werden. Es wird überhaupt nichts "suggeriert". Sondern der Patient wird veranlaßt, die Logik seiner konstitutionsgebundenen Veranlagung mit uns gemeinsam zu Ende zu denken und die aktuelle Konfliktssituation in diesem Sinne zu bereinigen. Wo es nötig ist, werden dann die hieraus sich mit Natürlichkeit von selbst ergebenden Einsichten und Parolen in die vorher durch Hypnosetraining aufgeschlossene Tiefenperson wie in einen gelockerten Ackerboden eingepflanzt.

Dies wäre das Grundschema unserer Methodik, das wir ganz undogmatisch handhaben und variieren. Da ist für die therapeutische Indikationsstellung zunächst die Frage der *"Substanz"*. Unter der Substanz der Persönlichkeit verstehen wir das Gesamt ihrer intellektuellen und ethischen Möglichkeiten. Ist die Substanz unter einem bestimmten Niveau, so setzen wir nicht anspruchsvolle Methoden ein, sondern benutzen einfachere, entweder *Protreptik* oder die alte Primitivhypnose.

Wo es sich umgekehrt um besonders hochwertige Persönlichkeiten handelt, werden wir nicht immer ein zusätzliches Hypnosetraining brauchen, sondern wir können die in vertieften Explorationen gewonnenen Einsichten unter Auflösung der neurotischen Komplexe in einem sokratischen Gespräch vertiefen. Wo die Explorationen auf den toten Punkt kommen, arbeiten wir zwanglos ein Stück weiter mit freien Traumassoziationen nach FREUD oder jeder anderen Methodik, doch immer so, daß keine Leerläufe entstehen und die konzentrierte Dynamik der Therapie nicht notleidet.

Jeder erfahrene psychotherapeutische Praktiker weiß im übrigen, daß man auf dem Wege der vertieften Exploration (mit oder ohne kurzanalytische technische Hilfen) mit psychagogischer Endführung eine Menge einfacherer Neurosen praktisch genügend therapieren kann. Bei all diesen Fällen wäre es eine unwirtschaftliche Zeit- und Kraftverschwendung, wenn man alle ihre tieferen Komplexe (die sie natürlich auch haben) analysierte. Nimmt man den Überdruck der aktuellen Situation und die dadurch bedingten Affektstauungen weg, so werden die inneren Komplexe unterschwellig und sinken in die Nebenrolle ab, die sie auch beim Gesunden haben.

Bei Vergleich der Wirkungsbreite der zur Verfügung stehenden Methoden kommt man durch Erfahrung zu folgenden Indikationen:

1. Die gründliche und nach allen Seiten durchgeführte Klärung und Bereinigung der *aktuellen* Konfliktssituation ist das A und O aller Neurosentherapie; und zwar muß sie undogmatisch nach allen Seiten, nach der charakterologisch-konstitutionellen, wie nach der erlebnis- und komplexmäßigen durchgeführt werden und alle Triebstrukturen: sexuelle, aggressive, Selbstwertprobleme, Kontaktprobleme und auch den Schichtaufbau: hypobulische und hyponoische Schaltungen, reflektorische Koppelungen, Verzahnungen und Einschleifungen und psychophysische Zirkelwirkungen gleichermaßen berücksichtigen.

2. Die spezielle Umstellung in der Tiefenperson erübrigt sich bei oberflächlich gelagerten Erlebnis- und Milieuschwierigkeiten und entsprechenden Fehlhaltungen der Persönlichkeit. Sie erübrigt sich auch in manchen Fällen bei seelisch reichen, einsichtigen Persönlichkeiten, wo die Therapie, wie schon erwähnt, in einem sokratischen Gespräch zu Ende geführt werden kann. Wo eine spezielle Tiefenverankerung benötigt wird, ist meistens die fraktionierte Aktivhypnose die Methode der Wahl, mit Rücksicht auf die Schnelligkeit, Intensität und technische Sicherheit ihrer Wirkung. Daneben schätzen wir die analytische Technik der Traumassoziationen keineswegs gering: Denn das unmittelbare Ansprechen der hyponoischen Traumschicht hat großen Wert. Sodann ist das Heraufholen der bildhaften Erlebnisspuren und szenischen Vorstellungen jeder theoretischen Besprechung in den Anfangsstadien der Behandlung weit überlegen: Denn am Erlebnis und am Bildhaften hängt der Affektwert und damit die Dynamik des psychotherapeutischen Vorgangs. Zudem liefern uns die Träume ein vielfach wechselndes, vielseitiges, interessantes, immer neues Arbeitsmaterial, an dem wir mit dem Patienten seine Probleme bearbeiten und von immer neuen Seiten beleuchten können. Während eine rein theoretisch psychagogische Führung des Dialogs durch ihre Trockenheit und einförmige Wiederholung sich rasch erschöpft und ihre Dynamik verliert, besonders dort, wo jahrelang eingeschliffene Komplexe und Fehlhaltungen in wochenlanger Arbeit allmählich korrigiert werden müssen.

3. Die psychomotorischen und vegetativ nervösen Steuerungen sind besondere Indikationsgebiete der fraktionierten Aktivhypnose und des autogenen Trainings. Hier sind sie eindeutig überlegen und greifen bei den konstitutionellen Dystonien und Haltungsstörungen weit über das Indikationsgebiet der Psychoanalyse hinaus. Die spezielle Indikationsstellung zwischen Aktivhypnose und autogenem Training wird sich erst mit zunehmender Erfahrung ergeben. Vielfach werden beide Wege zum Ziel führen – die fraktionierte Aktivhypnose dürfte öfters der kürzere Weg sein, während sich mit dem voll durchgeführten autogenen Training interessante, vielseitige Spezialwirkungen erzielen lassen. – Bei geringer Substanz der Persönlichkeit wird

man, wie gesagt, lieber "dressierend" mit der alten Primitivhypnose oder der einzeitigen protreptischen Methode vorgehen.

4. Nun noch die umgekehrte Frage: Gibt es auch beim heutigen Entwicklungsstand der Methoden noch Gebiete, die mit anderen Mitteln unerreichbar und der klassischen *Freudschen* Analyse vorbehalten bleiben? Um mich klar auszudrücken: Die Technik der Traumassoziationen wird auf alle Fälle ein fester Bestandteil der Psychotherapie bleiben, ebenso wie viele von FREUD geschaffenen Begriffe und Erkenntnisse. Die Frage ist vielmehr die: Wie weit wird man über die Analyse der aktuellen Situation und ihrer unmittelbar belangreichen rückläufigen Zusammenhänge hinaus künftig noch das ganze infantile Material für eine solide Heilung durcharbeiten müssen? Man kann die Frage auch so stellen: Beruht die Heilwirkung vielleicht gar nicht auf dem vollständigen Infantilmaterial als solchem, sondern auf der Veränderung der Tiefenperson, die sie mit den anderen hochwertigen Methoden gemeinsam hat und die FREUD auf seinem Weg durch das Anschneiden der Traumschicht und durch die Dynamik der Übertragung erzielt – oder hat die Begegnung mit dem Infantilmaterial als solche einen auf keinem anderen Wege zu erreichenden Heilwert? Im ersteren Falle würde man natürlich die Tiefenregulierung in der Regel auf dem kürzesten und schnellsten Wege vornehmen und den unendlich langwierigen und kostspieligen und dabei für das seelische Gleichgewicht und die seelische Geschlossenheit keineswegs harmlosen Weg der klassischen *Freud*-Analyse verlassen. Im letzteren Falle müßte man die für die volle *Freud*-Analyse übrig bleibenden Indikationen rein sachlich gegen die Leistungsfähigkeit der anderen Methoden abwägen. Diese Fragen können heute nur gestellt, aber noch nicht entschieden werden. Sicher ist nach unseren bisherigen Erfahrungen, daß sich bei der Mehrzahl der Neurosen ohne Langstreckenanalysen *Freudscher* oder anderer Schulen auf wesentlich kürzerem Weg gute und haltbare Heilungsresultate erzielen lassen. Wahrscheinlich ist, daß für die klassischen Langanalysen eng umgrenzte, aber wichtige Spezialindikationen, besonders im Gebiet der Perversionen und der ihnen nahe verwandten schweren Zwangsneurosen werden übrig bleiben. Von vornherein sollte man bei der Kompliziertheit und Vielschichtigkeit des psychotherapeutischen Gebietes auf keine der seither bewährten Methoden verzichten.

Nur eines muß klar gesagt werden: Das Schlagwort: "große" und "kleine" Psychotherapie ist in der seitherigen Form veraltet und unzuverlässig; es enthält die Prätention, daß es neben den Langanalysen nur noch billige suggestive Tricks oder wohlwollendes Schulterklopfen gäbe. Eine Therapie ist nicht desto größer, je länger sie dauert; vielmehr beruht die Bedeutung und Wichtigkeit, die "Größe" einer Therapie gerade umgekehrt auf dem möglichst günstigen Verhältnis zwischen Behandlungsdauer und Heilungseffekt; je rascher und gründlicher eine Therapie wirkt, desto "größer" ist sie. Techniken, wie etwa die fraktionierte Aktivhypnose, das autogene Training oder die Yogamethoden sind an sich weder "größer" noch "kleiner" als die langanalytischen Methoden, sie sind auch nicht weniger "Tiefentherapie" als diese, sondern sie greifen nur die Tiefenperson von anderen Seiten her an, und zwar von Seiten, die der Psychoanalyse meist gar nicht ins Blickfeld gelangen und ihr auch nicht unmittelbar zugänglich sind.

Der weitere Fortgang der psychotherapeutischen Forschung in Theorie und Methodik dürfte etwa folgendes Bild zeigen: Während auf der psychoanalytischen Seite die Forschungserträge im wesentlichen abgeschlossen sind, befinden sich die Übungsmethoden erst im Aufbau.

Unter anderem dürfte eine eindringende wissenschaftliche Analyse der Yogamethoden noch sehr interessante Aufschlüsse und auch therapeutisch technische Fortschritte mit wichtigen nervenphysiologischen Einsichten ergeben. Im übrigen werden in einer fertig und umfassend ausgebauten Psychotherapie neben den neueren Formen auch alle älteren Methoden sowohl aus der suggestiven wie aus der analytischen Ära nach gründlicher kritischer Sichtung ihrer Einzelbestände ihren wohlberechtigten Platz finden.

5. Psychologie und Psychotherapie der Paranoiker

FREUD hat dem Paranoia-Problem großes Interesse entgegengebracht, mit vorbildlich kritischer Haltung hinsichtlich der psychotherapeutischen Möglichkeiten. Weshalb interessiert das Paranoia-Problem psychotherapeutisch?

Schwere Paranoiker sind zwar in der Sprechstunde nicht häufig, aber die leichteren paranoiden Reaktionen der Persönlichkeit gehören zu den *häufigsten* und typischen Entgleisungsformen im täglichen Leben und sind oft auch in Neurosen eingebaut. Dazu kommt, daß die Paranoiker leicht Hysteriker und andere Neurotiker in Sektenform an sich ziehen. Außerdem ist die Paranoia ein besonders schönes Modell, um das Ineinandergreifen der psychisch-reaktiven und der endogenen Faktoren aufzuzeigen.

Das, was man zu Zeiten FREUDS als Paranoia bezeichnete ist heute wohl allgemein als paranoide Schizophrenie bzw. Paraphrenie in seinen engen Zusammenhängen mit den Prozeß-Psychosen erkannt. Hier überwiegt der endogene Prozeßfaktor und die psychotherapeutischen Möglichkeiten sind eingeschränkt. Die großen psychotherapeutischen Chancen beginnen erst bei den Randpsychosen des schizophrenen Formkreises, und vor allem bei den paranoiden Reaktionen stabiler psychopathischer Persönlichkeiten.

Hier ist die Grundfrage, wie bei jeder Neurose, das dynamische Verhältnis zwischen den endogenen und den reaktiven Komponenten des Gesamtvorgangs. Vor Beginn der Psychotherapie lautet sie speziell bei den Paranoikern: Ist der endogene Untergrund fest oder gleitend und im letzteren Falle: ist er im Schwanken oder Abrutschen begriffen? Danach richtet sich unser therapeutisches Vorgehen und vor allem auch die Indikation: reine Psychotherapie oder Kombination mit körperlichen Behandlungsmethoden. Der paranoische Gesamtvorgang spielt sich zwischen den Faktoren: Erlebnis, Umwelt und Grundpersönlichkeit, mit ihren konstitutionstypischen Reaktionsweisen ab.

Wir kennen keine Krankheit "Paranoia", die einen Menschen befällt, wohl aber merkwürdige und komplizierte Persönlichkeitsentwicklungen, deren Träger man als Paranoiker bezeichnet. Nach reichen klinischen Erfahrungen kommen als *endogener Nährboden* für paranoische Reaktionen in Betracht: über Jahre hingestreckte, leicht submanische Wellenbewegungen, dann unmerkliche schizoide Verschiebungen in der Richtung der genuinen Verschrobenheit, ferner blande Vitalitätsverluste, die im Lauf des Lebens irgendwann durch vegetative und endokrine Umstellungen eintreten.

Diese einfachen, unauffälligen Vitalitätsverluste haben eine wichtige Bedeutung bei der Entstehung neurotischer, paranoider und subdepressiver Reaktionen. Merkwürdigerweise sind sie in der herkömmlichen klinisch-psychiatrischen Systematik ebensowenig beachtet wie in der rein psychologisierenden psychotherapeutischen Literatur. Sie entstehen vor allem durch Störungen der endokrinen und hypothalamischen Steuerungen und äußern sich z.B. durch gleichzeitig auftretende unmotivierte Körpergewichtsschwankungen mit Veränderungen der Sexualfunktion. In der Gesamtpersönlichkeit äußern sie sich unmittelbar oft nur als unscheinbare Senkungen der Leistungsfähigkeit, des *Antriebs*, der Widerstandskraft und des *Stimmungsniveaus*. Indirekt aber können sie weittragende Bedeutung erlangen, weil das Gesamtgebäude der höheren Persönlichkeit eben ein individuell bestimmtes Maß vitaler Reserven als Unterbau hat und bei Versagen derselben leicht als Ganzes ins Rutschen kommt und pathologische Reaktionsweisen produziert.

So kommt z.B. ein 40jähriger Lehrer mit einem schweren Querulantenwahn und hysterisch-hypochondrischen Produktionen in Behandlung. Er steht in den heftigsten Kämpfen mit den Behörden und Ortseinwohnern, die ihm angeblich Gesundheit und Ehre untergraben und nach dem Leben trachten. Früher war er ein geschätzter Lehrer und energischer Organisator, der in Jugendverbänden eine Rolle spielte und auch äußeren Kämpfen voll gewachsen war. Der Zeitpunkt, wo die letzteren ins Überreizte und Wahnhafte umbiegen, fällt zeitlich zusammen mit allmählichen Veränderungen seiner Körperkonstitution: starker Gewichtszunahme mit endokriner Fettlokalisation. Es wurde von uns mit einer kombinierten endokrinen, diätetischen Behandlung und Psychotherapie wesentlich gebessert und ist seit Jahren wieder ungestört berufstätig. An Fällen dieser Art ist das innige Ineinandergreifen endogener und psychisch-reaktiver Persönlichkeitsfaktoren besonders klar zu sehen. Das der ursprünglichen Konstitution wohl angepaßte kämpferisch-organisatorische Persönlichkeitsschema bleibt unverändert bestehen, während ihm der schwere konstitutionelle Vitalverlust mehr und mehr den Boden entzieht. Der Patient glaubt noch der alte, vital-robuste Mensch zu sein, während er es längst nicht mehr ist. Auf Grund dieser Diskrepanz entwickelt sich aus dem gesunden Kämpfer der überreizte Querulant.

Die *Umweltwirkungen* andererseits zeigen sich z.B. darin, daß bestimmte paranoide Reaktionsformen sich in bestimmten Berufen häuften,vor allem in solchen, die eine Anspannung des Selbstgefühlt in demütigender Lage oder mindestens in sozial unausgeglichenen Zwitterberufen mit ambivalenter Einschätzung bedingen (Volksschullehrer, Gouvernanten und andere). Bei den paranoischen Gruppen, bei denen endogene klimakterische Vorgänge eine große Rolle spielen, findet man die Milieuwirkungen teilweise noch deutlich. So erkrankten an Involutionsparanoia im Sinne KLEISTS in erster Linie sozial ungeschützte alleinstehende Frauen, Witwen, alte Jungfern in kärglichen Verhältnissen und in dauernder Defensive im Lebenskampf. Die Ansätze zu den reaktiv-paranoiden Persönlichkeitsverbiegungen dieser Art sind auch im alltäglichen Leben vielfach zu finden.

Wo z.B. Fremdenheime mit Verbotstafeln und kleinen Anschlagzetteln der *Pensionsinhaberin* in allen Räumen gespickt sind, spricht daraus eine vom Unterliegen bedrohte überreizte Abwehr im Lebenskampf, die von Mißtrauen, Ressentiments und beständigen Beeinträchtigungsgefühlen getragen ist. Die Mechanismen entsprechen in vielen Dingen den *Adlerschen Neurosen*. Die paranoide Haltung häuft sich auffallend in diesem Beruf durch den alltäglichen Streit um kleine Unfreundlichkeiten oder Unordentlichkeiten der Gäste bei beständiger Sorge um das karge Brot. Diese typische Verbiegung der persönlichen Haltung ist noch normal und in erster Linie durch Kumulation von Umweltschädigungen bedingt. Fallen dieselben auf einen pathologisch gelockerten Boden bei abnehmender vitaler Widerstandskraft, etwa unter Wirkung einer ernsten endokrinen Schwankung des *Klimakteriums* oder eines beginnenden *hirnatrophischen Prozesses* oder auch nur einer *altersverbrauchten schizoiden Persönlichkeit*, so entsteht aus demselben paranoiden Ansatz eine sogenannte Involutionsparanoia. So findet man bei den involutionsparanoischen Patientinnen als Wahnbildung nicht die metaphysischen Probleme und seltsamen magischen Spekulationen der Schizophrenen, sondern die wohlbekannten Sorgen des ärmlichen Miethausmilieus: den Streit um das Milchtöpfchen vor der Glastüre, das unzeitige Rauschen der Wasserleitung, das Teppichklopfen im Hinterhof und ähnliches.

Was die Rolle echter umschriebener *Erlebniswirkungen* betrifft, so haben wir Fälle beobachtet, wo schwere paranoische Psychosen mit hysterischen Anfällen und hochdramatischen Hergängen, z.B. nach Entdeckung eines kompromittierenden Liebesverhältnisses, begannen, oder kurze, akut psychogene und auf Psychotherapie heilende paranoische Reaktionen nach abgewiesener Liebeswerbung auftraten.

In letzterer Beziehung ist die Geschichte eines 32jährigen Schäfers, der vor Jahren in die Tübinger Klinik kam, lehrreich. Seine Schwester erzählte, er sei seit 14 Tagen nicht mehr so lustig wie früher. Am vorletzten Montag war eine Hochzeit im Dorf; da trankt er etwas viel; dann rang er mit einem, bis ihm das Kreuz krachte. Anderntags fragte er seinen Bruder, was er denn zu den anderen am Tisch gesagt habe. Er meine, die Leute guckten ihn so dumm an, vielleicht habe er etwas Ungeschicktes herausgeschwätzt, man habe ihn vielleicht ausgefragt. Seither bringt man ihn nicht von dem Gedanken weg, daß die Leute hinter ihm hersehen. Besonders von seinem Nachbarn meinte er, daß er ihm zu verstehen gäbe: Du hast eine schlechte Gesinnung, bist ein verdruckter[1] Kerl. Mit ihm hatte er früher einmal einen Streit gehabt wegen des Weidens auf seiner Öhmdwiese. Er wurde ganz traurig, scheu, hypochondrisch und legte sich zuletzt ins Bett.

Seine frühere Persönlichkeit wird so geschildert: Still "verdruckt", gern allein, etwas träumerisch und hypochondrisch. Kein rechtes Selbstvertrauen bei den Mädchen. Möchte aber doch gern heiter und gesellig sein. Er ist Schäfer geworden wegen der einsamen Beschaulichkeit dieses Berufes. Andererseits ärgert er sich doch wieder, daß er abends und sonntags nicht unter die Leute kommt. Er denkt dann daran, sich einen Laden oder eine Wirtschaft zu kaufen. Er möchte sehr gerne heiraten, weiß aber aus Mangel an Verkehr nicht dazuzukommen. Er ist ein sehr gutmütiger, kindlich zutraulicher Mensch, voll naiver Selbstvorwürfe, der sich dem Arzt gegenüber immer selbst als "Simpel", "dummen Kerl" und dergleichen bezeichnet.

In der Klinik erzählt er uns folgendes: Er möchte durchaus heiraten, und auf der genannten Hochzeit wollte er endlich Ernst damit machen. Das Mädchen, auf das er ein Auge geworfen hatte, saß mit zwei Freundinnen an einem Tisch. Er setzte sich herzu und unterhielt sich eifrig. Plötzlich sagte sie zu ihm: "Du sprichst ja bloß immer mit mir!" Darauf kicherten die drei anzüglich und setzten sich weg. So blieb er allein am Tische und machte ein gleichgültiges Gesicht, einen Rat

---

[1]Dialektausdruck "in sich hineingedrückt".

befolgend, den er in dem Buch "Vom guten Ton" für solche Fälle gelesen hatte. – Einer Zweiten erzählte er von einem früheren Verhältnis und was er dieser geschenkt hätte. Als er sie etwas um den Hals fassen wollte, sagte sie: "Geh weg, wenn Du woanders hinkommst, dann erzählst Du von mir gerade so!" Aus Verzweiflung begann er mit einer Dritten, die er gar nicht leiden konnte, ein wenig anzubinden. Da sagte die schwarze Hexe: "Nicht wahr, Du wirst mich doch heiraten!" Vor Schreck setzte er sich nun ganz in den Hintergrund und begann ein starkes "Extrinken" mit anderen Burschen. Shakespearesche Szenen, Ringen auf der Straße, er glaubte, das Kreuz sei ihm ausgehängt, hatte einen "Weltsrausch". Am nächsten Tag war der Beziehungswahn da, der bis zur Aufnahme in die Klinik sich immer mehr verschlimmerte. Die Besserung begann mit der stückweisen ärztlichen Analyse der Erlebnisse, die nur gegen große Sperrungen vonstatten ging und endete nach gut 14tägiger Behandlung mit voller Heilung.

Epilog des Schäfers bei der Entlassung: "Eine Richtige, die für mich passen würde, die will mich nicht, und die mich wollte, die will ich nicht. Es hat nicht klappen wollen. Pfeifendeckel[1],jetzt geb' ich's auf!"

Die *Sexualkonstitution* muß bei Paranoikern stets für sich als wichtige, selbständige Komponente betrachtet werden. Bei einzelnen, deren Lebensgeschichte und innere Struktur wir gründlich kennen, wie etwa bei ROUSSEAU, finden wir, von ihm selbst geschildert, eine Menge sexueller Variantenbildungen, exhibitionistische, transvestitische, masochistische, ferner Retardierungssymptome mit Mutterfixierung. Der von GAUPP in seinen psychologischen Zusammenhängen und seinem biographischen Verlauf gründlich bearbeitete paranoische Massenmörder, Hauptlehrer Wagner, zeigt jedenfalls heftige sadistische und sodomitische Impulse. Die letzteren, mit Onanieskrupeln vermischt, erzeugen schwere Schuldgefühle. Aus diesen erwächst zunächst ein sensitiver Beziehungswahn, der später ins querulantenhaft Aggressive umschlägt und in einem monumentalen Racheakt gegen das vermeintlich schuldige Dorf (den Schauplatz der sexuellen Verfehlungen) mit Brandstiftung und Massenmord gipfelt. Der Wahn klingt nach psychologischen Gesetzmäßigkeiten langsam ab, um einer prophetenhaft gefärbten literarischen Tätigkeit Platz zu machen. Es ist nie die Spur einer prozeßhaften endogenen Erkrankung entdeckt worden. Alles entwickelt sich aus schwersten Spannungen zwischen Sexualkonstitution und Gesamtpersönlichkeit mit lückenlos konsequentem psychologischem Ablauf und nicht ohne psychotherapeutische Reaktivität.

Es läßt sich sehr schön aufzeigen, wie bei Paranoikern die einzelnen Komponenten einer widersprüchlichen Sexualstruktur sich in Hauptlinien des Wahnsystems und der Lebensentwicklung mit beherrschender psychologischer Dynamik ausformen.

Bei den sensitiven Paranoikern findet man im allgemeinen keine eigentlichen perversen Impulse vorherrschen. Bei lebhaftem sexuellem Empfinden liegt bei ihnen die Störung vielmehr auf der Seite der Triebhemmungen, die übermäßig entwickelt sind, mit der Unfähigkeit zum instiktiven Geben und Aufnehmen der kleinen psychomotorischen Signale der Erotik. Aus der beständigen Täuschung und Verwirrung hinsichtlich der Intentionen des Partners entwickeln sich hier profunde Insuffizienzgefühle und Selbstwertkonflikte.

---

[1] Dialektausdruck stärkster Ablehnung.

Die Instinktlosigkeit gegenüber *erotischen Signalen* ist mir bei Sensitivparanoikern immer wieder aufgefallen. Das, was bei den Suggestivphänomenen, so wie in der Erotik den zwischenmenschlichen Kontakt vermittelt, sind ja nicht in erster Linie die gesprochenen Worte und gewollten Gesten, sondern die unmerklichen, kleinen Nuancen des psychomotorischen Ausdrucks in Mienenspiel, Stimmklang und kleinen, halb unwillkürlichen symbolischen Gesten, die vom Partner ebenso nebenbewußt aufgenommen, gedeutet und beantwortet werden. Dies alles vollzieht sich in der hypobulisch-hyponoischen Schicht, deren sicheres Funktionieren speziell auch für erotische Erfolgsmöglichkeiten von entscheidender Bedeutung ist. Die Präliminarien und Liebesspiele gesunder Menschen sind auf das richtige Geben und instinktive Verstehen solcher kleinen Signale wesentlich gestützt. Es gibt nun unter *psychopathischen Menschen* solche, die eine überdurchschnittlich reagierende Antenne hierfür haben, z.B. pathologische Schwindler, die versichern und deren Erfolg auch bestätigt, daß sie bei jeder Frau sofort merken, ob sie für sie zugänglich ist oder nicht. Es gibt umgekehrt noch viel mehr Menschen mit Entwicklungshemmungen und wenn auch nur kleinen Unebenmäßigkeiten ihrer Triebstruktur mit einem scheinbar unbegreiflichen Pech in der Liebe, das in Wirklichkeit darauf beruht, daß sie erotische Ausdruckssignale beständig mißverstehen, daß sie positiv gemeinte Zeichen nicht merken oder solche dort vermuten, wo sie nicht beabsichtigt sind. Umgekehrt kommt bei ihnen selbst die hypobulische Signalsprache nicht heraus, so daß der Partner nie weiß, woran er ist. Und wo sie ihre Sperrungen einmal bewußt und mit Anstrengung durchbrechen, so wirkt dies auf die Gegenseite plump, krampfhaft unnatürlich und ruft bei noch nicht gebahnter erotischer Bereitschaft meist eine ebenso krampfhafte negativistische Schockreaktion hervor.

Die biographischen Protokolle unserer Sensitiven zeigen vielfach besonders schöne Beispiele gerade dieser Art erotischer Instinktlosigkeit. Der oben geschilderte Schäfer, der auch viele kindliche Züge hat, gibt eine klassische Schilderung seines am selben Abend sich abspielenden dreifachen Mißgeschicks mit den Mädchen. Da der erotische Instinkt nicht funktioniert, so richtet er sich in seiner Taktik nach dem Buch "Vom guten Ton", das seine Schachzüge regelt. Dieselben typischen Mißgeschicke bringt ein anderer Paranoiker in seinen Erzählungen gut heraus: Die Triebhemmungen springen sofort übermäßig an. Wenn er ein Mädchen ansprechen will, steigt ihm die Röte ins Gesicht; er sitzt stumm und vollkommen gesperrt da. Durchbricht er aber gewaltsam die Sperrung, so nimmt er sich gleich zuviel heraus, und das unvorbereitete Mädchen schickt ihn entrüstet weg. Das Mißverstehen erotischer Signale führt später zum Bruch mit der Schwägerin, weil er jede unbeabsichtigte Berührung von ihr mit Hand oder Fuß hartnäckig als Liebeszeichen deutet. Auch auf der weiblichen Seite findet man ähnliche Züge. So war es bei einer Musiklehrerin, die den fremden Herrn, der sie begleitet, aus Ängstlichkeit in den dunklen Hausflur zog. Jede instinktsichere Frau hätte das in Richtung erotischer Koketterie Mißverständliche dieser Szene schon im Entstehen empfunden und vermieden. Einmal aus dem Gleichgewicht gebracht, setzt ihr weiteres Verhalten die Kette der Mißverständnisse in erotischer Symbolik mit dem Zurückschicken eines harmlosen Traubenkörbchens fort und mündet konsequent und ohne scharfe Grenze in den Beziehungswahn aus.

Retardierte mit klimakterischer Spätliebe finden sich reichlich bei den Sensitivparanoikern, ebenso Infantilismen, überdauernde Mutterfixierung mit *Adlerschen* Mechanismen und Sexualambivalenzen. Der innere Zusammenhang der Wahnbildung mit diesen Triebwurzeln läßt sich gut finden.

Welch komplizierte katathyme Mechanismen den Aufbau eines chronischen Liebeswahns bilden können, habe ich im Fall Kerle (1918) dargestellt. Es finden sich dort die schönsten *Freudschen* Mechanismen: Verschiebung und immer Weiterverschiebung der Affektbesetzung auf Ersatzgegenstände, Identifikation zweier geliebter Personen und das Schweben der Imago der jugendlichen Geliebten über dem Realitätszusammenhang.

Was die Möglichkeit echter und dauerhafter *psychotherapeutischer Erfolge* betrifft, so sind sie am günstigsten bei den *Sensitivparanoikern*, wo ich geheilte Fälle teilweise durch lange Jahre katamnestiziert habe. Von den Querulanten sind nur einzelne Fälle der Therapie zugänglich. Die primären Aggressionstriebe dieser Gruppe sind kaum sublimierbar. Dagegen können bei Querulanten eingebaute Ressentimentneurosen durch Wegräumung der schädlichen Milieureize gebessert werden. Einzelne Fälle reagieren, wie der oben erwähnte Lehrer, mit schönem Erfolg auf eine kombinierte körperliche und psychische Therapie.

Was die paranoischen Propheten und ähnliche Gruppen betrifft, so läßt sich hier keine Krankheit isolieren. Vielmehr sind die paranoischen Systeme und Verhaltensweisen der konsequenteste Ausdruck der Gesamtpersönlichkeit, mit der sie vollkommen verwachsen sind und die alle ihre Vitalitäten und Triebtendenzen in jenes System investiert hat. Hier beginnt nun die Wechselwirkung mit der Umwelt (S. 65).

Soll man diese Art Paranoiker überhaupt psychotherapieren? Häufig sind sie ein positives Ferment in der trägen Masse im kleinen und großen Stil: Abstinenzbewegung, Lebensform u.a. Häufig aber stören sie sozial sehr und sind in großem Stil katastrophal verderblich. Dann kann man sie nicht psychotherapieren, weil die Wucht ihrer Wirkungen gar nicht individuell, sondern sozial zu verstehen ist. Ihre fanatischen Wünsche und Aggressionen passen wie Schlüssel und Schloß zu denen der Masse und beide treiben einander empor. Hier stehen wir dann vor monumentalen Bewegungen der Massenseele, bei denen der Paranoiker ebensosehr der Treibende wie der Getriebene ist. Einem wahnkranken Propheten historischen Formats kann niemand in den Arm fallen. Hier hat der Arzt nichts mehr zu sagen. Man müßte schon die ganze Menschheit und ihre bösen Triebe therapieren. Und sie hätte es allerdings sehr nötig.

6. Der affektive Kontakt als biologisches Problem

Die psychosomatischen Zusammenhänge, genauer gesagt: die Zirkelwirkungen körperlicher und psychischer Faktoren innerhalb des Gesamtorganismus sind heute nicht nur für den Psychotherapeuten, sondern für jeden denkenden Arzt im Mittelpunkt seines Blickfeldes. Gerade weil wir als Psychotherapeuten berufsmäßig gewohnt sind, zuerst die psychologischen Zusammenhänge der Erscheinungen zu sehen und zu analysieren, ist es notwendig, daß wir uns immer wieder die biologischen Hintergründe vergegenwärtigen, um das Wesen von Persönlichkeiten in ihrer vollen Plastik zu sehen. Die psychologisch analytischen Probleme der affektiven Kontaktstörungen werden von mir sehr hoch gewertet. Wenn ich hier nur die physiologische bzw. pathophysiologische Seite beleuchte, so ist dies lediglich durch die Umgrenzung meines Themas bedingt.

Um nun gleich medias in res zu kommen, so soll zuerst die Gruppe von Erscheinungen in den Mittelpunkt gestellt werden, bei der die Kontaktstörung von Mensch zu Mensch in höchstgesteigerter und geradezu klassischer Form herauskommt: das ist die Gruppe der *Schizophrenen* und der schizoiden Persönlichkeiten. Eines der konstantesten Kern- und Achsensymptome bei den Schizophrenien wie bei den schizoiden Psychopathien ist ja der *Autismus:* die Eigenlebigkeit, das Sichzurückzienen von Umwelt, Mitmenschen und Wirklichkeit – eine Störung, die bei den schizophrenen Psychosen zeitweise bis zur fast völligen Blockierung des affektiven Kontaktes führen kann–, während sie bei den schizoiden Psychopathen als Kontaktschwäche oder scharf abgesetzte, nur elektive Kontaktfähigkeit oft das Charakterbild beherrscht und bei äußerer Verschlossenheit oft mit einem blühenden sensiblen Innenleben einhergeht.

Es ist dabei klar, daß wir nicht das Einzelmerkmal "Autismus" auf seine etwaigen physiologischen Zusammenhänge untersuchen können, sondern die Merkmalsgruppen bzw. Symptomverbände, in denen es typisch auftritt. Es handelt sich hier, wie wir es aus der Konstitutionsbiologie gewohnt sind, um *Gruppenkorrelationen.*

Wenn nun manche Vertreter der älteren klinischen Psychiatrie behaupten, die Schizophrenien seien ihrem Wesen nach rein körperlich zu verstehende, endogene Störungen – wenn andererseits manche Psychotherapeuten den Standpunkt vertreten, alle Schizophrenien seien letzten Endes in Entstehung und Symptombild rein psychologisch aufzulösen und somit auch psychotherapierbar –, so wird man aus diesem viel zu extrem formulierten Streit ohne Nachweis fester empirischer Tatsachen nicht herauskommen.

Nun ist es für jeden psychotherapeutisch Erfahrenen Tatsache, daß manche Schizophrenien in ihrer Entstehung psychisch reaktive Momente zeigen, daß sie, wie schon BLEULER und JUNG nachwiesen, schöne Komplex- und Symbolmechanismen produzieren können, die mit denen der Neurosen mindestens verwandt sind – daß auch bei den schweren Schizophrenien der Grad der affektiven Kontaktstörung nicht nur vom Patienten, sondern auch von der Einfühlung und Kontaktfähigkeit des Arztes abhängt –, daß endlich gewisse leichtere Schizophrenien, genauer gesagt: die von uns als Randpsychosen bezeichneten Formen auch wirklich auf Psychotherapie reagieren und in günstigen Fällen bis zur Heilung gebracht werden können – dies habe ich selbst immer wieder mit meinem Schülern erlebt.

Aber trotzdem erhebt sich die Frage: Ist das alles? Und hier wollen wir die Tatsachen sprechen lassen:

Ich möchte nicht mit einer breiten Darlegung der Resultate der modernen *Stoffwechselphysiologie der Schizophrenien* ermüden, wie man sie erst durch mühevolle Längsschnittversuche in monatelanger regelmäßiger Differenzierung der biochemischen Vorgänge gewinnen konnte. Man muß gerade als Psychotherapeut sehr wohl über diese Dinge Bescheid wissen, wenn man nicht von der einseitig psychologischen Seite her immer wieder zu groben Fehlschlüssen und auch Fehlleitungen psychotherapeutischer Arbeitskraft kommen will. Es seien hier nur bei bestimmten schizophrenen Gruppen die eigenartig krisenhaften Schwankungen im intermediären Eiweißstoffwechsel und im Differentialblutbild erwähnt, die vielfach auch mit den Schwankungen der psychischen Bilder (mit Einschluß des psychischen Kontaktes) korrelieren. Bei Fällen dieser Sondergruppe zeigt sich gelegentlich, wie im Experiment, die Wiederherstellung des natürlichen Persönlichkeitsbildes mit voller Kontaktfähigkeit nach wenigen, massiven Thyroxindosen. Es seien ferner die Verschiebungen der hormonalen Produktion bei den kontaktschwachen schizoiden Psychopathien und endogenen Psychosen genannt.

Auf die Resultate der *Schockbehandlungen und Leukotomien* mit ihrer tiefgreifenden Einwirkung auf die Kontaktfähigkeit möchte ich hier wegen der Vieldeutigkeit der Wirkungsweise nicht näher eingehen, obgleich sie dem Psychotherapeuten desto mehr Stoff zum Nachdenken geben, je weniger er versucht, sie kurzerhand mit rasch hergeholten psychologischen Deutungsversuchen zu erledigen.

Es ist heute noch nicht möglich zu entwirren, was bei den Korrelationen, dem Neben- und Nacheinander psychischer, zerebraler und biochemischer Vorgänge in den Schizophrenien Ursache und was Wirkung ist; wahrscheinlich kommt es hier auch zu Zirkelwirkungen. Aber sei die kausale Verschlingung im einzelnen wie sie wolle – so viel ist jedenfalls forschungsmäßig gesichert, daß die Schizophrenien als die klassischen Träger schwerer Kontaktstörung keinesfalls auf der rein psychologischen Ebene sich auflösen lassen – daß ihre kausale Auflösung, wie ihre Therapie, vielmehr einen komplizierten Weg psychophysischer und psychosomatischer Forschung erfordert.

Dasselbe gilt auch von den *schizoiden Psychopathien* und den gesunden schizothymen Temperamenten, wobei in abgeschwächter Reihenfolge die Kontaktfähigkeit bei den Schizophrenen oft fast ganz blockiert, bei den schizoiden Psychopathen erheblich herabgesetzt ist, während die gesunden Schizothymiker nur im normalen Streuungsbereich eine gegenüber anderen Gruppen geringere zwischenmenschliche Kontaktfähigkeit zeigen. Schizoide Charaktereigenschaften finden sich bekanntlich mit einer bestimmten gesetzmäßigen Häufigkeit in der persönlichen Vorgeschichte Schizophrener und bei ihren nächsten Blutsverwandten. Es ist nun gerade in psychotherapeutischen Kreisen die heute sehr aktuelle Frage aufgeworfen worden, ob die schizoiden Charaktereigenschaften nicht einfach das Produkt frühkindlicher Milieuschädigung im Sinne liebloser Erziehung und komplexmäßig nachwirkender psychischer Traumen und Triebverbiegungen wären. – Daraus würde sich dann konsequent ergeben, daß man versuchen müsse, durch Serienuntersuchungen diese abwegigen Charakterentwicklungen frühzeitig zu erkennen und durch Psychotherapie und Milieuverbesserung der Entstehung späterer Schizophrenien vorzubeugen. Nun entspricht es gewiß auch unserer Erfahrung, daß durch Komplexe und Umweltschäden eine schizoide Psychopathie wesentlich verschlimmert und daß sie umgekehrt durch einfühlende Psychotherapie in ihrer Lebensanpassung wesentlich gefördert und vor sekundären neurotischen Entgleisungen, besonders in Richtung von Vaterprotestneurosen und von Selbstwertneurosen, öfters behütet werden kann. Aber auch hier erhebt sich sogleich wieder die Frage: Ist das alles? Und kann durch eine solche, an sich wertvolle Psychotherapie nicht nur der Entstehung von schizoiden Neurosen, sondern auch von schweren schizophrenen Prozeßerkrankungen vorgebeugt werden?

Auch hier wird man am besten von gesicherten wissenschaftlichen Tatsachen ausgehen. M.BLEULER hat, ausgehend von 351 Schizophrenen an 11 410 Blutsverwandten eine sorgfältige Statistik durchgeführt zu der Frage, wie häufig schizoide Psychopathien (bei scharfer Begrenzung dieses Begriffs) in der persönlichen Vorgeschichte und bei den Verwandten dieser Patienten vorkommen. Er faßt seine Resultate folgendermaßen zusammen:

"Schizoide Psychopathie kommt unter den zukünftigen Schizophrenen ungefähr doppelt so häufig vor wie unter den Eltern Schizophrener, ungefähr 3mal häufiger als unter den Geschwistern, 7-20mal häufiger als bei den übrigen Verwandten und weit über 50mal häufiger als in der Durchschnittsbevölkerung."

Diese gesetzmäßige Staffelung nach Blutsverwandtschaftsgraden läßt sich zwanglos durch *erbbiologische Streuung* erklären – während eine Deutung durch rein psychologische Milieuschäden doch recht künstlich und gezwungen erscheint, die massiven Unterschiede zwischen den Schizophrenen und ihren Geschwistern bei gleicher häuslicher Milieuwirkung nicht erklären könnte und, besonders gegenüber den entfernteren Verwandtschaftsgraden, außerhalb der häuslichen Gemeinschaft versagen müßte.

Dazu kommt, daß auch bei den gesunden *schizothymen Temperamenten* die Korrelationen sowohl mit der körperlichen Morphologie wie mit den vegetativen und metabolischen Funktionen klar am Tage liegen. Schon früh hat VAN DER HORST den Versuch gemacht, bestimmte Körperbautypen ihr eigenes Temperament durch Selbstdiagnose auf Grund von *Fragebogen* bestimmen zu lassen, in denen gerade auch die Kontaktfähigkeit eine wichtige Rolle spielt. Seine Resultate wurden von KIBLER und später von THOMAS an vielen Versuchspersonen bestätigt. Es ergab sich dabei eine hohe Korrelation zwischen bestimmten *Körperbauformen* und bestimmten Temperamenten von größerer oder geringerer *Kontaktfähigkeit.*

	Zyklothym %	Unbestimmt u.gemischt	Schizothym % [1]
Pykniker ...	94,4 (93,8)	2,8	2,8 (6,2)
Leptosome ..	12,2 (7,6)	17,1	70,7 (92,4)

Ebenso sind tiefgreifende Unterschiede zwischen diesen Konstitutions- und Temperamentsgruppen hinsichtlich ihrer *vegetativen und metabolischen Funktionen* nachgewiesen und statistisch gesichert. Diese betreffen z.B. die Insulintoleranz, die Toleranz für sympathikomimetische Stoffe, die Blutdrucksteuerungen und vieles andere.

Nimmt man alle Tatsachen zusammen – sie sind, was die konstitutionsbiologischen Zusammenhänge betrifft, heute durch ein exaktes internationales Material von etwa 65 000 Fällen gesichert –, so kommt man zu folgendem Resultat: Für die Probleme der zwischenmenschlichen Kontaktfähigkeit spielen (neben den sozialen Umwelteinflüssen) Vererbung und Konstitution, vegetative Steuerungen und Stoffwechselfragen eine wichtige und grundlegende Rolle. Die Rolle dieser *biologischen Faktoren* ist *richtunggebend* und *disponierend* – die ebenfalls wichtige Rolle der *psychisch reaktiven Faktoren* dagegen eine *provozierende, verstärkende oder abschwächende und ausgestaltende.*

Es charakterisiert den schizothymen Temperamentskreis und innerhalb desselben wieder besonders die Schizophrenien, daß hier der Autismus, das heißt die affektive Kontaktschwäche, nicht nur einen Nebenbefund oder eine einzelne Seite der Persönlichkeit darstellt, sondern daß er die ganze Persönlichkeit wesentlich durchfärbt und ihr – in bald betontem, bald unmerklichem Grade eine eigenartig getönte Atmosphäre gibt.

---

[1] Die eingeklammerten Zahlen sind von THOMAS

Demgegenüber finden wir in anderen Gruppen empfindliche Kontaktstörungen, die vielfach auch zu Neurosen oder zu sozialen Entgleisungen führen – Kontaktstörungen, die aber nicht zum primären Wesenskern der Persönlichkeit gehören – vielmehr werden sie sekundär verursacht durch Anomalien und Verbildungen umschriebener Triebgruppen oder von allgemeinen Antriebsfunktionen, Hemmungs- und Enthemmungsmechanismen, die umschriebene *hirnphysiologische* Voraussetzungen haben. Eine gründliche Kenntnis der Pathophysiologie des Gehirns und der organischen Neurologie ist hier unerläßlich. Dann kann man bestimmte Reaktionen, die uns aus dem Bereich massiver hirnorganischer Syndrome bekannt sind, in zunehmender Verdünnung kontinuierlich hindurchverfolgen bis dorthin, wo sie nicht mehr als Krankheit, sondern als unmerkliche Bestandteile bestimmter Persönlichkeitsbilder erscheinen – wo sie dann in Wechselwirkung mit dem lebendigen Leben, z.B. als Charakterfehler, wirken, die Umgebung irritieren und zu empfindlichen Kontaktstörungen führen, auch das Bild einer Neurose vortäuschen oder als Teilfaktor in das Bild einer wirklichen Neurose hineinwachsen können. Unter diesem charakterologischen Gesichtspunkt sind sie auch für den Psychotherapeuten von erheblicher Wichtigkeit.

Ein 17jähriger Knabe fährt auf dem Fahrrad bergab, und stößt auf eine hinten herausstehende Stange eines Lastwagens, die ihn an Nasenwurzel und Supraorbitalbogen verletzt. Daraufhin wird der bis dahin fleißige und geordnete Schüler faul, gleichgültig, arbeitet nicht mehr, macht nur noch dumme Witze und verliert dadurch den Kontakt mit der Umwelt. Wegen der im Röntgenbild sichtbaren Veränderungen des Orbitaldaches lassen wir ihn operieren, wobei die Splitterungen und zystenartigen Verwachsungen unter der Basis des Orbitalhirns entfernt werden. Daraufhin bildet sich das ganze abnorme Persönlichkeitsbild in kurzer Zeit zurück und der Knabe fügt sich reibungslos in seine Gemeinschaft ein. Es ist zu beachten, daß psychische Phänomene dieser Art nur bei bestimmten Gehirnlokalisationen auftreten und deshalb nicht psychologisch abzuleiten sind.
Nach einem bekannten Wort ist die Kontaktfrage in erster Linie eine Taktfrage. Dies gilt nicht nur für die Beziehung zwischen Arzt und Patient, sondern ebensosehr für bestimmte Arten von Störung des Kontaktes zwischen dem Patienten und seinem Lebensraum.

Der Betriebsleiter einer Fabrik wird nach einer ähnlich lokalisierten schweren Schädelverletzung nach 3 Wochen als geheilt aus dem Chirurgischen Krankenhaus entlassen. Er klagt weder über subjektive Beschwerden noch ist die Fassade der Persönlichkeit sichtbar gestört. Er war bis dahin durch lange Jahre ein hochgeschätztes Faktotum des Betriebs und besonders wegen seiner Geschicklichkeit in der Menschenbehandlung allgemein beliebt. Wie er aber nun in den Betrieb zurückkehrte und mit Lust und Liebe seine gewohnte Arbeit begann – da stellten sich nach kurzer Zeit anwachsende Schwierigkeiten ein: Er redete viel und ungeschickt mit den Leuten, hatte keinerlei diplomatisches Fingerspitzengefühl, brachte, rein durch seine Taktlosigkeit, die Belegschaft durcheinander, überwarf sich mit den Besitzern und Direktoren und stand bereits nahe vor der Kündigung, bis er in unsere ärztliche Behandlung kam. Es dauerte ungefähr 2 Jahre, bis er unter langsamer, stetiger Besserung zuletzt wieder auf seinen Posten zurückkehren konnte.

Ich könnte zu dem Thema: "Takt und Kontakt" noch eine Reihe ähnlicher Beispiele geben, wie man sie vor allem nach gewissen Schädelbasisfrakturen und Stammhirnenzephalitiden gewinnt – und bei denen durch das führende Symptom der *Taktlosigkeit* entscheidend der affektive Rapport mit der Umgebung gestört ist. In reiner Form scheint dieses Syndrom besonders mit Läsionen des *Orbitalhirns* zusammenzuhängen.

Teilweise ähnliche Bilder beobachtet man nach Läsionen des *Zwischenhirns*, speziell Hypothalamus. Auch sie zeigen sich dem Arzt öfters nicht am Krankenbett, sondern einfach als Verschiebung des Persönlichkeitsbildes aus Anlaß von Begutachtungen für Gerichte und Unfallversicherungen. Hier können auch Enthemmungen und Verbiegungen der Triebe einzeln gut erkennbar werden; und zwar können die Sexualtriebe, die Aggressionstriebe, die oralen und analen Triebgruppen und die allgemeinen Bewegungstriebe betroffen sein. Die meisten dieser Triebstörungen führen zu Kontaktstörungen mit der Umgebung, sozialen Schwierigkeiten oder auch zu kriminellen Entgleisungen. So können nach Basisfrakturen oder enzephalitischen Herden bei vorher triebnormalen Menschen auch noch im mittleren Lebensalter scheinbar unerklärliche Triebumwandlungen auftreten: homosexuelle, exhibitionistische, pädophile, ebenso auch aggressiv sadistische. Auf dem Gebiet der oralen Triebe kann man neben dem bekannten Diabetes insipidus auch andere orale Perversionen, wie Freßsucht oder unüberwindliche Nahrungsverweigerung, selbständig oder in Koppelung mit Sexualstörungen und zerebralen Symptomen erkennen. Auch die psychoanalytisch mit Recht stark beachtete "Pubertätsmagersucht" (besser gesamtkonstitutionell als Puberaldystrophie zu bezeichnen) läßt sich trotz ihrer weithin sichtbaren hysterischen Mechanismen ohne Kenntnis der hinter dieser psychogenen Fassade stehenden primären bzw. somatisch erworbenen oralen Triebperversionen oft nicht voll verstehen.

Daß *Triebschäden auf hypothalamischer Basis* schon embryonal und frühkindlich durch Geburtstrauma oder Infekte entstehen können, diese Tatsache ist für Juristen, Pädagogen wie für die ganze tiefenpsychologische Therapie von grundsätzlicher Bedeutung. Aber auch die meisten Ärzte haben die Zusammenhänge mit der Genese der individuellen Moral noch längst nicht verstanden. (Gegen Blutungen und Infekte in der Gegend der Basalzysterne ist der benachbarte Hypothalamus offenbar empfindlich.)

Es ist wichtig, die "Genealogie der Moral" (NIETZSCHE) einmal von dieser Seite zu betrachten. Die moralische Struktur der höheren Persönlichkeit ist nicht etwas in der Luft Schwebendes, vom Triebleben scharf Getrenntes, oder, wie die älteren Moralisten meinten, zum ihm geradezu Gegensätzliches - vielmehr ist eine *gesunde Triebstruktur der Unterbau und die Voraussetzung für die Fähigkeit zu einer gesunden Moral*, für die Fähigkeit, auf Erziehungseinflüsse positiv zu reagieren und im Kontakt mit den anderen Menschen zu bleiben. Dies lehren als negatives Beispiel die Folgezustände nach Encephalitis lethargica bei Kindern in eindringlicher Weise.

Viele Triebabnormitäten und dadurch bedingte Störungen des affektiven Kontaktes können wir psychoanalytisch auf psychogen entstandene abnorme Triebfixierungen der frühern Kindheit zurückführen. Der Psychotherapeut darf aber nie vergessen, daß Triebverbiegungen der verschiedensten Art durch mannigfaltige zerebralorganische Ursachen entstehen - und daß auch das psychische Trauma der Kindheit öfters nicht selbst die Triebverbiegung schafft, sondern die bereits vorhandene nur beleuchtet, akzentuiert und manifest macht. Auch diese Situation schließt aber eine Tiefenpsychotherapie nicht aus. Denn alles Lebendige ist gestaltbar.

Dasselbe Problem stellt sich wieder, wenn wir eine Serie von schweren *Neurosen*, die in die Klinik kommen, auf ihre Sexualkonstitution hin untersuchen. WOLFGANG KRETSCHMER hat ein unausgelesenes Material von 50schwereren Neurosen durch den Gynäkologen untersuchen lassen und außerdem sämtliche Einzelstigmen der körperlichen Reifung und der sekundären Sexualcharaktere sorgfältig ausgewertet und mit den psychischen Infantilismen und Reifungsstörungen verglichen. Es ergab sich, daß von 50 Fällen 40 gynäkologische *Reifungsstörungen* im Sinne ausgeprägter Genitalhypoplasien hatten, darunter wieder die Mehrzahl recht erhebliche; dazu natürlich auch viele Varianten in der übrigen Sexualkonstitution, den Körperbau- und Behaarungsstigmen. 43 hatten allgemeine konstitutionelle Retardierungszeichen (mindestens 2 pro Fall). 14 (fast 1/3) zeigten Menarche mit über 15 Jahren. Bemerkenswert ist, daß mit diesen körperlichen die psychischen Reifungshemmungen statistisch parallel gehen und daß aus diesen wieder die Symptome der Neurose in einfühlbarer Weise sich konsequent entwickeln.

Reifungsstörungen sind, nach allgemeinen ontogenetischen Gesetzmäßigkeiten, selten total, meist partiell. Dies trifft auch für die retardierten Mädchen zu. Weshalb bekommen diese so häufig Neurosen? Die partielle Retardierung des Gesamtorganismus führt auf der psychischen Seite zu typischen Ambivalenzen des Trieblebens: mit dem ausgereiften Teil ihrer Sexualkonstitution streben sie der Ehe, überhaupt natürlichen erotischen Bindungen zu – mit der retardierten, teilinfantil gebliebenen Seite ihres Wesens zucken sie mit fast experimenteller Sicherheit immer wieder zurück. Zudem kommen sie auch aus den teilinfantilen Triebhaltungen, z.B. der Elternprotestphase oder der überdauernden positiven Elternbindung,nicht los.

Aus dieser biologischen Grundsituation heraus entwickeln sich nach der Pubertät, speziell im 3. Lebensjahrzehnt, typisch wiederkehrende soziale Kontaktstörungen und Konfliktsituationen, sobald die typischen Belastungsproben des reifen Lebens: Verlobung, junge Ehe, herantreten. Der versuchte erotische Kontakt wird immer wieder durch Querimpulse aus der Tiefe des Trieblebens gestört. Aus denselben Gründen mißlingt häufig die Lösung der ambivalenten Elternbindung, und zwar bis tief in das erwachsene Alter hinein.

Hier erhebt sich nun eine für das psychotherapeutische Denken ganz zentrale Frage, die ohne das Zusammensehen analytischer und konstitutionsbiologischer Forschungsresultate nicht zu lösen wäre – die Frage: Wie sind diese psychophysischen Reifungsstockungen ursprünglich entstanden? Teilweise ohne Zweifel durch Erbanlage, teilweise durch früherworbene körperliche Schäden; wir sprechen dann von prodysklinen, früh abgelenkten Konstitutionen, wie wir sie z.B. nach frühen basalen Läsionen des Hypophysenzwischenhirnsystems beobachten. Kann aber nun diese auch durch psychische Traumen und psychische Milieuschäden der frühen Kindheit erfolgen? Hier müßte natürlich das ganze Erfahrungsgut der psychoanalytischen Forschung mit eingebaut werden. Daß die in ihren frühen Lebensstadien noch sehr plastische Konstitution auch durch schädliche Reise von der psychischen Seite her abgelenkt werden könnte, daß also prodyskline Konstitutionen auch auf psychischem Wege in der ersten Lebenszeit entstehen könnten, darf man prinzipiell für möglich halten. Von der naturwissenschaftlichen Seite her wäre z.B. bei Tieren die Frage des Entstehens körperlicher Funktions- und Wachstumsstörungen durch psychische Noxen sehr wohl experimentell lösbar. In der Neurosenlehre sind die überaus wichtigen körperlich konstitutionellen Korrelate bis jetzt sehr wenig in ihrer Bedeutung beachtet. Deren gelegentliche Entstehung durch frühkindliche psychische Schäden müßte ohne dogmatische Voreingenommenheit erst einmal sorgfältig geprüft und bewiesen werden.

Es kämen hier wohl vor allem massive Dauerschäden von seiten des psychischen Milieus in Frage, wie sie R.SPITZ bei seinen Parallelunter-suchungen an amerikanischen Kinderheimen im Auge hat. Doch sind, soviel ich sehe, bei diesen Untersuchungen entscheidende Fehlerquellen, wie z.B. die Erbanlage, die Klima- und Bodenverhältnisse und die ganze Vieldeutigkeit der infektiösen Faktoren, noch nicht genügend berücksichtigt. Andererseits ist zu bedenken, daß z.B. in einer Geschwisterserie, wo alle Kinder denselben Schädlichkeiten der häuslichen Erziehung ausgesetzt sind, später keineswegs alle konstitutionelle Retardierungen bzw. spätere Neurosen zeigen — ferner die bekannte Tatsache, daß in bestimmten sozialen Schichten die Mehrzahl der Kinder solchen psychischen Traumen ausgesetzt ist, wie sie FREUD aufgezeigt hat, ohne daß sie deshalb später neurotisch werden. — Man kann sich also drehen wie man will — man kommt doch im Kreis immer wieder auf die primäre psychophysiologische Veranlagung als eine der Ursachen zurück.

Kann man nun aber auch im erwachsenen Alter noch die festgewordenen, anatomisch greifbaren Merkmale der sexualbiologischen Retardierung und die mit ihnen unlöslich verankerten psychischen Infantilismen und Juvenilismen durch Psychotherapie reversibel machen? Dies ist in der Mehrzahl der Fälle und in vollem Umfang unwahrscheinlich. Aber man kann sie innerhalb ihrer *konstitutionsgebundenen Spielbreite* vegetativ entlasten und dadurch bis zu einem gewissen Grade vielleicht auch von der psychischen Seite her vital zum Aufblühen bringen, man kann sie psychisch formen und ihnen nach analytischer Aufarbeitung alter und neuer Schädlichkeiten eine verbesserte Anpassung an ihren Lebensraum schaffen und dadurch viele Kontaktstörungen beseitigen.

Weshalb wird so häufig versucht, in Fragen des Verhältnisses zwischen anlagemäßigen und psychisch reaktiven Faktoren die psychoanalytische Auffassung FREUDS zum Standpunkt der klinischen Medizin in Gegensatz zu stellen? FREUD (1922) selbst sagt wörtlich: Die "Streitfrage: sind die Neurosen exogene oder endogene Krankheiten, die unausbleibliche Folge einer gewissen Konstitution oder das Produkt gewisser schädigender (traumatischer) Lebenseindrücke...?" ist "nicht weise..." "Für die Betrachtung der Verursachung ordnen sich die Fälle der neurotischen Erkrankungen zu einer Reihe, innerhalb welcher beide Momente — Sexualkonstitution und Erleben — so vertreten sind, daß das eine wächst, wenn das andere abnimmt." Diese Formulierung von FREUD ist endgültig, und jeder moderne Kliniker, vor allem jeder Konstitutionsbiologe, wird sie wörtlich unterschreiben.

Man sollte also auch in der Neurosenlehre nicht je nach Zeitströmungen und Zeitmoden, bald die Erbanlage, bald die psychischen Erlebniswirkungen einseitig überwerten.

Die sorgfältige Betrachtung der konstitutionellen Seite der Neurosenentstehung wird in der Psychotherapie deshalb häufig beiseite geschoben, weil man der Meinung ist, daß diese eine starre, unveränderliche Größe und deshalb kein Gegenstand psychotherapeutischen Handelns wäre. Dieser Standpunkt ist biologisch unrichtig. *Konstitution ist nicht Fatum, sondern allezeit reagibles Kräftespiel.* Sie ist das *lebendige Gesamtpotential der Persönlichkeit.* In der Konstitution sind nicht fertige Merkmale gegeben, sondern Dispositionen, Reaktionsneigungen, Arbeitsweisen des Apparates. Sie sind nicht reversibel, aber sie sind formbar. Dies gilt insbesondere auch für die Schaffung des Kontaktes mit der Umwelt. Bezieht sich die eine Hälfte der Psychotherapie auf die Analyse und Beseitigung schädlicher Milieu-

und Erlebniswirkungen und entsprechender Triebfixierungen, so bezieht sich die andere auf die Formung der reagiblen, konstitutionsgebundenen Persönlichkeit. Und deshalb zeigt die Erfahrung, daß hier psychotherapeutischer Pessimismus keineswegs am Platz ist. Bei der Konstitution hört nämlich die Psychotherapie nicht auf, sondern da fängt sie an. *Formung und Lenkung des lebendigen Potentials der Konstitution;* Herausholung und Entfaltung ihrer besten Möglichkeiten. Orthopädie der Persönlichkeit. Nehmen wir mit Optimismus auch diese Seite der Psychotherapie in Angriff.

7. Die Begutachtung der Neurosen und psychopathischen Reaktionen in der Sozialversicherung

Das Unsicherwerden der Maßstäbe in der Begutachtung psychisch reaktiver Symptombilder läßt eine ernste Gefahr für die Volksgesundheit, wie für die wirtschaftliche Wohlfahrt erkennen.

Eine Frau ist durch Anlage und Umweltwirkung innerlich verbogen. Bei ihrer schwer anpassungsfähigen und durch chronische Lebensressentiments geprägten Art wird sie sicherlich im Leben sich nicht leicht tun. Die in den Akten niedergelegten Tatsachen lassen aber nicht erkennen, daß die abwegige Charakteranlage und die dadurch bedingte mißtrauisch aggressive nervöse Dauergereiztheit nach Art und Grad einer Geisteskrankheit oder überhaupt einer Krankheit gleichzusetzen wäre. Übrigens ist in den anschaulichen Schilderungen der Vorgutachter der tendenziöse Faktor im Sinn einer aktiv aggressiven Haltung im Lebenskampf und das Streben nach "Krankheitsgewinn" deutlich erkennbar.

Es ist hier notwendig, einen präzisen Maßstab anzulegen. Sobald man in der Rentengewährung, von der natürlichen Altersgrenze abgesehen, den Kreis der wirklichen Krankheiten und Krankheitsaequivalente, der Verletzungsfolgen und greifbaren Defekte, überschritte, würde die Rechtsprechung ins Schwimmen kommen. Man würde immer mehr in ein Gebiet abgedrängt, das vom Gesetzgeber sicher nicht gemeint ist. Bei charakterogenen und lebensreaktiven Schwierigkeiten kann eine Rente nur dort in Frage kommen, wo die Reaktion bzw. Entwicklung den Grad einer *echten Psychose* angenommen hat, z.B. bei Nachweis einer echten Paranoia – oder in den seltenen Fällen, wo durch schwersten Affektstoß oder übermäßige Strapazierung eine vegetativ-endokrin unterbaute Gleichgewichtsstörung des Gesamtorganismus, etwa eine Thyreotoxikose oder eine der seltenen, gelegentlich tödlich verlaufenden schweren Angstpsychosen ausgelöst wurde. Auf dem internistischen Grenzgebiet können die gewöhnlichen (meist psychogen unterbauten) vegetativen Dystonien nicht berücksichtigt werden, sondern nur substanziierte Organkrankheiten, die selbstverständlich auch auf psychisch reaktivem Weg entstehen können.

Zu den rentenberechtigten Fällen gehören i.b. psychosomatische echte Organkrankheiten von Herz, Magen usw., die übrigens nicht in erster Linie auf Grund von Neurosen entstehen und keinesfalls mit ihnen gleichgesetzt werden können. Sie entstehen besonders durch chronische Affektirradiationen über das Vegetativum mit oder ohne bedingte Reflexe. Mit Symboldeutungen ist auf diesem Gebiet sehr vorsichtig umzugehen. Jedenfalls ist tatsachenmäßig nicht erhärtet, daß sie für die Rentenbegutachtung verwertbar wären. Konsequent durchdacht würden sie übrigens eher dazu führen, auch für viele Organkrankheiten dem Patienten die Verantwortung zuzuschieben. Sie würden die Indikation zur Rentengewährung eher einschränken als erweitern.

Was für die vorwiegend charakterogen bedingten Schwierigkeiten und nervösen Beschwerden sogenannter Psychopathen zutrifft, gilt in erhöhtem Maße für die *Neurosen*. Sowohl die Kliniker als auch die mehr psychoanalytisch orientierten Ärzte sind sich darin einig, daß in jeder echten Neurose ein tendenziöser Faktor steckt, eine finale Ausrichtung, die man als "Wille zur Krankheit", als "Flucht in die Krankheit", als Richtung auf einen "Krankheitsgewinn" (FREUD) bezeichnet hat. Dieser finale Faktor ist ein integrierender Bestandteil des Begriffs "Neurose".

Man hat vielfach noch die "bewußte" oder "unbewußte" Art dieser Strebungen zur Diskussion gestellt und zum Teil auch in juristische Definitionen aufgenommen. Für die Versicherungspraxis ist diese Unterscheidung aus zwei Gründen nicht verwertbar:

Erstens besteht in der Situation der Begutachtung nur selten die Möglichkeit, über das mehr oder weniger "Bewußte" von Tendenzen etwas auszusagen und dies zu objektivieren. Auf die relativ kleinen Gruppen, bei denen man bewußte Vortäuschung sicher nachweisen kann (z.B. mit dem psychogalvanischen Versuch bei der Hörprüfung) sei nicht eingegangen. Das Umgekehrte aber, "unbewußte" Strebungen nachzuweisen, ist überhaupt unmöglich, weil man auf subjektive Angaben angewiesen ist, die für eine objektive Beweisführung nicht verwertbar sind. Es gibt ja hier überhaupt kein: "entweder" bewußt - "oder" unbewußt, sondern nur verschiedene Grade von Bewußtseinshelle, ein "Mehr" oder "Weniger". Denn gewöhnlich wird es sich nur darum handeln, in wie weit Tendenzen hintergründig, diffus, sphärisch bleiben oder in wie weit sie klar aus differenzierten planvollen Absichten entspringen. Die Grenzen zwischen beidem sind schwimmend und vom Gutachter nicht bestimmbar.

Sodann bleibt unverständlich, wie mit der These der "Unbewußtheit" eines neurotischen Vorgangs etwas über seinen *Krankheitswert* ausgesagt werden könnte. Gerade FREUD hat ja den Nachweis geführt, daß die von ihm als "unbewußt" bezeichneten Vorgänge in der psychischen Dynamik der Gesunden ebenso zu beachten sind wie bei den Neurosen und Psychosen.

Nun aber das ärztlich Entscheidende: Es wird von keiner Seite bestritten, daß bei der Neurose Tendenzen einen unterstützenden dynamischen Faktor bilden. Was geschieht nun, wenn wir eine Rente geben? Die dadurch genährte Hoffnung auf immer weiteren künftigen "Krankheitsgewinn" kann nur aktivierend auf die neurotische Dynamik wirken. Das fördert nicht die rasche Wiederherstellung eines gesunden Lebensgefühls, sondern eine Verstärkung und chronische Einschleifung der Symptomatik. Dies ist sonnenklar und wird durch die ärztliche Erfahrung täglich bestätigt. Unter therapeutischen Gesichtspunkten muß eine Rentengewährung prinzipiell und unter allen Umständen abgelehnt werden. Neurotischen Menschen muß man ärztlich einhelfen; aber man darf nicht durch Geldgewinn ihren Gesundheitswillen zerstören.

Wie sich die Aufgabe dieses Standpunktes sozial auswirken würde, sei nur angedeutet. Es würden die Versicherungsträger mit Rentenanträgen überschwemmt - und zwar nicht nur von seiten der großen Zahl von Neurosen. Vielmehr würde die chronische Hysterisierung von an sich heilungsfähigen Krankheits- und Verletzungsresten und vitalen Verstimmungszuständen künstlich gezüchtet und der Ausbeutung der Sozialversicherung nicht nur durch Ängstliche und Lebensschwache, sondern auch durch unlautere, arbeitsscheue und gewinnsüchtige Elemente Tür und Tor geöffnet. Denn es gibt bei der meist diffusen, subjektiv vorgetragenen und nicht im objektivierbaren Symptomatik der Neurosen keine präzise diagnostische Abgrenzung gegenüber den bewußten Aggravationen, wie sie für die Rentenbegutachtung erforderlich wäre. Solche lawinenartig anschwellenden Belastungen könnte die Sozialversicherung niemals tragen: man müßte, kurz gesagt, dem fleißigen und leistungswilligen Arbeiter immer größere Teile seines Arbeitsertrags wegnehmen, um damit dem weniger lebenstüchtigen Neurotiker - zu schaden. In absehbarer Zeit würde dieser progressive Vorgang mit Sicherheit zum Zusammenbruch unserer Sozialversicherungen führen.

Wie würde man sich im übrigen eine Prozenteinschätzung der Erwerbsfähigkeit von Neurotikern vorstellen? Der subjektiv finale Faktor beeinflußt aus stärkste den Grad der Ausprägung der Symptomatik. Bei den motorischen Hysterien des 1. Weltkriegs konnte man z.B. beobachten, daß ein Schütteltremor, situativ wechselnd bald überwältigend stark, bald schwach, bald gar nicht vorhanden war, so daß der Patient etwa in Abwesenheit des Arztes, das Gewohnte ungestört versehen konnte. Bei Neurosen, die nur in subjektiven Klagen zum Ausdruck kommen, verliert sich die Gradabschätzung vollends ins Unkonntrollierbare. Wenn also der Hysteriker bei den Geschäften seiner Krankheit als stiller Teilhaber irgendwie mitwirkt, wenn die Skala seiner Symptome tendenziös weitgehend verschieblich ist – an welchem objektiven Maßstab soll dann der Grad seiner Erwerbsbeschränkung gemessen werden? Man kann sie ebenso gut mit 10% wie mit 100% ansetzen. Ein Arzt, der diese Gesichtspunkte klar vor Augen hat, müßte die Forderung einer Prozentabschätzung bei Neurosen grundsätzlich und von vornherein als absurd ablehnen.

Die Tatsachen wurden schon in den zwanziger Jahren nach den Erfahrungen des 1. Weltkrieges von allen maßgebenden Experten klar formuliert und in die Rechtsprechung übernommen. Wenn neuerdings immer wieder versucht wird, die so gewonnenen, für das Volksganze lebenswichtigen Grundsätze zu durchbrechen – so geschieht dies weniger auf Grund neuer Tatsachen, als vielmehr mit Hilfe von Theorien, von Definitionen und abstrakten, juristischen Erwägungen. Der formale theoretische Krankheitsbegriff, sobald man ihn auszuweiten beginnt, ebenso Begriffe wie "adaequater Zusammenhang" u. a. sind weithin dehnbar und als Diskussionsgrundlage ungeeignet. Begriffliche Erörterungen sind hier mehr geeignet, die deutliche Sprache der klinischen Tatsachen zu verschleiern, als sie zum klaren Ausdruck zu bringen.

Es würde schwerlich gelingen, das mit dem Wort "Krankheit" Gemeinte und im Grund jedermann Verständliche für versicherungstechnische Zwecke in einem Satz klar positiv zu definieren und vor allem zu umgrenzen. Im vorliegenden Zusammenhang kommt man einfacher und klarer zum Ziel, wenn man das mit dem Wort "Krankheit" *nicht Gemeinte* präzis zum Ausdruck bringt. Diesen Weg ist auch das Reichsversicherungsamt in seinem Entscheid vom 24.9.1926 gegangen, indem es hinsichtlich der Unfallversicherung diejenigen Arten von Erwerbsunfähigkeit, die "ihren Grund lediglich in der Vorstellung, krank zu sein oder in mehr oder weniger bewußten Wünschen" haben, von der Rentengewährung ausschließt. Diese Definition ist vom Standpunkt der feineren Psychopathologie aus zu rationalistisch. Sie genügt aber für den praktischen Gebrauch und kann auch schwerlich anders formuliert werden, weil rechtsfähige Entscheidungen in schlichtem Deutsch ausgedrückt werden müssen. Im Grunde ist hier nichts anderes gemeint, als die in der Neurose als bestimmender Faktor steckende Tendenz samt ihren teils voll bewußten, teils mehr diffus hyponoischen Ausgestaltungen. Von der Invalidenversicherung müßten Zustände charakterogenen und lebensreaktiven Versagens ausgeschlossen werden, sofern sie nicht den Grad objektivierbarer Krankheiten auf körperlichem oder psychiatrischem Gebiet erreicht haben oder sonst auf objektivierbarem somatopsychischem Hintergrund beruhen. Dazu wären z.B. ernstliche Grade von Senium praecox oder gravierende Verschiebungen der endokrinen oder zerebralorganischen Steuerungen zu zählen.

In diesem Zusammenhang gehören auch die seltenen, kürzlich von *WITTER* erwähnten Fälle von anscheinend schweren Neurosen, bei denen eine direkte Rententendenz nicht zu erkennen ist. Wir sehen ab von dem, was wir als "*Privatneurosen*" bezeichnen, d.h. den Fällen, bei denen sich eine Neurosebereitschaft familiärer oder beruflicher Art an einem zufälligen Schreckerlebnis oder körperlichen Trauma oder auch an einer Rentensituation auskristallisiert, wo also die Ursachen an einer anderen Stelle liegen, als wo sie gesucht werden. Diese Fälle bedürfen eines Ausschlusses des Rentengedankens und wie jede Neurose einer guten Psychotherapie und psychagogischen Einhilfe. Sobald man sie berentet, wird die Psychotherapie unmöglich, und ein entscheidender Schaden ist gesetzt.

Eine Berentung (speziell Invalidisierung) kann nur dort diskutiert werden, wo hinter einer neurotischen Fassade ernste und echte vitale Versagenszustände sichtbar werden, so daß allmählich die vitalen Kräfte für den Lebenskampf nicht mehr ausreichen (z.B. beginnende hirnatrophische Prozesse, pathologische endokrine Verschiebungen u. a.). Die Träger solcher schwer sichtbaren Störungen versuchen dann gelegentlich, wenn der Arzt sie nicht merkt oder sie bestreitet, sie durch eine hysterische Symptomatik zu *verdeutlichen*. Auch echte, aber hintergründige hirntraumatische Reste müßten viel sorgfältiger diagnostiziert und eingeschätzt werden und dürften nicht einfach unter einer diffusen Sammeldiagnose "Neurose" laufen, auch dann nicht, wenn sie sich im Laufe der Rentenverhandlungen hysterisch überlagern. Besonders die nach Schädelbasisfrakturen auftretenden Veränderungen in Triebstruktur und Charakterbild werden leicht übersehen. Fälle dieser Art können je nach der Gradstärke berentet werden, aber nicht wegen "Neurose", sondern wegen des dahinter nachzuweisenden pathologischen Grundzustands. Wenn man dies alles sorgfältig beachtet, so bleiben Neurosen, die man ausnahmsweise berenten müßte, nicht übrig.

Der Grundsatz des erfahrenen Arztes und damit auch der Rechtsprechung muß bleiben: Sozial-Neurosen steht, soweit möglich, ärztliche Einhilfe und eine besonders sorgfältige Berufsberatung und Arbeitsvermittlung zu – aber prinzipiell keine Rente.

Sozial denken, heißt nicht: für den Augenblick möglichst viel Renten geben, – sondern auf lange Sicht das Wohl des ganzen Volkes im Auge behalten: Den Schutz nicht nur des Lebensschwächeren, sondern ebenso aller fleißigen und lebenstüchtigen Arbeiter, die ihn tragen müssen.

8. Der schizophrene Mensch und seine Behandlung

Eine "anthropologische" Betrachtungsweise menschlicher Verhaltensweisen, ob wir das Wort nun im philosophischen oder im naturwissenschaftlichen Sinne verwenden, setzt immer die Gesamtschau des Anthropos in seiner körperlich-seelischen Ganzheit voraus. Dasselbe gilt, wenn wir von einer "existentiellen" Betrachtung reden: Auch hier ist der Mensch als Ganzer handelnd, leidend oder untergehend in das Kraftfeld überpersönlicher Mächte hineingestellt, wie dies besonders tragisch im Lebensgang des Schizophrenen erscheint.

Über Wesensart des psychotisch erkrankten Schizophrenen und *psychotherapeutische* Zugänge zu ihm könnte man nach unseren klinischen Erfahrungen ein ganzes Buch schreiben. Der offenkundig körperlich endogene Aspekt des Schizophrenie-Problems wird als bekannt vorausgesetzt. Es soll hier nur angedeutet werden, wie man dem Erkrankten als Menschen, als spezifisch schizophrenem Menschen begegnen, ihn verstehen und ihn psychotherapeutisch führen kann.

Wenn man den Schizophrenen verstehen will, so muß man auf zwei Gruppen von ineinander sich verschlingenden Grundbedingungen achten: Die Sexualkonstitution einerseits - das existentielle Problem (Ich und Außenwelt) andererseits.

A. Die Probleme der Sexualkonstitution, speziell die Reifungsschwierigkeiten bei der Passage durch die Pubertät auf Grund des *gestörten "Puberalen Instinktwandels"*.

Da ist das instinktiv-kindhafte teilweise Hängenbleiben an der Figur der Eltern in Liebe oder Haß mit Interferenz zwischen mangelhaft sich abbauenden Brutpflegeinstinkten und vorwärtsdrängender Sexualentwicklung. Aus diesen konstitutionell puberalen Reifungsstörungen differenzieren sich auf der psychischen Ebene: der Kampf zwischen Trieb und Geist, die sexuellen Schuldgefühle, die Schwierigkeiten der erotischen Partnerwahl, die sich mit schweren Ambivalenzen, mit Impuls und Gegenimpuls immer wieder zunichte macht, das schroffe Hin und Her zwischen überspitzter Idealisierung und Zynismus (die Frau ist "Heilige" oder "Megäre") - dies alles oft noch über die Pubertät hinaus.

Dieser Problemkreis ist mit den Neurosen gemeinsam, nur bei den Schizophrenen oft ins Maßlose verzerrt und übersteigert (z.B. Vaterhaß bis zur Karikatur). Ein klassisches Beispiel dieser Störungen des puberalen Instinktwandels , "Franz Blau", wurde von mir in "Körperbau und Charakter" (1921) dargestellt: schwerer Haß zwischen Vater und Sohn und pathologische Vermischung des Mutter-Geliebten-Bildes durch Interferenz der beiden Instinktkreise (Betreutwerden und Eros). Unsere Studien zum puberalen Instinktwandel klären auf konstitutioneller Entwicklungsbasis das, was in der Psychoanalyse als "Ödipuskomplex" bezeichnet wird. Daß Schizophrene nicht beliebige schwierige Väter, sondern gerade Väter einer spezifischen Art haben, erklärt sich aus der meist penetranten schizoiden Durchfärbung des charakterischen Erbumkreises Schizophrener. Wieviel dabei die Vererbung, wieviel daneben psychische Traumen der frühen Kindheit und der Jugend zum Ausbruch der Psychose kausal beitragen, kann nicht dogmatisch, sondern nur durch sorgfältige Analyse des Einzelfalles entschieden werden. Festzuhalten ist aber dies: Schizophrenien entstehen niemals allein durch psychische Traumen reaktiv aus Umweltwirkungen, sondern auch in teilweise psychotraumatischen Fällen nur in der spezifischen Richtung der konstitutionell präformierten *schizoiden Gleitschiene*.

Den konstitutionellen Typus des schizoiden Vaters in schwerster Form sehen wir in der biographischen Skizze von "Dr. Graber" in "Körperbau und Charakter".

Psychotherapeutisch pflegen wir die Regelung der familiären Verhältnisse, häufig mit voller äußerer und innerer Distanzierung vom Elternhaus, sorgfältig durchzuführen, damit nicht die konstitutionell präformierte Entgleisungsneigung durch die fortlaufende ungeschickte Behandlung von seiten der schizoiden Sippe immer aufs neue unterstützt wird (dasselbe gilt natürlich auch für das Verhältnis zwischen Tochter und Mutter bzw. Vaterhaß der Tochter in schizoiden Familien).

B. Das existentielle Problem, das Verhältnis zwischen Ich und Welt als Ganzes.

Dies ist der spezifisch schizophrene, ebenfalls konstitutionell angelegte Teil der Problematik.

Aus der *psychästhetischen Proportion* und dem eng damit zusammenhängenden Autismus entspringen: Sprödigkeit und Scheinkälte nach außen, Übersensibilität gegen Außenreize im Innern, schwere Kontaktstörung, beständiges Verwundetsein; dazu Verständnislosigkeit der Umwelt gegenüber den paradoxen Auswirkungen des Kontrastes.

Aus alledem entsteht konsequent der volle *Rückzug aus der Realität*. Hier die klassische Antwort einer schizophrenen Patientin: "Was wollen Sie mit der Realität, ich finde sie scheußlich!"

Dies führt den Patienten in eine *Sackgasse von Scheinauswegen:* Katatones Sich-Vergraben unter der Bettdecke; oder übertrieben närrische "Fassadenpsychosen" (E.KRETSCHMER); oder Flucht ins Hyponoikum mit "magischen Fernwirkungen" (E.KRETSCHMER) innerhalb einer mythisch-archaischen Symbolwelt; oder "Ichanachorese" (WINKLER) usw.

Wie geht man nun speziell bei schizophrenen *Randpsychosen* ärztlich richtig vor? Eine Gruppe aus unseren therapeutischen Erfahrungen, die die innere Dynamik des schizophrenen Menschen besonders klar aufdeckt, mag hier neben anderen als Beispiel eines Heilweges dienen; wobei je nach Bedarf die psychotherapeutische Führung auch mit individuell gewählten Medikamenten, z.B. auflockernden unterschwelligen Insulindosen oder kurzen Zäsuren durch Dämmerschlaft etc., unterbaut werden kann, die den psychotherapeutischen Zugang wesentlich erleichtern und abkürzen können.

1. Behandlungsstufe: Nicht gleich analysieren! Erst *auflockern, affektiv auftauen!* Dies geschieht z.B. durch Gespräche, die die persönlichen Interessenkreise des Patienten anklingen lassen, - aber nicht schon jetzt die Komplexe berühren.

Da bei Schizophrenen die hypobulischen Reaktionsweisen stark hervordrängen, so muß der Arzt die "Signalreize" (s. LORENZ, TINBERGEN u.a.) sorgfältig beachten, sowohl in positiver wie in negativer Richtung. Nicht nur die Wahl der Worte, sondern vor allem, was unmerklich in Stimmklang, Miene und Gebärde mitschwingt, ist von entscheidener Bedeutung. Der kleinste schief liegende Signalreiz kann genügen, - und beim Patitenten fällt der eiserne Vorhang, mit voller Blockierung des Kontaktes. Der Arzt muß bei sich selbst die Überheblichkeit des Gesunden gegenüber dem weniger Gesunden völlig, auch innerlich abgelegt haben. Eine unmerklich *mitfühlende, ruhige Sachlichkeit* gibt meist die richtige Tönung des Gesprächs (auch kurze *imperative Durchbrechung* fassadenhafter Flegeleien kann einmal durchschlagend helfen). Streng zu vermeiden ist: gönnerhaftes, dick aufgetragenes Wohlwollen, vor allem auch der leiseste Unteron von Ironie! Ironie ist immer falsch!

2. *Behandlungsstufe:* Auf diesem Weg gelingt es öfters den Patienten aus der hypobulischen Verkrampfung freizubekommen. Er ist nun in einer wesentlich gelösteren Haltung außerhalb des Betts, zeitweise fast zutraulich. Man kann ein kurzes, verständiges Gespräch mit ihm führen. Was aber nun? Jetzt gleitet er in eine *depressive Phase* hinein, ein entscheidender Drehpunkt der Psychotherapie! Dies darf nicht mit einem Rückfall in die schizophrene Psychose verwechselt werden. Es ist eine Etappe auf dem Weg zur Heilung. Das psychische Kolorit ist viel eher das einer einfühlbaren reaktiven Depression. Nun ist der Patient scheinbar unausweichlich hilflos und klar konfrontiert mit derselben existentiellen Krise, mit der Unerträglichkeit seines äußeren und inneren Lebens, die ihn krank gemacht hatte. Und wenn es eine Patientin ist, weint sie vielleicht. Wenn sie erst weint, dann ist viel gewonnen - es ist der der Krisenlage entsprechende, adäquate Ausdruck. Diese echte depressive Zwischenphase muß entweder rein psychagogisch oder mit Unterstützung der geeigneten Medikamente überwunden werden.

3. *Behandlungsstufe:* Ist sie durchgestanden, so kann jetzt die *schonende Analyse der Persönlichkeit und der aktuellen Konfliktsituation* einsetzen. Man soll nicht immer den schizophrenen Patienten zwingen, intimere Dinge selbst zu sagen. Ich erzähle ihm vielmehr anhand vieler Beispiele, ruhig und neutral sachlich, wie es innerlich in ihm aussieht: große Erleichterung darauf beim Patienten. Das Gefühl des Ausgestoßenseins, der Einmaligkeit unter den Menschen verschwindet. - *Endziel* ist die Schaffung eines Lebensraums und einer persönlichen Haltung, mit denen der Patient später existieren kann.

Man muß schwer Schizoide oder Menschen nach schizophrenen Krisen wieder in ein lebenswertes Leben zurückführen. Der nicht schwer defekt gewordene Schizophrene muß lernen, die Logik seiner eigenen konstitutionellen Veranlagung mit uns gemeinsam zu Ende zu denken. Er muß lernen, gerade die in der Schizoidie liegenden spezifischen Werte - und keine anderen - zu erkennen und in eine geschlossene Persönlichkeit einzuschmelzen und so ein adäquates Leben zu gestalten.

IV. PATHOGRAPHIE

1. Charakter und Pathographie

Wir wollen nicht das Krankhafte im genialen Charakter aufstöbern, sondern im abnormen Charakter das Großartige bewundern.
("Der sensitive Beziehungswahn")

2. Goethe als Patient

Wenn VEIL lediglich meinte, daß Morbidität, Lebensschwäche und Dekandenz als solche niemals zu genialen Leistungen führen, und daß ein Lebenswerk wie das Goethesche einen großen Grundstock gesunder, allseitig ausgeformter Persönlichkeit und elastischer, energischer Vitalität voraussetzt, so würde er damit etwas vertreten, was ohnehin von urteilsfähigen Menschen nie bestritten worden ist. Soweit psychopathologische Teilbestände in Frage kommen, wirken sie häufig, wie ich das früher ausgedrückt habe, "in der sonst festen Struktur einer vorwiegend gesunden Gesamtpersönlichkeit so, wie die Unruhe in einer gut gehenden Uhr". Dies trifft gerade auch für Goethe zu.

Goethe bezeichnet die depressive Phase seiner Wertherzeit wörtlich als einen "pathologischen Zustand" bei dem ihm noch im Alter unheimlich werde (ECKERMANN, 2.1.1824). Er bezeichnet das "taedium vitae" als eine "Krankheit", die mit "allen Symptomen" einmal sein "Innerstes durchrast" habe und betont die Anstrengungen, die es ihn kostete, "damals den Wellen des Todes zu entkommen" (an ZELTER, 3.12.1812). Daß Goethe neben solch größeren Wellenschlägen auch echten zyklischen Jahresschwankungen seines Gemütslebens unterlag, ist von ECKERMANN und von RIEMER gleichermaßen klar bezeugt: "daß er jedes Jahr die Wochen vor dem kürzesten Tage in deprimierter Stimmung zu verbringen und zu verseufzen pflegte" (ECKERMANN-SORET, 21.12.1823); man wird diese jahreszeitlichen Verstimmungszustände nicht als Krankheit, wohl aber dem Grad nach schon als abnorm bezeichnen. Man gebraucht dafür in der Fachliteratur den Ausdruck "leichte zyklische Gemütsschwankungen".

Man fragt sich überhaupt, was VEIL veranlassen kann, die von Goethe selbst vertretene Ansicht, daß er gelegentlich ins Pathologische hineinreichende Gemütsschwankungen gehabt habe, mit aggressiver Heftigkeit zu bestreiten. Goethe sieht diese Dinge mit naturwissenschaftlicher Objektivität. Sollte VEIL Menschen, die gelegentlich am Gemüt leiden, als "Untermenschen" betrachten, so daß Goethe vor diesem Makel geschützt werden müßte? Die psychiatrische Fachliteratur, wenn man sie kennt, gibt auch über diesen Punkt klare Auskunft. LUXENBURGER hat in einer sorgfältigen großen Berufsstatistik an 1502 Fällen erneut gezeigt, daß die Sippen der Manisch-Depressiven eine sozial und geistig überdurchschnittliche, hochwertige Auslese der Bevölkerung darstellen, die in den geistig anspruchsvollsten Berufen fast dreimal so stark vertreten sind wie die Durchschnittsbevölkerung (23,3% : 8,7%). Dies weiß auch jeder erfahrene klinische Psychiater. Weshalb soll es für Goethe und seine Familie eine Kränkung bedeuten, daß er dieser geistigen Elitegruppe nahesteht?

Goethe hat auch den Zusammenhang zwischen Genie und pathologischen Anfälligkeiten nicht nur als Tatsache, sondern als etwas innerlich Notwendiges klar gesehen und dies in seiner feinen Weise so ausgedrückt: "Das Außerordentliche, was solche Menschen leisten, setzt eine sehr zarte Organisation voraus, damit sie seltener Empfindungen fähig sein und die Stimme der Himmlischen vernehmen mögen. Nun ist eine solche Organisation in Konflikt mit der Welt und den Elementen leicht gestört und verletzt und ... leicht einer fortgesetzten Kränklichkeit unterworfen" (ECKERMANN, 20.12.1829).

Diese Ansicht Goethes stimmt mit der heutigen Wissenschaft überein: eine ernste Weisheit, die tieferes Nachdenken erfordert.

3. Erbmängel in der Nachkommenschaft großer Männer

Geniale Menschen sind vom naturwissenschaftlichen Standpunkt aus stets Extremvarianten der Art. Wie überall in der Biologie, so muß man auch hier mit einer stärkeren Zerfallsneigung und einer geringeren vitalen Stabilität rechnen. Die Mängel der Nachkommenschaft extremer Hochbegabung dürften teils primär genisch, teils auf psychologischem Wege, vor allem aber durch Instinktverlust (Triebanomalien, Störungen des puberalen Instinktwandels u.a.) oder durch allgemein psychopathologische Merkmale der Persönlichkeit zustande kommen.

V. KRIMINOLOGIE

Der triebhafte Verbrecher und seine Diagnostik

Die Forschungsergebnisse der letzten Jahre sind an wichtigen Punkten weit über das hinausgewachsen, was die herkömmliche "forensische Psychiatrie" umfaßt, und zwar sowohl, was die Erkenntnisse als auch die daraus zu entwickelnde Begriffsbildung betrifft. Die neuen Linien zeichnen sich besonders auf zwei Gebieten durch: einmal auf dem Gebiet der *Physiologie und Pathophysiologie des Gehirns* mit den merkwürdigen prägnanten Steuerungen isolierbarer Triebe und Temperamentsabwandlungen - und sodann auf dem Gebiet der *Konstitutionsbiologie*, der psychophysischen Entwicklungsprobleme, besonders auch des puberalen Instinktwandels und seiner Störungen, zu denen neben der Neurosenlehre besonders auch die Kriminalbiologie ein reiches Material liefert.

Die auf beiden Gebieten in foro zu behandelnden Probleme liegen vorwiegend außerhalb der herkömmlichen Rahmenbegriffe: "Psychose", "Schwachsinn", "Psychopathie". Der Neuaufbau einer systematischen Lehre von den menschlichen Trieben, Instinkten und formelhaften Automatismen mit Einschluß der von mir mit dem Stichwort "psychomotorische Schablonen" bezeichneten Phänomene wird notwendig sein. Aber auch die praktisch forensische Behandlung dieser Gruppen wird neuer Wege und schrittweise auch neuer gesetzlicher Formen bedürfen.

Das Stichwort "Diagnostik", das wir hier vorangestellt haben, ist begrifflich klar geprägt. Wir meinen damit nicht das individuell psychologische Verständnis interessanter Einzelfälle, wie sie besonders die ältere Kriminalkasuistik bietet. Dies setzen wir als selbstverständlich und wichtig voraus.

Eine *Diagnostik* des Verbrechens beginnt vielmehr erst dort, wo es gelingt, häufig zusammen vorkommende biologische Merkmalsgruppen, sogenannte "Syndrome" herauszuheben, deren Zusammenhang weder logisch ableitbar, noch nach der Alltagspsychologie selbstverständlich ist. Solche echten Syndrome pflegen uns häufig auf tiefere Wurzeln des kriminellen Vorgangs hinzuführen, auf gemeinsame, hintergründige Ursachen. Ihre Kenntnis erleichtert es dem Richter außerordentlich rasch, den Einzelfall zu durchschauen. Sie führt in günstigen Fällen auch zu echten Verlaufsprognosen und, ähnlich wie im ärztlichen Bereich, zu der angepaßtesten und wirksamsten Form kriminalrechtlicher Behandlung.

"Diagnostik" ist ein Wort des *biologischen* Sprachgebrauchs. Sie verlangt die Erfassung des lebendigen Gesamtorganismus in seiner unlöslichen körperlich-seelischen Ganzheit. Wir sprechen von Diagnostik nicht nur bei Krankheiten, sondern ebenso bei der Erfassung von Merkmalen bei Gesunden z.B. i.S. von "Schwangerschaftsdiagnose", anthropologischer "Vaterschaftsdiagnose" und ähnliches. So gesehen, können wir die Lebensäußerungen des Verbrechens mit ihren hintergründigen Zusammenhängen als einen Teil der *Humanbiologie* betrachten. Wir betrachten sie unter dem Gesichtspunkt biologischer *Varianten*bildungen menschlicher Art, wir erforschen schrittweise ihre Lebensgesetze, sowohl nach der physiologischen wie nach der pathologischen Seite hin, und kommen so immer mehr aus dem engen Gebiet der Psychosen und Schwachsinnsformen in das Gebiet der *Persönlichkeitsvarianten* und vor allem der *Biologie der Triebe* hinein. Es handelt sich hier also im ersten Gang um reine *Grundlagenforschung* als elementare Voraussetzung der Kriminologie als Wissenschaft. Die *Soziologie* des Verbrechers bleibt daneben von unbegrenzter Wichtigkeit. Die forensische Praxis, wie die des Strafvollzugs wird von den Grundlagenforschungen auf die Dauer nicht unberührt bleiben. Die Setzung moralischer Wertakzente ebenso wie die forensische Formulierungen der Zurechnungsfähigkeit oder Unzurechnungsfähigkeit und der sichernden Maßnahmen werden sich an manchen Stellen wandeln und auch fester empirisch fundiert sein.

Wenn wir uns den speziellen Problemen des *triebhaften* Verbrechers zuwendeten, so würden uns Definitionen, Einteilungen und eingehende Beschreibungen zu weit führen. Zwischen "Trieb" und "Instinkt" als dem "angeborenen Verhalten" (TINBERGEN) ist weder begrifflich noch empirisch eine scharfe Grenze zu ziehen. Unter "Trieben" verstehen wir erbgefestigte Komponenten der Gesamtaffektivität, die sich um gewisse vitale Ziele gruppenmäßig fest zusammenschließen und die häufig mit zugehörigen vegetativen und psychomotorischen Formeln feste, unlösliche Integrate bilden. Solche mehr oder weniger formelhaften, genormten Reaktionsweisen lassen sich unter geeigneten Bedingungen als relativ selbständig funktionierende Betriebsbestandteile umgreifen und auch beim Menschen nachweisen. Die moderne Lehre von den Instinkten stützt sich auf seiten der Tierbiologie neben den Forschungen von LORENZ, v.HOLST und anderen besonders auf die hirnphysiologischen Versuche von HESS. In der Humanbiologie sind die patophysiologischen Erfahrungen nach Schädelbasisbrüchen und bei den Hirnherdbildungen der Encephalitis lethargica lehrreich gewesen und ergeben viele Parallelen mit den Resultaten von HESS.

Die mit einer nadelfeinen elektrischen Anordnung an kleiner umschriebener Stelle des Zwischenhirns minimal gereizte Katze von HESS geht z.B. in vollkommene Angriffsstellung mit gesträubten Haaren, erweiterten Pupillen und zugehörigen Affektäußerungen und springt bei längerer Dauer jedes Lebewesen aggressiv an; setzt der leise Strom aus, so spielt sie harmlos weiter, wie wenn nichts geschehen wäre.

Ganz dieselben, nicht psychologisch motivierten, sondern formelhaften Triebäußerungen haben wir immer wieder klinisch bei zwischenhirngeschädigten Kindern gesehen: automatisch ausgelöste zärtliche Umklammerung der Pflegeperson und spontan folgender Biß; triebhafte Bewegungsunruhe mit automatenhaftem Kratzen, Beißen nach Art einer kleinen Wildkatze, sexuelle Enthemmung und vieles andere.

Für die Kriminalbiologie sind die Varianten der *Sexualtriebe* von hervorstechender Wichtigkeit, desgleichen psychophysische Automatismen, die mit *Aggression, Abwehr* und *Flucht* zusammenhängen. Daneben gibt es eine Reihe von echten Automatismen, die sich im Tierversuch, wie in der menschlichen Pathophysiologie, z.B. bei kindlichen Enzephalitiden und Schädelbasisbrüchen klar darstellen lassen. Da sind ferner Automatismen, die mit dem Greifen und Nehmen zusammenhängen und die man als *kaptativ* zusammenfaßt. Man kann beim Menschen die Vorgänge des Greifens und Essens nicht durchweg nur als rein rationale und situativ beliebig variable Bewegungsfolgen und Handlungen auffassen. Daß bestimmte Akte des Greifens und Nehmens tief irrationale, triebhafte Automatismen enthalten, wird auch dadurch nahegelegt, daß wir sie in bestimmten Syndromen in engster Koppelung mit anderen triebhaften Mechanismen, vor allem aus der sexuellen und der aggressiven Gruppe vorfinden. Ein so merkwürdiges kriminelles Phänomen, wie etwa die echte, in zeitlich umschriebenen Touren auftretende Kleptomanie (Stehldrang), läßt sich nur auf dieser elementaren Basis verstehen.

In der Kriminalbiologie kann man auf das sorgfältige Studium *aller* Automatismen und Triebe nicht verzichten. Unmittelbar kriminelle Bedeutung haben in wesentlichen die *sexuellen* und die *aggressiven*, zum Teil auch die *kaptativen* Triebgruppen. Die anderen Triebe, ebenso wie die zugehörigen Reflexe, neurologischen Automatismen und Stoffwechselvorgänge berücksichtigen wir aber ständig, wenn wir eine wirkliche *Diagnostik* des Verbrechens aufbauen wollen, weil sie nämlich in die biologischen Syndromzusammenhänge gehören. Es ist auch für den Kriminalisten grundlegend wichtig zu wissen, daß beispielsweise im Zwischenhirn die Stellen, von denen aus sowohl im Tierversuch als auch durch Entzündungsherde und basale Verletzungen beim Menschen Veränderungen in den triebhaften Haltungen, Reizzustände, Hemmungen, wie auch qualitative Abwandlungen der Triebe hervorgerufen werden können, nahe benachbart auf engem Raum zusammenliegen. - Daneben können Störungen der *Temperamente*, z.B. in kurz dauerndem Wechsel zwischen ungebremster Überlebendigkeit und Antriebsverarmung mit Energieverlust bei zerebralen Veränderungen oder auch nur leichter operativer Reizung an bestimmten Hirnteilen auftreten, ferner Störungen der vegetativen Funktionen, der Stoffwechselvorgänge (Wasserhaushalt, Kohlenhydratstoffwechsel); endlich komplizierte neurologische Bilder mit Abänderung von Flüssigkeit und Schnelligkeit der Bewegung wie etwa im Parkinsonismus.

Daher kommt es, daß triebhafte kriminelle Tendenzen sich öfters bei scharfem Hinsehen in Syndrome, in Gruppen anderweitiger biologischer bzw. pathophysiologischer Merkmale einordnen, die vielleicht für sich ganz unscheinbar, kriminalistisch bedeutungslos sind, aber öfters mit einem Schlag die Entstehung gerade auch solcher Delikte erklären, die mit der Alltagspsychologie nicht recht ableitbar sind. Häufig handelt es sich nicht um Psychosen, sondern um Persönlichkeitsbilder, in die eigenartige Handlungsweisen oder dranghafte Charakterzüge eingesprengt bzw. eingewachsen sind. Eine orale Perversion, z.B. triebhafte Gier oder Abneigung gegen bestimmte Speisen und Getränke, qualitative und quantitative Änderungen des Hungers- und Dursttriebes sind sozial und moralisch betrachtet harmlose Sonderbarkeiten. Sie können aber innerhalb gewisser Symptomgruppierungen entscheidendes Licht etwa auf die Entstehung einer kriminellen Sexualperversion werfen.

Dies ist auch der Grund, weshalb man eine wirkliche Diagnose des *Sexualverbrechers* niemals allein vom Handeln her stellen kann. Sexuelle Impulse können mit Fernwirkung in einer anderen Triebgruppe zur Explosion kommen, wo sie unvermutet und zunächst rätselhaft erscheinen; das gilt auch umgekehrt.

Wir wissen aus dem Tierversuch (und die menschliche Pathophysiologie bietet manche ähnlichen Erfahrungen), daß die Reizpunkte für bestimmte Trieberregungen im Hypothalamus so nahe beisammen liegen, daß z.B. triebhafte *Angriffs- und Fluchtreaktionen* schon bei feinster elektrischer Reizung leicht ineinander übergehen. Sobald man die Ströme etwas verstärkt, kommtes zu mehrfachen *Irradiationen* auf andere Reizpunkte, die dann mit angehen. Wir wollen die entsprechenden klinischen Beobachtungen beim Menschen damit nicht identifizieren, sondern nur

Denkmodelle benützen. Doch ist es kein großer Gedankensprung, zu vermuten, daß auch die Impulse des Gehirns unter gewissen Voraussetzungen irradiieren, wenn die Erregung einer Reizzone in andere Reizzonen einstrahlt und diese anregt.

Jedenfalls lehrt die klinische Erfahrung, auch wenn wir zunächst nur die psychische Seite des Vorgangs ins Auge fassen, daß *Irradiationen* (von den Zoologen "Übersprung" genannt) von einer Triebgruppe zur andern beim Menschen häufig vorkommen und daß sie öfters auch akut heftig oder auch nach chronischer Anstauung wirken.

Besonders leicht irradiieren bekanntlich Impulse der sexuellen und der aggressiven Triebgruppen ineinander, die in den Instinktformeln der Tierreihe vielfache Koppelungen zeigen, Irradiationen, die beim Menschen in stärkeren Graden als Sadismus und Masochismus vom Kino bis zum Gerichtssaal offen erscheinen oder in den kompliziertesten Verkleidungen und Atrappen auftreten. Häufig sind auch Irradiationen zwischen sexuellen, oralen und analen Triebformeln, die wir nicht nur aus der Neurosenlehre, sondern auch aus der klinischen Erfahrung bei Enzephalitiden und Schädelbasisbrüchen kennen. Bei den hirnorganischen Fällen handelt es sich allerdings nicht nur um Irradiationen, sondern vielfach wohl auch um gleichzeitige Funktionsschädigungen mehrerer basaler Zonen, die anatomisch z.B. auf dem Weg der allmählichen Gefäßverödung von der Basalzisterne her entstehen.

Wie verschiedene Triebgruppen ineinanderstrahlen und sich gegenseitig aktivieren können, dafür möchte ich ein kleines Modellbeispiel von einem komplizierten und zunächst undurchsichtigen Fall von sogenannter *Kleptomanie* bei einem geistig gesunden und berufstätigen Mann geben, den wir nach gründlicher Klärung der Zusammenhänge durch eine tiefe Aktivhypnose zu heilen hoffen. Er war nicht forensisch bedroht und die Zusammenhänge konnten in einer Reihe vertiefter Explorationen durchweg aus seinen primären Aussagen ohne psychoanalytische Deutung gewonnen werden.

Der Mann saß als technischer Beobachter auf einer einsamen Bergstation. Nach einem ähnlichen Vorfall vor 5 Jahren hatte er jetzt wieder an 2 aufeinanderfolgenden Tagen Konservenbüchsen im Wert von wenigen Mark in einem Ladengeschäft weggenommen. Der Diebstahl war völlig sinnlos, da er ein gutes Monatsgehalt von etwa DM 400,- bezog, beruflich gut angesehen war und keine wirtschaftlichen Schwierigkeiten hatte.

Die vertieften Explorationen ergaben folgendes: 1. Er liebte von jeher den Reiz der Gefahr und war im Wüstenkrieg auf vorgeschobenem Posten eingesetzt. Auf Patrouille bei plötzlichem Auftauchen von 2 feindlichen Offizieren bekam er eine sexuelle Erregung und Ejakulation. 2. Die Lebensmittel im Geschäft nahm er nicht möglichst heimlich weg, sondern mit einem absichtlich provozierten Risiko. Wenn er spürte, man könnte ihn beobachten, empfand er eine gewisse Befriedigung. Er schlenderte etwas auffällig im Laden herum und ging bezeichnenderweise auch nicht weg, als die Verkäuferin einen Polizisten heranrief. (Strafantrag wurde nach privater Regelung nicht gestellt.) 3. Seine sexuelle Triebhaftigkeit war von Haus aus im ganzen gesteigert. Aus dienstlichen und familiären Gründen war Sexualverkehr jedoch nur zeitweise möglich. 4. Er paßte nicht auf den einsamen Posten, da er ein sehr lebendiger, tätiger, bewegungsbedürftiger und umtriebiger Mensch war. Auf seinem Berg fühlte er sich gerade in der Zeit vor den Diebstählen immer wieder von dem Gefühl der Langeweile und inneren Leere bedroht. Es entstand eine zunehmende innere Spannung bis zum Gefühl der Angst. Er begann, sich gefährliche Kampfsituationen aus dem vergangenen und einem etwaigen künftigen Krieg auszumalen. Die triebhafte sexuelle Erregung stieg immer mehr an, ohne befriedigt werden zu können.

Wir sehen also: eine von Hause aus gesunde, sozial brauchbare Persönlichkeit von durchschnittlich erhöhter Triebhaftigkeit, sowohl was die Sexualtriebe, als die Aggressionstriebe – Reiz der Gefahr – betrifft. Neigung zu Triebirradiationen bestand unter Affekthochspannung schon früher (sexuelle Reflexe unter hoher Gefahr). Dieser Mann wird beruflich in eine, seiner Vitalität nicht angepaßte Lebensform versetzt. Das chronisch gebremste Tätigkeitsbedürfnis führt allmählich zu einer bis zu Angstgefühl gesteigerten *Affektstauung*. Diese hochgespannten gebremsten Affekte beginnen nun sowohl in die aggressive – Gefahr- und Kampfphantasien – wie in die sexuelle Triebsphäre zu irradiieren. Nach Erreichung einer bestimmten Stärke entlädt sich das Ganze in eine künstlich gefahrvoll gemachte kaptative Triebhandlung.

In der rationalen Ebene ist diese Handlung völlig unverständlich. Sie enthält von Anfang bis zu Ende kein einziges rational erklärbares Teilmotiv. Sie hat keine Gründe, wohl aber Ursachen. Das heißt: es handelt sich um eine Kette sich gegenseitig auslösender und verstärkender triebdynamischer Vorgänge. Als solche sind sie einleuchtend und erklärbar.

Fälle dieser Art haben für die Durchleuchtung des menschlichen Wesens eine weit über das Kriminologische hinausgehende Bedeutung. Sie zeigen, daß die Reindarstellung genormter Triebautomatismen nicht nur eine Sache des Tierexperiments ist. Entgegen einer weitverbreiteten rationalistischen Meinung sind die Triebe auch beim Menschen nicht einfach in einem komplizierten rational gesteuerten Willensgefüge aufgelöst und durch dieses ersetzt. Sie sind vielmehr nur überformt und arbeiten "unterirdisch" meist unsichtbar und doch hintergründig ausschlaggebend in diesem Gefüge mit. In bestimmten Situationen und bei bestimmter Affektstärke lassen sie sich aber auch beim Menschen als isolierte, formelhafte und selbständige Betriebsteile und abgelöst von jeder rationalen Einbettung erkennen.

Für die Diagnostik des triebhaften Verbrechens sind die Gesetze der Triebirradiationen von hoher Bedeutung. Ebenso wichtig sind die Fälle, wo eine triebhafte kriminelle Entgleisung in einen Symptom*komplex* von andersartigen,oft nur *spurweise angedeuteten neurologischen und metabolischen Zusammenhängen* eingebaut ist. Solche Zusammenhänge sind nur hirnpathologisch zu verstehen. Sie treten unter anderem bei umschriebenen Hirnentzündungen und nach Schädelbasisbrüchen auf.

Es ist tragisch aber für die forensische Situation bezeichnend, daß hier ohne Psychose, bei voller Intelligenz, selbst bei Menschen, die hohe, angesehene Berufsstellungen ausfüllen, isolierte, man möchte sagen: lochartig ausgestanzte Teildefekte an einer bestimmten Stelle ihres Trieblebens entstehen. Sie sind stets in Gefahr, als voll zurechnungsfähige Verbrecher verurteilt zu werden. Dies geschieht in der Tat – und wahrscheinlich öfter als wir wissen. Denn auch dem gewissenhaften und belesenen Richter sind diese Zusammenhänge vielfach unbekannt, und er kann auch vom Gutachter nur dann richtig beraten werden, wenn dieser nicht nur psychiatrisch, sondern vor allem auch neurologisch subtil geschult ist.

Manche werden sich noch eines aufsehenerregenden Falles erinnern, – eines hochgestellten und mit Recht hochgeachteten Mannes, der in der Zeit des letzten Krieges vor den Münchner Gerichten wegen wiederholter *homosexueller Handlungen* angeklagt war und den ich zweimal als Obergutachter untersuchte. Dieser Mann begann erst im mittleren Lebensalter homosexuell zu reagieren. Von Hause aus hatte er nachweislich einen normalen Geschlechtstrieb und lebte mit Frau und Kindern ein gutes bürgerliches Ehe- und Familienleben. Daß ein triebgefestigter Mensch erst im mittleren Lebensalter ohne Grund, sozusagen aus purer Bosheit noch homosexuell wird – das gibt es nicht. Wenn man näher zusah, so entdeckte man neben einem prägnanten Nystagmus vor allem leichte *maskenartige Versteifungen* des *Gesichtsausdruckes* und der *Körperhaltung*, die wechselnd kamen und gingen. Vor allem *pendelte* der Untersuchte *nicht mit den Armen*. Er hatte mindestens schon seit 1933 nicht mehr mit den Armen gependelt (dies ist als "Brückensymptom" wichtig). Er war nämlich bei der SA und marschierte. So fiel er durch das Nichtpendeln auch den Laien als vorschriftswidrig auf. Diese kleinen Dinge haben mit der kriminellen Situation scheinbar nichts zu tun, – sind aber für den neurologischen Zusammenhang von ausschlaggebender Wichtigkeit. Suchte man zeitlich rückwärts, so stellte sich heraus, daß der Angeklagte 1917 im Lazarett eine hochfieberhafte Krankheit durchgemacht hatte, die als Typhus verkannt wurde, die aber in Wirklichkeit alle Zeichen der Encephalitis lethargica, der damals noch wenig bekannten sogenannten "Hirngrippe", trug: tiefgreifende Wachschlafstörungen, flüchtige Augenmuskellähmungen und allgemeine Hirnsymptome. Das Heimtückische dieser Krankheit ist bekanntlich, daß sie nach scheinbar völliger Wiederherstellung noch viele Jahre später langsam schleichende Spätfolge haben kann. Bei Kindern macht sie schwere Enthemmungen auf dem Gebiet der aggressiven und sexuellen und der allgemeinen Bewegungstrieb- bis zum Grade eines sogenannten "moralischen Schwachsinn". Bei Erwachsenen macht sie vorwiegend Parkinsonismus. Triebstörungen, z.B. Exhibitionismus findet man auch bei ausgeprägten Parkinsonisten gelegentlich. Meist sind sie durch das motorische Hemmungsbild verdeckt. Besonders verhängnisvoll aber sind die Fälle, wo bei Erwachsenen, wie im vorliegenden Fall, umgekehrt die sexuelle Triebstörung vordergründig erscheint und der Parkinsonismus nur dem geschärften Auge sich in Kleinsymptomen, hier aber klar und unverkennbar, bietet.

Unlängst hatte ich einen Geistlichen in Behandlung, der schon vor einigen Jahren eine Gefängnisstrafe wegen Pädophilie abgebüßt hatte und jetzt wieder in dasselbe Delikt gefallen war. Er war körperlich und geistig ein gesunder Mann mit einwandfreier Berufsleistung. Als ich die Vorgeschichte aufnahm, erzählte er mir beiläufig, daß er auf dem Spaziergang manchmal unabsichtlich aus dem ruhigen Schritt in einen immer schneller werdenden Trippelschritt fällt. Er müsse anhalten und könne alsdann wieder ruhig weitergehen. Übrigens komme es gelegentlich vor, daß ihm beim Arbeiten am Schreibtisch etwas Speichel aufs Papier fließe. Diese Dinge berichtete er beiläufig in einem gründlichen ärztlichen Gespräch als kuriose Kleinigkeiten, die er gar nicht wichtig nahm. Bei einer üblichen psychiatrischen Begutachtung wären sie so wenig zur Sprache gekommen, wie im Gerichtssaal. In Wirklichkeit sind es kleine, aber überaus bezeichnende Bruchstücke der Symptomatik eines postenzephalitischen Parkinsonismus. Es stellte sich auch heraus, daß er 1920 eine sogenannte "Kopfgrippe" mit typischer Symptomatik gehabt hatte, die von einer kurzen Phase sexueller Übererregbarkeit und anschließend von vorübergehendem Verlust der Sexualfunktionen gefolgt war. Erst nach vielen Jahren kam nachschleppend, wie der Parkinsonismus, die sexuelle Triebabweichung langsam zum Vorschein. (Vergl. auch S. 86f)

Mit dem Problem der *Triebirradiationen* und mit dem Problem der in *neurologische Abortivsyndrome* eingebauten Triebstörungen haben wir zwei wichtige Seiten unseres Themas beleuchtet. Die Diagnostik des Triebverbrechers zeigt einen besonders merkwürdigen 3.Aspekt in der *Pubertätsphysiologie* und den kriminellen *Kurzschlußhandlungen*, die als schwere Triebexplosionen unheimlich und oft nur ein einziges Mal die äußerlich glatte rationale Schicht einer unauffälligen Persönlichkeit durchbrechen. Ein Zuchthausdirektor schickte mir einen weiblichen Sträfling nach vielen Jahren Strafhaft. Er sagte, man sähe nicht, zu welchem Zweck man sie im Zuchthaus verwahre. Sie sei all die Jahre der fleißigste, sanfteste, harmloseste und lenksamste Mensch, den man sich denken könne, gewesen. Sie hatte im *Backfischalter* eines Abends ohne weitere Vorbereitung ein Beil genommen, am Pfarrhaus geklingelt und sofort die *Haushälterin und den Pfarrer totgeschlagen*. Es war überhaupt kein Grund zu erkennen, außer daß sie glaubte, der Pfarrer könnte ein bestimmtes banales kleines Liebesbriefchen in die Hand bekommen haben.

Die Analyse dieses Falles und ähnlicher würde tief in die konstitutionellen Probleme des *puberalen Instinktwandels* hineinführen. Auch hier wieder die geballte Dynamik dicht unter der Oberfläche der Persönlichkeit hinströmender und sich stauender Triebaufladungen, die einmal unheimlich wie ein Vulkan durchbrechen. Man empfindet das Trügerische des dünnen Bodens, auf dem wir alle einmal gegangen sind – und vielleicht noch gehen.

Ein viertes großes und kompliziertes Gebiet unseres Problemkreises sind die *Varianten der Sexualkonstitution* und die Frage, wie weit sogenannte Sexualperversionen mit entsprechenden körpermorphologischen Merkmalen korrelieren. Ein Teil der Sexualperversen zeigt in der Tat eindeutige Körperbauvarianten, Maskulinismen, Feminismen oder auch Einsprengungen allgemeinerer Varianten der Sexualkonstitution: Infantilismen, partielle Eunuchoidismen, Fettwuchsformen und ähnliches. Es gibt aber auch reichlich Sexualperverse mit einwandfreier körperlicher Sexualkonstitution. Dies erklärt sich unschwer aus der Tatsache, daß der Sexualtrieb, besonders in bestimmten labilen Entwicklungsstadien, durch Umweltwirkungen abgelenkt, umgeprägt werden kann, und zwar schon deshalb, weil auch der normale Sexualtrieb an sich schwächere Nebenkomponenten und spielerische Abwandlungsmöglichkeiten zeigt. So entstehen Perversionen, die in Wirklichkeit Neurosen sind oder auch um sich greifende Mode- und Suggestionsprodukte des Großstadtmilieus.

Gerade dort, wo man echte intersexuelle Konstitutionsvarianten und selbst Pseudozwitterbildungen findet – gerade dort kann man gelegentlich paradoxe Überraschungen erleben. So haben wir kürzlich einen jungen *Transvestiten* untersucht und analysiert, der in der Großstadt in grellbunten Frauenkleidern umherging und deshalb von der Polizei versehentlich als Prostituierte aufgegriffen wurde. Er hatte vollkommen männlichen Körperbau ohne die geringsten intersexuellen Einsprengungen. Er hatte Abneigung gegen homosexuelle Angebote und auch seine Träume waren natürlich auf das weibliche Geschlecht gerichtet. Er war aber ein weicher Bursche mit geringem Selbstvertrauen und verzweifelte an der Aufgabe, einmal die Rolle eines kräftigen energischen Mannes, wie sein Vater oder sein Onkel, zu spielen. Wie er aber unlängst in Mädchenverkleidung zur Fasnacht ging, merkte er auf einmal, daß er in dieser Rolle eine Menge Sympathie und Verehrung fand. Er drückte dies so aus, daß die Mädchen nur schöne Beine zu haben brauchten, um allgemeinen Beifall zu finden und daß sie sich sonst nicht anstrengen müßten. Hier handelt es sich also nicht um eine naturgesetzliche Triebhandlung, sondern um ein in der Selbstwertebene ablaufendes Rollenspiel nach Art einer *Adlerschen Neurose* mit dem Zweck, aus der anstrengenden und wenig Erfolgversprechenden Mannesrolle in eine bequemere Frauenrolle überzuwechseln.

Wir sehen also auf dem Gebiet der *Perversionen* alle Übergänge von den in der Sexualkonstitution auch körperlich verankerten, naturgesetzlich unentrinnbar festgelegten abwegigen Triebrichtungen bis hin zu neurotischen und selbst spielerischen Umweltprodukten. Jeder Fall kann nur unter Berücksichtigung dieser vielfältigen Gesichtspunkte forensisch behandelt werden, und das Gerichtsurteil wird je nach dem verschieden ausfallen.

Ein letzter Aspekt kriminologischer Diagnostik greift schon breit auf das Gebiet der höheren Persönlichkeit und das *Verhältnis zwischen Sexualkonstitution und Allgemeinkonstitution* mit ihrer im Lauf des Lebens schrittweise persönlichkeitsprägenden und milieuschaffenden Wirkung über. Man vergleiche "Körperbau und Charakter", Kapitel XVIII!

In solchen Fällen kann man nicht von einer strikten Kausalität, wohl aber von typischen *Konstellationen* reden, die bei Zusammentreffen bestimmter Hauptfaktoren von Konstitution und Umwelt bei ähnlichen Menschen immer wieder in dieselben Tatrichtungen (natürlich nicht immer bis zur Mordtat) tendieren. Auch auf diesem Boden kann der erfahrene Kriminalist mit aller kritischen Vorsicht schrittweise zu einer Diagnostik und Prognostik des Verbrechers kommen.

Problematisch für den Richter, wie für den Gutachter sind hauptsächlich zwei Gruppen geworden: einerseits *einmalige Verbrechen*, die schroff aus dem Rahmen der sonstigen Persönlichkeit herausfallen, ohne daß eine Psychose vorliegt. Und sodann gewisse Formen eines schicksalsmäßig unkorrigierbaren und unheilbaren *triebhaften Gewohnheitsverbrechertums*.

Nun stellt sich jedem ernsten und nachdenklichen Richter die Frage: Wie, wenn auch kleinste neurologische Begleitsymptome fehlen, wenn die Stoffwechselversuche nichts ergeben und die frühe Vorgeschichte, wie so häufig, im Dunkeln bleibt? Können dieselben Schäden sich nicht auch nur in dem einen oder anderen Triebdefekt äußern? Können solche Schäden nicht schon durch feine erbbedingte Mißbildungen bestimmter Hirnteile entstanden sein, wie sie an jedem Körperabschnitt vorkommen und wie sie z.B. in der Gegend des Hypophysenzwischenhirnsystems nicht selten sind? Kann dieser oder jener Gewalt- oder Sexualverbrecher nicht unter der Geburt eine Schädelbasisblutung gehabt oder bei einer Kinderkrankheit, wie so häufig, eine Begleitenzephalitis durchgemacht haben? Auch wenn man nicht kritiklos verallgemeinert, wird man keine dieser Fragen verneinen können.

Diese Fragen fallen wie eine schwere Last auf uns – wir wollen und können ihnen nicht ausweichen. Die heutigen forensischen Begriffe und Fragestellungen sind ihnen nicht angepaßt. Wir haben die Strafe oder die Befreiung von Strafe nach § 51; wir haben den § 42 für sichernde Maßnahmen, dort, wo z.B. auf krankhafter Grundlage auch ohne Schuld immer neue kriminelle Gefahren drohen. Wir haben aber noch keine befriedigende juristische Form z.B. für solche Fälle, wo in einer *einmaligen* und voraussichtlich sich nie wiederholenden Ausnahmesituation und in einem pathologischen Ausnahmezustand eine schwere *triebhafte Tat* geschehen ist. Einige solche Fälle verlangen es, daß man nicht verurteilt und vor allem nicht entehrt, aber den zeitlich begrenzten Rahmen steckt, um durch die Tat und im Dienst der Nebenmenschen zu *sühnen*. Auf die Umgrenzung der Fälle, die für eine solche Art der forensischen Behandlung in Frage kommen könnten, käme es an. Hier würde auch der § 51 sinnwidrig, weil es auf die Frage: "ob der Angeklagte auch anders gekonnt hätte" nur irgend eine dogmatisch vorgefaßte, aber keine empirische Antwort gibt.

VI. DEONTOLOGIE UND ZEITGESCHICHTE (12)

1. Scheinhandlungen und Scheinbehandlungen

Sind innerhalb des Rahmens der ärztlichen Berufstätigkeit Scheinhandlungen und Scheinbehandlungen indiziert und sind solche Handlungen ohne Gefährdung der ärztlichen Ethik erlaubt?

Ich stehe, auch was das Verhältnis zwischen Arzt und Patienten betrifft, auf dem Standpunkt, daß Lügen kurze Beine haben. Dies trifft z.B. im psychiatrischen Fachgebiet da zu, wo versucht wird, die Verlegung eines geisteskranken Patienten in eine Klinik dadurch zu erleichtern, daß man ihm einen anderen Zweck der Reise suggeriert. Eine solche Vorspiegelung verdirbt von vornherein das Vertrauensverhältnis zwischen dem Patienten und dem nachher behandelnden Klinikarzt. Sie ist außerdem unnötig, weil erfahrungsgemäß die freundlich und ohne Schroffheit, aber unausweichlich vorgebrachte Entschlossenheit des Hausarztes und der Angehörigen denselben Dienst tut, wobei im Notfall auch der Amtsarzt eingeschaltet werden kann.- Was die vielfach beliebten Scheinbehandlungen hysterischer und hypochondrischer Menschen betrifft, so halte ich es als diagnostischen Versuch allenfalls für berechtigt, bei Patienten, die sich an ein bestimmtes Arzneimittel fixiert haben, zwischendurch Aqua destillata zu injizieren. Dadurch läßt sich der pharmakologische und der psychogene Teil einer solchen Fixierung rasch unterscheiden. Im übrigen aber bin ich der Meinung, daß eine solche Politik der kleinen Mittel angesichts der durchgreifenden Möglichkeiten moderner psychotherapeutischer Methoden nicht nur überflüssig ist, sondern auch ein Hindernis für eine wirkliche Heilung und außerdem eine Gefährdung des ethischen Verhältnisses zwischen Arzt und Patienten darstellt.

2. Die seelische Wirkung der Kollektivschuldpropaganda auf das deutsche Volk

Im folgenden wird versucht, eine objektive Darstellung der Meinungen zu geben, die der Nervenarzt aus allen Schichten der Bevölkerung teils als psychotherapeutischer Berater, teils im beiläufigen Gespräch zu hören bekommt.
Dabei sind folgende Gruppen zu unterscheiden:

1) die eigentlichen Naziaktivisten,
2) Nationalsozialisten mit selbständiger geistiger Haltung und teilweise eigenen Idealen,
3) die breite Masse der Durchschnittsmenschen,
4) die Jugendlichen.

Die Gruppe 1) kommt dem Arzt wenig zu Gesicht, da sie interniert ist oder sich verbirgt. Gegenüber der oft recht robusten Mentalität ihrer Vertreter dürfte die bisher gewählte Form der Kriegsschuldpropaganda eine zeitlang am ehesten am Platze sein. Private Stimmen, besonders aus den Kreisen der Geistlichkeit, lassen aber erkennen, daß bei einem Teil dieser Menschen jetzt eine wirkliche geistige Erziehung mit klaren positiven Zielsetzungen nicht nur aussichtsreich, sondern dringend notwendig wäre, um nach dem Scheitern der alten Scheinideale das Abgleiten in einen haßerfüllten aggressiven Nihilismus zu verhindern.

Vertreter der *zweiten Gruppe* beanspruchen am meisten die psychotherapeutische Hilfe des Arztes. Diese Menschen leiden nicht nur unter der äußeren politischen Bedrohung ihrer Existenz, sondern oft noch mehr unter den inneren seelischen Konflikten, in die sie durch den katastrophalen Zusammenbruch ihrer seitherigen Lebensziele versetzt sind. Wir finden hier teils weltfremde Idealisten, teils Menschen vom Typus der heimatliebenden Konservativen, die die Mentalität der nationalsozialistischen Führer nicht realistisch zu durchschauen vermochten, und deren sog. "Nationalsozialismus" vielmehr die eigenen Ideale widerspiegelte, die sie fälschlich der politischen Bewegung unterlegten. Bei diesen Personen wirkte die einfache Enthüllung der geschehenen schweren Fehler und bösartigen Gewalttaten wirklich erschütternd und war notwendig, um den Rest ihrer Selbsttäuschungen zu zerstören und eine gründliche innere Umstellung anzuregen. Hier wie überall sonst in der Psychotherapie zeigte sich aber, daß das Verweilen auf den Fehlern der Vergangenheit bald unproduktiv wird. Es führt entweder zu einem verzweifelten oder apathischen depressiven Nihilismus oder zu einem masochistisch gefärbten und scheinheiligen Wühlen in immer erneuten Bußstimmungen und Selbsterniedrigungen. Dies alles sind für den erfahrenen Arzt nicht nur wertlose sondern schädliche Entgleisungsprodukte und das Gegenteil einer gesunden, lebensbejahenden Führung. Hingegen braucht der Arzt nach gründlicher Inventarisierung und ehrlicher Bereinigung der Vergangenheit konstruktive Leitlinien für den Neuaufbau der Persönlichkeit und ein in die Zukunft weisendes Programm.

Noch mehr gilt dies für die breite Masse der *Durchschnittsmenschen*, soweit sie in den Blickpunkt des ärztlichen Erziehers gerät. Man beobachtet schon seit längerer Zeit, daß die anfangs mit Erstaunen und Erschütterung aufgenommenen Tatsachen der Schuldpropaganda bei den meisten Menschen nicht mehr ansprechen. In der Regel wird der Lautsprecher abgestellt bzw. die Zeitung weggelegt, wenn die Propaganda einsetzt. Dies hängt einerseits damit zusammen, daß die Bevölkerung durch das Übermaß und die Einseitigkeit der nationalsozialistischen Agitation gegenüber Ermahnungen überhaupt harthörig und mißtrauisch geworden ist. Viele fühlen sich außerdem zum Widerspruch und zur Gegenkritik gereizt und diskutieren als Gegenargument die moralischen Grundlagen des Luftkrieges gegen die deutsche Zivilbevölkerung nach Art und Umfang oder die Beeinträchtigung des deutschen Wirtschaftslebens vor 1933, was einen Nährboden geschaffen habe, auf dem der Hitlerismus als Verzweiflungsreaktion gewachsen sei.

Wichtiger als dies alles ist aber das aus allen Schichten des Volkes zu hörende dringliche Verlangen nach einer *Wegweisung in die Zukunft*, nach klaren konstruktiven Lösungen und lohnenden Zielen. Dies gilt sowohl in materieller wie in ideeller Richtung. Die Beschaffung von Arbeit und Brot sei für jedes Volk zu jeder Zeit die unerläßliche Grundlage, ohne die jede höhere moralische Erziehung in der Luft hänge. Auch in ideeller Beziehung gälte es, möglichst gangbare Wege zu zeigen, schrittweise eine gesunde verantwortliche Selbstverwaltung und außenpolitisch auf neuer Basis einen sichtbaren großen und geordneten Rahmen zu schaffen, in den man sich wie jedes Volk unter Überwindung des engen Nationalismus willig einordnen könne. Dabei müsse besonders vermieden werden, die gesunde Selbstachtung und die echte Heimatliebe, die jedem Volk zustehe, zu verletzen.

Zur Zeit hört der Arzt überall die ernste Sorge gerade der gutwilligen, friedliebenden und aufbauwilligen Menschen sich äußern: es könnte die bis vor kurzem noch aufgelockerte und mitarbeitsbereite Stimmung des Volkes in einen von dumpfem Haß erfüllten Nationalismus zurückschlagen, unter dem nicht nur die Deutschen zu leiden hätten, sondern der auch auf längere Sicht einen nur schwer zu dämpfenden internationalen Gefahrenherd erzeugen müßte. Dies gelte besonders für die Jugend, die auf große Ziele hin wohl zu formen und zu lenken sei, die aber nach dem Zusammenbruch der alten Parolen weder eine materielle Existenzbasis noch zugkräftige Ideale in einer der deutschen Gefühlswelt angemessenen Form vor sich sehe, für die sich ein junger Mensch begeistern könnte.

Es wäre zunächst die Wirkung des bekannten Aufsatzes des Schweizer Psychiaters C.G.JUNG zu schildern. Es hat in Deutschland gerade in den Kreisen, die seit Jahren unter Einsatz ihrer Persönlichkeit und Existenz den Nationalsozialismus bekämpften, außerordentliches Befremden erregt, daß ein Schweizer, der in Ruhe und Sicherheit gelebt und dessen Schule unter dem Nationalsozialismus eine gute Konjunktur gehabt hatte, generelle Werturteile im Tonfall eines unangenehmen, selbstgerechten Moralismus abgab. JUNG folgert aus seiner Theorie vom "Kollektiven Unbewußten" ungefähr, daß das ganze deutsche Volk unbewußt an den Greueln und Exzessen des nationalsozialistischen Regimes teilgehabt habe und daß es demnach anständige Deutsche nicht gebe. Es ist schwer verständlich, wie ein angesehener Fachmann derart weittragende Behauptungen veröffentlichen kann, ohne eine wissenschaftliche Beweisführung auch nur versucht zu haben. Die *Jungsche* Theorie des kollektiven Unbewußten ist auf den Kreis seiner Anhänger beschränkt und hat sich in der Wissenschaft bis jetzt nicht durchgesetzt. Vollends aber entbehrt ihre einseitige Anwendung auf das deutsche Volk jeder stichhaltigen Begründung. Richtig ist, vom medizinisch-psychologischen Standpunkt aus, daß in den Menschen aller Völker ohne Ausnahme reichlich *atavistische Triebe* in den Unterschichten ihres Gefühlslebens ruhen, die bei entsprechenden Anlässen zu bösartigen Aggressionen führen können und teils individuell in Form von Verbrechen, Perversionen und Neurosen zum Vorschein kommen, teils kollektiv-psychologisch in gefährlichen Greueln und Bluttaten explodieren, die nach historischer Erfahrung jedes Volk in krisenhaften Abschnitten seiner Geschichte verübt hat.

Die Antwort auf die Kriegspropaganda in den Kreisen der deutschen Nazigegner ist vielleicht am besten und kürzesten zusammengefaßt in einer Proklamation des Bischofs von Württemberg und Sprechers der protestantischen Kirche Deutschlands, der als einer der mutigsten Kämpfer gegen den Nationalsozialismus auch im Ausland große Achtung genießt. Er sagt: "Jedes Volk hat seine Jakobiner, die unter bestimmten Voraussetzungen zur Herrschaft gelangen. Diese Voraussetzungen waren in Deutschland durch die Zustände, die infolge der Reparationslasten und der damit in Zusammenhang stehenden Massenarbeitslosigkeit nach dem ersten Weltkrieg herrschten. Diese Zustände erzeugten schließlich eine Verzweiflungsstimmung, und nur diese macht es erklärlich, daß ein extremer und fanatischer Nationalsozialismus in einem Volk zur Herrschaft gelangen konnte, das einst in seinem ganzen geistigen Schaffen sich mit so viel Liebe und Verständnis in die Eigenart und die Schöpfungen anderer Völker versenkt hatte." Im Gegensatz zu der Jungschen Auffassung hat diese Darstellung des Dr.WURM bis jetzt in Deutschland weder psychiatrisch noch historisch wissenschaftlichen Widerspruch erfahren. Sie scheint auch deshalb Anerkennung gefunden zu haben, weil sie ruhig und sachlich gehalten ist, und von den deutscherseits geschehenen Übeltaten nichts zu entschuldigen oder zu beschönigen versucht.

3. Das Ende des Rassenwahns

Die eigenartige Lehre von der Rasse ist zum Kernstück der Nazi-"Weltanschauung" geworden und versuchte, sich mit den rücksichtslosesten Mitteln die Seele des deutschen Volkes zu erobern. Scheinbar in wissenschaftlichem Gewand auftretend, stand sie doch in scharfem Gegensatz zu den Ergebnissen der gründlichen und ernsten Forschung auf diesem Gebiet. Sie stützte sich deshalb auch weniger auf Tatsachen, als auf fanatisch vorgetragene Behauptungen, die von den stärksten Vorurteilen hervorgetrieben waren. Demnach war *Rassenreinheit* der ideale und letzthin allein erlaubte Zustand, während Rassenmischung oder Bastardierung als etwas nicht nur absolut Schädliches, sondern geradezu moralisch Verwerfliches betrachtet wurde. Auf dem Gebiet des Antisemitismus hat sich der *Rassenhaß* der nationalsozialistischen Praxis zuletzt in einer jedes edlere Gefühl niederstampfenden Brutalität ausgetobt und zwar mit Methoden die überhaupt nichts mit Biologie zu tun haben, sondern nur einen Angriff auf die elementaren Grundpfeiler unserer abendländischen Moral darstellen.

Aber auch sonst sind alle solche Rassentheorien weniger darauf gerichtet, nach wissenschaftlich sorgfältigen Erkenntnissen praktisch zu handeln, als vielmehr möglichst massive *Werturteile* abzugeben, als deren Endergebnis man selbst jedesmal glänzend und der andere schlecht dasteht. Es ist also die einfache Methode, ohne persönliche Leistung oder Anstrengung kollektiv sich selbst verherrlichen und andere erniedrigen zu können. Noch nie geschah es, daß ein Rassentheoretiker mit Beschämung entdeckt hätte, daß er selbst zu einer minderwertigen Rasse gehöre, wie der holländische Philosoph HUIZINGA mit Recht bemerkte. Dies macht uns nicht die ernste Forschung über die Menschenrassen, wohl aber alle chauvinistischen Rassentheorien verdächtig.

In der völkischen Propaganda der verflossenen Jahre war hauptsächlich von vier *europäischen Rassen* die Rede, die sämtlich im deutschen Volk vertreten sind und nach den vermuteten geographischen Richtungen ihrer Herkunft als nordische, westische, ostische und dinarische Rasse bezeichnet wurden. Von diesen vier Rassen wurde die nordische stets als die ideale, als die heldische Rasse der "Herren" dargestellt, während die dinarische und westische mit mäßigen Zensuren durchkamen, die "ostische" Rasse aber mit allen Merkmalen dumpfer Beschränktheit und sklavischer Niedrigkeit belegt wurde. Schon diese Verteilungen der Tugenden nach den Himmelsrichtungen mußte starkes Befremden erregen; noch mehr aber die Tatsache, daß die Parole der Rassenreinheit im Sinne der nordischen Rasse gerade für ein Volk aufgestellt wurde, das, im Herzen Europas liegend, allen Völkerwanderungen offen, seit Jahrtausenden aus immer neuen Rassenkreuzungen geworden ist. Wenn also die Behauptung von dem absoluten Wert der

Rassenreinheit naturwissenschaftlich richtig und wirklich ernst zu nehmen wäre, so würde sie, statt der angestrebten Selbstverherrlichung für das deutsche Volk geradezu wie eine Selbstbeschimpfung wirken. In Wirklichkeit wird schon jeder denkende Laie vermuten, daß der Reichtum und die Vielfältigkeit großer Begabungen und Leistungen, wie sie etwa das deutsche oder das französische Volk auszeichnen, gerade auf der Differenz ihrer Volksstämme und der dahinter liegenden Rassenkreuzungen beruhen. Streng naturwissenschaftlich weiß man schon viel über Wesen und Entstehen der Rassen, über Festigkeit und Veränderlichkeit von Rassenmerkmalen, über die Einflüsse der Vererbung, wie der Umwelt und über das hier sehr wichtige Problem der sogenannten "Standortvarietäten". Vieles ist auch noch strittig und muß weiter erforscht werden. Die Wirkungen von reinrassiger Inzucht und andererseits von Kreuzung von Menschenrassen sind, wissenschaftlich betrachtet, viel zu kompliziert, um sich so einfach und schlagwortartig prägen zu lassen, wie man dies für die Belehrung weiterer Volkskreise braucht. Der für die Wahrheit verantwortliche Forscher kann hier so wenig wie in der Botanik oder Zoologie behaupten, Inzucht als solche oder Kreuzung als solche sei nützlich oder schädlich. Er kann nur fortschreitend aufhellen, unter welchen Voraussetzungen, zu welchen biologischen Zeitpunkten, in welcher Häufigkeit und zwischen welcherlei Rassen Kreuzung nützlich oder schädlich ist. Für die *Züchtung hoher Begabung* beim Menschen kommt unter anderem auch der Vorgang in Betracht, den man in der Botanik als das "Luxurieren der Bastarde" bezeichnet, das heißt die Tatsache, daß Kreuzungsergebnisse manchmal größer und prächtiger werden als die Elternrassen. Im ganzen scheint beim Menschen gute *Rassenkreuzung* zunächst zur geistigen Auflockerung, Ausweitung vielseitiger Beweglichkeit und selbst zu großen Genieperioden, bei Übermaß aber zu Instinktverlust und charakterloser Entartung zu führen. Die reine *Inzucht* dagegen, zunächst zur Stabilisierung und Verfestigung des Charakters, bei zu langer Fortsetzung aber zu zunehmender Verengung und Erstarrung. Die Beobachtungen stimmen aufs beste überein mit den Ergebnissen der exakten Vererbungslehre an Pflanzen und Tieren, die WRIGHT folgendermaßen zusammenfaßt: "Das stellenweise Vorwiegen von Inzucht bei einer Art hat äußerst günstige Folgen für die Entwicklung, zu starke Inzucht führt jedoch zum Absterben. Eine gewisse, aber nicht zu große Häufigkeit von Kreuzungen ist günstig. Das Leben hängt also von einem gewissen Gleichgewicht der wirkenden Kräfte ab." Dazu kommt noch ein zweites: Wenn die Theorie der Rassenreinheit richtig wäre, läge es dann überhaupt in unserer Hand, die Rassenkreuzungsvorgänge der Völker aus der Vergangenheit rückgängig zu machen oder für die Zukunft zu verhindern? Gewiß sind die biologischen Züchtungsvorgänge beim Menschen von grundlegender Bedeutung für das Wohl und Wehe der Völker, genau so, wie dies auch in der Pflanzen- und Tierwelt der Fall ist. Daß schon die von den Vorfahren geerbten Keimanlagen gesund sein und richtig zusammenstimmen müssen, entspricht der praktischen Erfahrung. Deshalb gibt es in vielen modernen Völkern, zum Beispiel in Amerika und in der Schweiz, sogenannte *eugenische Bewegungen* in Wissenschaft und Praxis, die auf sorgfältig erforschter Basis das Überhandnehmen von Erbkrankheiten oder übermäßige biologische Umschichtungsvorgänge verhindern sollen. Dies ist auch gut und richtig.

Wir wollen aber doch nicht glauben, daß die durch die Jahrtausende schaffende und gebärende *Natur* nur auf uns gewartet hätte, damit wir kleinen Menschen ihr nun endlich beibringen, wie man den Menschen richtig züchtet. So seicht wie die Schlagworte einer überheblichen Halbbildung, so tief ist die Ehrfurcht des echten Naturforschers vor den Lebensgesetzen und den großen Planungen des Kosmos. Wir sind nicht die Lehrmeister der Natur, sondern es ist schon viel, wenn wir als ihre Schüler die verwickelten Gänge verstehen, durch die sie sich bis jetzt ohne unsere guten Ratschläge im Gleichgewicht gehalten hat. Wir können nur in bescheidenem Grade diese große Selbststeuerung der Natur mit unseren Einsichten und Kräften unterstützen. Die entscheidenden Rassenkreuzungen aber geschehen historisch ohne unser Zutun, wenn nämlich ein Volkstum nicht mehr lebendig ist und von anderen lebenskräftigeren Stämmen überrannt wird. Hier erfüllt sich dann wie ein Verhängnis das große "Stirb und Werde" und es vollziehen sich ganze Völkerschicksale, aus denen Untergang oder neues Volkstum geboren wird. Sie vollziehen sich wie etwa zur Zeit der europäischen Völkerwanderung mit größter Leidenschaft, gewaltsam wie ein Vulkanausbruch und kümmern sich nicht im mindesten um unsere klug ersonnenen Vorschriften. Wenn Attila einreitet, wird kein Rassenhygieniker mehr konsultiert.

Greifen wir nach dem Lärm und der Gewaltsamkeit der letzten zwölf Jahre zurück auf die alten Traditionen unserer Kultur, wo der deutsche Geist sich ruhig nach seinen inneren Gesetzen entfaltet hat. Da hören wir nichts von Überheblichkeit, Gewalt und Rassenhaß, sondern wir hören die "Stimme der Völker", wie sie HERDER aus aller Welt gesammelt hat. Wir sehen das schöne Gleichmaß, in dem GOETHE und mit ihm die Romantiker die Liebe zum eigenen Volkstum mit einem großen, weltumspannenden Horizont und der andächtigen Versenkung in alle fremden Wesensformen zwischen Orient und Okzident vereinigten. Der Sinn für den Wert und die charaktervolle Eigenart jedes gutgewachsenen Volkstums erzeugt bei innerlich sicheren Menschen eine freie und edle Haltung, die die *eigenen Werte kennt und schützt*, ohne der karikierenden Abwertung anderer zur künstlichen Erhöhung des eigenen Selbstbewußtseins zu bedürfen. Diese Haltung gehört zu den besten Traditionen des deutschen Idealismus, den alle Völker geliebt und verehrt haben, zu seinem echten Wesenskern, der nach der furchtbaren Katastrophe dieser Jahre und nach aller Verschüttung wieder sichtbar werden muß.

LITERATURVERZEICHNIS

Bavink, B.: Ergebnisse und Probleme der Naturwissenschaften. Leipzig: Hirzel 1944.

Beringer, K.: Über Schizophrenie und Körperbau. Zsch.ges.Neur. *69*, 12 (1921).

Birnbaum, K.: Der Aufbau der Psychosen. Berlin: Springer 1923.

Bleuler, M.: Krankheitsverlauf, Persönlichkeit und Verwandtschaft Schizophrener. Leipzig: Thieme 1941.

Busch, A.: Über geistige Arbeitsleistung Hirnverletzter und ihre Beeinflussung durch körperliche Anstrengungen. Zsch.ges.Neur.Psychiat. *40*, 283 (1918).

Coerper, O.: Das Konstitutionsproblem bei Säugling und Kleinkind. Klin.Wsch. *772* (1924).

Conrad, K. und Dellbrügge, M.: Ein geheilter Fall von panencephalitis subacuta. Zsch.ges.Neur.Psychiat. *169*, 580 (1940).

Enke, W.: Motorik und Psychomotorik. *In:* Hdb.Erbbiologie des Menschen hsg. Just, Bd.2, Berlin: Springer 1940.

Ewald, G.: Temperament und Charakter. Berlin: Springer 1924.

Fischer, H. *et al.:* Epilepsie und Tetanie. Msch.Psychiat.Neur. *52*, 213 (1922).

Förster, O. und Gagel, O.: Ein Fall von Ependymzyste des III. Ventrikels. Zsch.ges.Neur.Psychiat. *149*, 312 (1938).

Freud, S.: Vorlesungen zur Einführung in die Psychoanalyse. 6. Aufl. Wien: Psychoanalytischer Verlag 1922.

Friedmann, P.: Zur Kenntnis und zum Verständnis kurz verlaufender Wahnformen. Neur.Zbl. *14*, 448 (1895).

Gamper, E.: Zur Frage der Commotio und Contusio cerebri. Med.Klin. Jg. *32*, 1353 (1936).

Gaupp, R.: Wandlungen des Hysteriebegriffes. Msch.Psychiat.Neur. *99*, 233 (1938).

Gjessing, R.: Beiträge zur Somatologie der periodischen Katatonien. Arch.Psychiat.Nervenkrankh. *191*, 191 (1953).

Goldstein, K.: Ein Fall von manisch-depressivem Mischzustand. Arch. Psychiat.Nervenkrankh. *43*, 461 (1908).

Gurewitsch, M.: Motorik, Körperbau und Charakter. Arch.Psychiat.Neur. *76*, 521 (1926).

Harasser, A.: Konstitution und Rasse. Fortschr.Neur.Psychiat. *9*, 411 (1937).

Henckel, K.: Über Konstitution und Rasse. Zsch.menschl.Vererbgs.- u. Konstitutionslehre *12*, 215 (1925).

Hess, W.: Vegetative Funktionen und Zwischenhirn. Helvet.Psychiol.Act. Suppl.IV. Basel: Schwabe 1947.

Hoffmann, H.: Grundsätzliches zur psychiatrischen Konstitutions- und Erblichkeitsforschung. Zsch.ges.Neur. *97*, 541 (1925).

Horst, L. van der: Experimentell-psychologische Untersuchungen zu Kretschmers "Körperbau und Charakter". Zsch.ges.Neur.Psychiat. *93*, 341 (1924).

Hübner, A.: Klinische Studien über die Melancholie. Arch.Psychiat. Nervenkrankh. *43*, 505 (1908).

Hübner, H.: Diskussionsbemerkung. Zbl.ges.Neur.Psychiat. *16*, 371 (1918).

Jislin, S.: Körperbau, Motorik, Handschrift. Zsch.ges.Neur.Psychiat. *98*, 518 (1925).

Kahlbaum, K.: Die Sinnesdelirien. Allg.Zsch.Psychiat. *23*, 1 (1866).

Kahn, E.: Bemerkungen zur Frage des Schizoids. Zbl.ges.Neur. *26*, 567 (1921).

Kant, I.: Kritik der reinen Vernunft. 3.Aufl. Riga: Hartknoch 1790.

Kibler, M.: Experimentalpsychologischer Beitrag zur Typenforschung. Zsch.ges.Neur.Psychiat. *98*, 524 (1925).

Kleist, K.: Die klinische Stellung der Motilitätspsychosen. Zsch.ges. Neur.Psychiat. *3*, 914 (1911).

Kleist, K.: Involutionsparanoia. Allg.Zsch.Psychiat. *70*, 1 (1913).

Kleist, K.: Gehirnpathologie. Leipzig: Barth 1934.

Körtke, H.: Ein Dilemma in der Dementia-praecox-Frage. Zsch.ges.Neur. Psychiat. *48*, 354 (1919).

Kolle, K.: Ein Beitrag zu Körperbau und Charakter. Zbl.ges.Neur.Psychiat. *40*, 726 (1925).

Kraepelin, E.: Psychiatrie. 8. Aufl. Leipzig: Barth 1915.

Krauss, F.: Die Tiefenperson. Med.Klin. 1729 (1928).

Kretschmer, W.: Die Neurose als Reifungsproblem. Stuttgart: Thieme 1952.

Kreuser: Die Geistesstörungen im höheren Lebensalter. Allg.Zsch. Neur.Psychiat. *71*, 1 (1914).

Kronfeld, A.: Über psychosexuellen Infantilismus. Leipzig: Bircher 1921.

Lange, J.: Verbrechen als Schicksal. Leipzig: Thieme 1929.

Lange, J.: Zur Frage des schizophrenen Reaktionstyps. Münch.Med.Wsch. 1152 (1926).

Luxenburger, H.: Die Vererbung der psychischen Störungen. *In:* Handb. Geisteskrankheiten Hsg.O.Bumke, Bd.I. Berlin: Springer 1939.

Mathes, P.: Die Konstitutionstypen in der Gynäkologie. Klin.Wsch.Jg. *2*, 291 (1923).

Mauz, F.: Über Schizophrenie mit pyknischem Körperbau. Zsch.ges.Neur. *86*, 96 (1923).

Möllenhoff, F.: Zur Frage der Beziehung zwischen Körperbau und Psychose. Arch.Psychiat. *71*, 98 (1924).

Olivier, H.: Der Körperbau der Schizophrenen. Zsch.ges.Neur. *80*, 489 (1922).

Oseretzky, N.: Über die Mimik bei verschiedenen Konstitutionstypen. Msch.Psychiat.Neur. *83*, 95 (1932).

Oseretzky, N.: Die motorische Begabung und der Körperbau. Msch. Psychiat.Neur. *58*, 37 (1925).

Oberholzer, E.: Erbgang und Regeneration in einer Epileptikerfamilie. Zsch.ges.Neur.Psychiat. *16*, 105 (1913).

Ostertag, B.: Über ererbte und erworbene Konstitution vom Standpunkt des Pathologen aus. Zsch.menschl.Vererb.Konstit.-lehre *29*, 157 (1949).

Peritz, G.: Spasmophilie des Erwachsenen. Mediko-biologičeski Žurnal Jg. *2*, 5 (1926).

Poppelreuther, W.: Diskussionsbemerkung. Zbl.ges.Neur.Psychiat. *16*, 354 (1918).

Raiwitscher, S.: Materialien zum Studium der motorischen Begabung bei Kindern. Probl.Pedolog.Psichonevrolog, 1926.

Römer, H.: Zur Symptomatologie und Genealogie der psychischen Epilepsie und der epileptischen Anlage. Allg.Zsch.Psychiat. *67*, 588 (1910).

Röper, E.: Diskussionsbemerkung. Zbl.ges.Neur.Psychiat. *16*, 373 (1918).

Rohden, F.v.*et al.*: Über Körperbau und Psychose. Zbl.ges.Neur.Psychiat. *95*, 37 (1925).

Rüdin, E.: Erblichkeit und Psychiatrie. Zsch.ges.Neur.Psychiat. *93*, 502 (1924).

Schott: Beitrag zur Lehre von der Melancholie. Arch.Psychiat.Nervenkrankh. *36*, 819 (1903).

Schultz, J.: Das Autogene Training. 13. Aufl. Stuttgart: Thieme 1970.

Schumann, F.: Diskussionsbemerkung. J.Psychol.Neur. *20*, E93 (1913).

Sioli, F.: Die Lehren Kretschmers über "Körperbau und Charakter". Allg.Zsch.Psychiat. *78*, 166 (1922).

Steinwachs, F.: Psychodiagnostische Studie an Schreib- und Griffdruck. Zsch.Psychother.Med.Psychol. *2*, 41, 230 (1952).

Stransky, E.: Das Manisch-depressive Irresein. Wien: Deuticke 1911.

Stransky, E.: Schizophrenie und intrapsychische Ataxie. Jb.Psychiat. *36*, 485 (1914).

Stransky, E.: Diskussionsbemerkung. Zbl.ges.Neur.Psychiat. *16*, 371 (1918).

Steiner, G.: Über die familiäre Anlage zur Epilepsie. Zsch.ges.Neur. Psychiat. *23*, 315 (1914).

Stumpf, C.: Erkenntnislehre. Leipzig: Barth 1939.

Sucharewa, G.: Materialien zur Erforschung der Korrelationen zwischen den Typen der Begabung und der Konstitution. Zsch.ges.Neur.Psychiat. *100*, 489 (1926).

Thalbitzer: Melancholie und Depression. Allg.Zsch.Psychiat. *62*, 775 (1905).

Thomas, K.: Gruppenarbeit und Konstitutionstypus. Zsch.menschl.Konstitutions- u. Vererbungslehre *30*, 133 (1950/52).

Tinbergen, N.: Instinktlehre. Berlin: Parey 1952.

Veil, W.: Goethe als Patient. 2.Aufl. Jena: Fischer 1946.

Verciani, A.: Contributo alla conoscenza dei rapporti tra struttura corporea e carattere psichico. Atti della Societa Medica Lucchese, Lucca: Giusti 1923.

Winkler, W. und Bauss, A.: Akromegalie, Schädeltrauma und Konstitution. Zsch.ges.Neur.Psychiat. *177*, 542 (1944).

Winkler, W.: Zum Begriff der "Ich-Anachorese" beim schizophrenen Erleben. Arch.Psychiat.Neur. *192*, 234 (1954).

Witte, H.: Die Entschädigungspflicht der Neurose als Problem der Sozialversicherung. Nervenarzt *27*, 505 (1956).

Wright, S.: The roles of mutation, inbreeding crossbreeding and selection in evolution. Proc. 6th Internat. Congr. Genet. 1932.

Wundt, W.: Grundriß der Psychologie. 9.Aufl. Leipzig: Engelmann 1909.

Ziehen, Th.: Psychiatrie. 3.Aufl. Leipzig: Hirzel 1908.

Ziehen, Th.: Leitfaden der physiologischen Psychologie. Jena: Fischer 1914.

WERKE VON ERNST KRETSCHMER

Bücher

Der sensitive Beziehungswahn	4. Aufl.	Springer, Berlin 1918/66
Körperbau und Charakter	25. Aufl.	Springer, Berlin 1921/67
Medizinische Psychologie	14. Aufl.	Thieme, Stuttgart 1922/74
Hysterie	7. Aufl.	Thieme, Stuttgart 1923/74
Geniale Menschen	5. Aufl.	Springer, Berlin 1927/58
Gestalten und Gedanken		Thieme, Stuttgart 1963

Aufsatzsammlungen

Psychotherapeutische Studien	Thieme, Stuttgart 1949
Mensch und Lebensgrund	R.Wunderlich, Tübingen 1966
Vorlesungen über Psychoanalyse	Hippokrates, Stuttgart 1973

Einzelarbeiten

Wahnbildung und manisch-depressiver Symptomkomplex
Med.Diss., Tübingen 1914;
Allg.Zsch.Psychiat. *71* (1914) 397

1. Zur Frage der Hystero-Epilepsie.
2. Fall von familiärer Blutdrüsenerkrankung.

Württ.Medic.Correspondenz-Blatt 1916

1. Eigenartiger vasomotorisch-trophischer Symptomkomplex nach Granatschock.
2. Schubweise entstandene Hämatomyelie.
3. Spätheilung eines schweren Rückenmarkschusses.

Württ.Medic.Correspondenz-Blatt 1917

Über eine familiäre Blutdrüsenerkrankung.
Zsch.ges.Neurol.Psychiat. *36* (1917) 79

Hysterische Erkrankung und hysterische Gewöhnung.
Zsch.ges.Neur.Psychiat. *37* (1917) 64

Hysteriebehandlung im Dunkelzimmer.
Münch.Med.Wsch. 1917, 825

Über Erkrankung des Femoralnerven bei Soldaten.
Württ.Medic.Correspondenz-Blatt 1918

Die Gesetze der willkürlichen Reflexverstärkung in ihrer Bedeutung für das Hysterie- und Simulationsproblem.
Zsch.ges.Neur.Psychiat. *41* (1918) 354

Über psychogene Wahnbildung bei traumatischer Hirnschwäche.
Zsch.ges.Neur.Psychiat. *45* (1919) 272

Zur Kritik des Unbewußten.
Zsch.ges.Neur.Psychiat. *46* (1919) 368

Gedanken über die Fortentwicklung der psychiatrischen Systematik.
Zsch.ges.Neur.Psychiat. *48* (1919) 370

Entwurf zu einem einheitlichen Begutachtungsplan für die Kriegs- und Unfallneurosen.
Münch.Med.Wsch. 1919, 804

Seele und Bewußtsein. Kritisches zur Verständigung mit Bleuler.
Zsch.ges.Neur.Psychiat. *53* (1919) 97

Die Willensapparate des Hysterischen.
Zsch.ges.Neur.Psychiat. *54* (1920) 251

Die psychopathologische Forschung und ihr Verhältnis zur heutigen klinischen Psychiatrie.
Zsch.ges.Neur.Psychiat. *57* (1920) 232

Zur Psychopathologie der Keimdrüsenstörungen.
Zbl.ges.Neur.Psychiat. *25* (1921) 342

Keimdrüsenfunktion und Seelenstörung.
Dsch.Med.Wsch. *47* (1921) 649

Der heutige Stand der klinischen Psychiatrie.
Dtsch.Med.Wsch. *48* (1922) 95

Körperbau und Charakter.
Berlin.Tageblatt Nr.37, 22.1.1922

Über biologische Beziehungen zwischen Schizophrenie, Eunuchoid, Homosexualität und moralischem Schwachsinn.
Zsch.Psychiat. *77* (1922) 332

Die Anthropologie und ihre Anwendung auf die ärztliche Praxis.
Münch.Med.Wsch. *69* (1922) 121

Das Konstitutionsproblem in der Psychiatrie.
Klin.Wsch. *1* (1922) 609

Konstitution und Rasse.
Zsch.ges.Neur.Psychiat. *82* (1923) 139

Hysterie.
Wissen und Leben - Neue Schweizer Rundschau *17* (1923) 148

Bemerkung zu der Arbeit von Kolle über Körperbau der Schizophrenen.
Zsch.ges.Neur.Psychiat. *94* (1924) 216

Manisch-depressives Irresein, Schizophrenie. Epilepsie.
Allg.Zsch.Psychiat. *80* (1925) 267

Die körperlich-seelische Zusammenstimmung in der Ehe.
Zsch.Menschenkunde *1* (1925) 1
Das Ehebuch. Hsg. Graf Hermann Keyserling
Celle: Niels Kampmann 1925

Hysterie und Verbrechen.
Berliner Illustrierte Zeitung Nr.43, 24.10.1926

Konstitutionsmischung bei gesunden Ehepaaren.
Dtsch.Med.Wsch. *52* (1926) 20

Lebensalter und Umwelt in ihrer Wirkung auf den Konstitutionstypus.
Zsch.ges.Neur.Psychiat. *101* (1926) 278

Konstitution und Psychose.
Zbl.Psychiat.Neur. *42* (1926) 613

Biologische Persönlichkeitsdiagnose in der Strafrechtspflege.
Dtsch.Juristenzeitung *31* (1926) 782

Der heutige Stand der psychiatrischen Konstitutionsforschung.
Jahreskurse f.ärztl.Fortbildung *18* (1927) 29

Der Körperbau der Gesunden und der Begriff der Affinität.
Zsch.ges.Neur.Psychiat. *107* (1927) 749

Von den körperlichen Grundlagen geistiger Eigenschaften.
Berliner Tageblatt Nr.134, 20.3.1927

Psychiatrie und Psychologie des Arztes.
Dtsch.Allgem.Zeitung, 13.11.1927

Vererbung und Psychose.
Zbl.ges.Neur.Psychiat. *45* (1927) 830

Experimentelle Typenpsychologie. Sinnes- und denkpsychologische Resultate.
Zsch.ges.Neur.Psychiat. *113* (1928) 776

Antwort auf die Frage nach der Beziehung zwischen Psychoanalyse und Seelsorge.
Ethik *4* (1928) 36

Zur Weiterentwicklung der psychotherapeutischen Technik, speziell der Psychoanalyse.
Dtsch.Med.Wsch. *54* (1928) 599

Störungen des Gefühlslebens, Temperamente. In: Handb.d.Geisteskrankheiten. Allg.Teil I,
Hrsg, O. Bunke, Berlin: Springer 1928

Die geprägte Form der Persönlichkeit.
Velhagen und Klasings Monatshefte. 1929

Die französische Konstitutions- und Temperamentslehre.
Jahrb.Charakterolog. *6* (1929) 113

Die typischen psychogenen Komplexe der Erwachsenen als Wirkung juveniler Entwicklungshemmungen.
Zsch.ges.Neur.Psychiat. *127* (1930) 660

Die Krise der Wissenschaft.
Die Koralle *6* (1931) 503; Göttinger Tageblatt (1933)

Das Ressentiment im Traum.
Zsch.ges.Neur.Psychiat. *136* (1931) 329

Psychotherapie. In: Handb. f. psychische Hygiene
Hsg.: O. Bumke.Berlin:W.de Gruyter 1931

Goethe und die Biologie.
Mitt.Universitätsbund Marburg 1932 H.3

Über cerebrale Gefäßschwäche.
Dtsch.Med.Wsch. *58* (1932) 1789

Erkenne dich selbst.
Die Woche *34* (1932) 1471

Das Experiment als psychologisches Forschungsmittel.
Charakter (1932) 189

Persönlichkeitsspaltung / Pathographie.
Der große Brockhaus 15.Aufl.Bd. 14 Leipzig 1933

Familiäre und stammesmäßige Züchtungsformen bei den Psychosen.
Münch.Med.Wsch. *80* (1933) 1084

Wissenschaftliche und parktische Ziele der Konstitutionsforschung.
Arch.soziale Hygiene und Demographie *8* (1933/34) 365

Ärztliche Seelenführung.
Velhagen & Klasings Monatshefte 1934, 425

Konstitutionslehre und Rassenhygiene. In: Erblehre und Rassenhygiene im völkischen Staat
Hsg.: E.Rüdin, München: J.F.Lehmann 1934

Der Aufbau der Persönlichkeit.
Zbl.ges.Neur.Psychiat. *73* (1934) 401

Ziele und organisatorische Aufgaben der Psychotherapie.
Wien.Med.Wsch. (1935) 141

Körperbau bei Schwachsinn.
Allg.Zsch.Psychiat. 104 (1935)

Wurzelformen der Persönlichkeit.
Die Umschau *39* (1935) 177

Züchtungsfragen beim Menschen.
Der Biologe *4* (1935) 381

Ursachen der Schizophrenie.
Zbl.ges.Neur.Psychiat. *74* (1935) 566

Konstitution und Rasse.
Zsch.Rassenkunde *4* (1936) 87

Konstitution und Rasse.
Münch.Wsch. 1414 (1937)

Psychopathie nach inneren und äußeren Maßstäben.
Msch.Kriminalpsychol.u.Strafrechtsreform *27* (1936) 339

Körperbau und Konstitution.
In: Handb.d.Neurol. *6* 1076 Hsg.: O. Bumke, Berlin: Springer 1936

Der Aufbau der Persönlichkeit in ärztlicher Beleuchtung.
Mitt.Universitätsbund Marburg (1937) 45

Konstitution und Psychose.
Zsch.ges.Neur.Psychiat. *158* (1937) 487

Die Rolle der Vererbung und der Konstitution in der Ätiologie der seelischen Störungen.
Zsch.psych.Hygiene *10* (1937) 109

Die konstitutionelle Retardierung und das Problem des sozialen Kontaktes und der Neurose.
Allg.Zsch.Psychiat. *113* (1939) 233
Gesundheit und Wohlfahrt 1939

Gehirn und Seele, die geschichtliche Entwicklung der gehirnphysiologischen Probleme.
Proteus Bd.3, Teil 1 d.Rhein.Ges.f.Geschichte der Naturwiss., Medizin u. Technik. S.17, 1940

Eugen Bleuler.
Arch.Psychiat. *111* (1940) 1

Das apallische Syndrom.
Zsch.ges.Neur.Psychiat. *169* (1940) 576

Zum 70. Geburtstag von Robert Gaupp.
Dtsch.Med.Wsch. *66* (1940) 1111

Körperbau und Charakter. Allgem.Teil.
In: Hdb.d.Erbbiologie des Menschen Hsg.: G.Just. Berlin: Springer 1940

Der Tonus als Konstitutionsproblem.
Zsch.ges.Neur.Psychiat. *171* (1941) 401

Aktuelle Encephalomyelitisformen, ihre Diagnostik und Therapie.
Dtsch.Med.Wsch. *68* (1942) 473

Praktische Menschenkenntnis. Zu den Beziehungen zwischen Konstitution und Leistung.
Rhein.-Westf.Zeitg. Nr.204, 25.4.1943

Gründung einer Deutschen Gesellschaft für Konstitutionsforschung.
Allg.Zsch.Psychiat. *122* (1943) 193

Das Ende des Rassenwahns.
Die Neue Zeitung, 17.12.1945

Über gestufte aktive Hypnoseübungen und den Umbau der Hypnosetechnik.
Dtsch.Med.Wsch. *71* (1946) 281

Suggestion und Training.
Tübingen: Alma Mater Verl. 1947

Erforschung der Persönlichkeit.
Die Neue Zeitg. Stuttgart 9.10.1948

Goethe als Patient.
Grenzgeb.d.Medizin, 1948

Begrüßung von Prof. G.Just.
Schwäb.Tagl. 11.10.1948

Die Orbitalhirn- und Zwischenhirnsyndrome nach Schädelbasisfrakturen.
Arch.Psychiat. *182* (1949) 452

Wandlung des Suggestionsbegriffs.
Neue Zeitg. München, 22.7.1949

Eunarkonversuche: Antwort.
Ärztl.Praxis 15.10.1949

Die Psychoanalyse im Gang der psychotherapeutischen Gesamtentwicklung.
Studium generale *2* (1949) 112

Moderne Probleme der psychotherapeutischen Methodik.
Dtsch.Med.Wsch. *74* (1949) 657

Grundsätzliches zur modernen Entwicklung der Paranoialehre.
Nervenarzt *21* (1950) 1

Psychologisches in der Kunst.
Thema (1949) 13

Organisationsfragen der deutschen Psychotherapie.
Dtsch.Med.Wsch. *75* (1950) 377

Die körperlichen Konstitutionsgrundlagen der seelischen Leistung.
Regensburg.Jahrb.ärztl.Fortbildg. Bd.I (1950)

Psychosomatische Behandlung.
Stuttgarter Nachrichten 1950

Zur Frage der Lehranalyse und der Analyse Gesunder.
Nervenarzt *22* (1951) 112;
Zsch.Psychother.med.Psychol. *1* (1951) 53

Psychologie und Psychotherapie der Paranoiker.
Zsch.Psychother.med.Psychol. *1* (1951) 53

Psychotherapie und "Gesunder Menschenverstand".
Psyche *5* (1951) 159

Methodisches zur Konstitutionsstatistik.
Zsch.menschl.Vererbgs.-Konstit.lehre *30* (1951) 359

Lehranalyse.
Dtsch.Med.Wsch. *76* (1951) 957

Das Verhältnis zwischen psychischen und somatischen Heilmethoden mit Berücksichtigung des Herzgefäßsystems.
Nauheimer Fortbildungslehrgänge *16* (1951) 76

Operable Stirnhirntumoren.
Zbl.Neurochirurgie *11* (1951) 285

Der Typus als erkenntnistheoretisches Problem.
Studium generale *4* (1951) 399

In memoriam Günther Just.
Zsch.menschl.Vererbgs.-Konstit.lehre *30* (1951) 293

Kausale und phänomenologische Begriffsbildung in der Hirnphysiologie.
Nervenarzt *22* (1951) 348

Psychotherapie und vegetatives System.
Therapiewoche 1951/52

Die olympische Idee und die ärztl. Konstitutionsprobleme.
In: Intern.Sportkongr.Stuttg.1951 Bd. 2 der Schriftenreihe d.dtsch. Sportbundes S.71 Hsg.: A. Nothelfer. Frankfurt: W. Limpert 1952

Sind innerhalb des Rahmens der ärztlichen Berufstätigkeit Scheinhandlungen und Scheinbehandlungen indiziert und sind solche Handlungen ohne Gefährdung der ärztlichen Ethik erlaubt?
Dtsch.Med.Wsch. *76* (1951) 1636

Die psychosomatischen Behandlungsformen (Grundlagen, Indikationen, Methoden).
Zsch.Psychother. *2* (1952) 14

Der affektive Kontakt als biologisches Problem.
Zsch.Psychother. *2* (1952) 1

Zivilisationkrankheiten in alten und jungen Kulturstaaten.
Stuttgart.Zeitung, 10.5.1952

Der soziale und moralische Defekt als biologisches Problem.
Münch.Med.Wsch. *95* (1953) 32

Robert Gaupp zum Gedächtnis.
Dtsch.Med.Wsch. *78* (1953) 1714
Arch.Psychiat.Neur. *191* (1953)

Der Begriff der motorischen Schablonen und ihre Rolle in normalen und pathologischen Lebensvorgängen.
Arch.Psychiat.Zsch.Neur. *190* (1953) 1

Schizophrenien und Pubertätskrisen und ihre seelische Führung.
Msch.Psychiat.Neur. *125* (1953) 562

Die Formung der Persönlichkeit.
Stuttgart.Nachrichten, 7.11.1953

Der triebhafte Verbrecher und seine Diagnostik.
Arch.Psychiat.Zsch.Neurol. *191* (1953) 1

Bückversuch nach Kretschmer.
Dtsch.Med.Wsch. (1954) 60

Psychotherapie der Schizophrenien und ihrer Grenzzustände.
Dtsch.Med.Wsch. *79* (1954) 299

Die Erforschung der menschlichen Temperamente.
Universitas *9* (1954) 123

Begrenzung und Weite.
Merian *8* (1954) 47

Konstitutionelle Entwicklungsphysiologie, ihre experimentelle und arbeitswissenschaftliche Erforschung.
Zsch.menschl.Vererbgs.-Konstit.lehre *32* (1954) 237

Verletzungen der Schädelhirnbasis und ihre psychiatrisch-neurologischen Folgen.
Dtsch.Med.Wsch. *79* (1954) 1709

Zum Thema Homosexualität und Ehe.
Dtsch.Med.Wsch. *79* (1954) 990

Empirische Erbprognose für Neffen und Nichten von Schizophrenen.
Medizinische *55* (1955) 623

Zivilisationskrankheiten.
Med.Klinik *50* (1955) 5

Orthopädie der Persönlichkeit.
Zsch.Psychother. *5* (1955) 1

Konstitutionstyp.
Anthrop.differ.et science des types (Genf) 1955

Epilepsie.
Münch.Med.Wsch. *97* (1955) 306

Konstitutionelle Entwicklungsphysiologie in ihrer ärztlichen und sozialen Auswirkung.
In: Bekämpfung der Jugendkriminalität, Bundeskriminalamt Wiesbaden (1955)

Pubertätsprobleme und Pubertätskrisen und ihre seelische Führung.
In: Geistige Hygiene, Forschung und Praxis Hsg.: M.Pfister-Ammende.
Basel: Schwabe 1955

Übertragung und Widerstand.
Zsch.Psychother. *6* (1956) 1

Psychotherapie der Schizophrenen und ihrer Grenzzustände.
Universitas *11* (1956) 505

Die konstitutionellen Varianten des Reifungsgrades und Reifungstempos.
Acta psychotherapeutica *4* (1956) 97

Sigmund Freud im Licht der Geschichte.
In: Vorträge des Kongresses der Allg.ärztl.Ges.f.Psychother.
Freudenstadt April 1956 Hsg.: E.Kretschmer, Stuttgart: Thieme 1957

Die Begutachtung der Neurosen und psychopathischen Reaktionen in der Sozialversicherung.
Dtsch.Med.Wsch. *82* (1957) 433

Die mehrdimensionale Struktur der Schizophrenien mit Bezug auf ihre Therapie.
Zsch.Psychother. *7* (1957) 183

Gestufte Aktivhypnose, Zweigleisige Standardmethode.
In: Handb.d.Neurosenlehre u.Psychotherapie Hsg.: V.Frankl. München-Berlin: Urban & Schwarzenberg 1958

Die Reflexverstärkung bei den vegetativen Neurosen.
Folia Psychiat., Neur.et Neurochirurg.
Neerlandica *61* (1958) 167

Möglichkeiten und Grenzen der Psychotherapie im Aufbau der Schizophrenie.
Aktuelle Psychother. 1958

Der puberale Instinktwandel.
Münch.Med.Wsch. *101* (1959) 595

Das Problem der obligaten Lehranalyse.
In: Handb.d.Neurosenlehre und Psychother.Bd.I Hsg.: V.Frankl.
München-Berlin: Urban & Schwarzenberg 1959

Berufslehre Geisteskranker.
Ärztliche Praxis 1959

Vorwort zu: Arzt im Raum des Erlebens. Festschrift zum 70. Geburtstag von E.Speer. München: Lehmann 1959;
Zsch.f.Psychother. *9* (1959) 83

Die somatischen Funktionssysteme der Schizophrenen in ihrer existenziellen und therapeutischen Bedeutung.
Acta Psychother. *8* (1960) 188

Hypnose und Tiefenperson.
Zsch.Psychother. *11* (1961) 207

Der schizophrene Mensch und seine Behandlung.
Zsch.Psychother. *11* (1961) 113

Nachruf für E.B. Strauss, London.
Zsch.Psychother. *12* (1962) 93

Erbmängel in der Nachkommenschaft großer Männer.
Ars.Medici 52.Jg. (1962) 493

Forschen und Mitempfinden.
Fortschr.Medizin *81* (1963) 925

Die Selbstverantwortung als medizinisch-psychologisches Problem
In: Todesstrafe. Piper 1962; Universitas *19* (1964) 1

ANMERKUNGEN

(1) Die Aufsätze werden nach dem Gesichtspunkt repräsentativer Wichtigkeit ausgewählt und sind in diesem Sinne auch vollständig. Sie mußten, um zahlreiche Wiederholungen zu vermeiden, z.T. erheblich gekürzt werden, lassen aber so ihre Substanz und ihren Platz in der wissenschaftlichen Entwicklung des Autors am besten erkennen. Ebenso vorteilhaft ist es, daß ich die rein zeitgebundenen, i.b. polemischen Stellen wegließ, die der historisch Interessierte im Original nachlesen kann. Leider mußten auch einige Fallbeispiele herausgenommen werden.

(2) Mit dieser Arbeit, die KRETSCHMER 1913 im Alter von 25 Jahren schrieb, wurde er zum Doktor promoviert. Sie bewog u.a. GAUPP, ihn zur Habilitation aufzufordern, die dann im August 1918 mit dem "Sensitiven Beziehungswahn" erreicht wurde. In der vorliegenden Untersuchung greift KRETSCHMER nicht nur selbständig und produktiv in die seinerzeitige Diskussion über den Wahn ein, sondern läßt auch spätere Forschungskonzepte ahnen. Die formale Ableitung des Wahns bildet den Keim der späteren Paranoialehre. Das Bemühen, einen Zusammenhang zwischen Charakter und Psychose herzustellen, weist schon auf die Konstitutionspsychopathologie hin. Es fallen bereits interessante Schlaglichter auf das zykloide Temperament. Darüberhinaus kündigt sich in der Relation zwischen organischer Insuffizienz und psychotischen Symptomen vollends die mehrdimensionale Krankheitslehre an. Mit der großzügigen Verbindung zwischen weiten sinnvollen Strukturlinien und treffsicherer begrifflicher Analyse entfaltet sich schließlich das den Verfasser kennzeichnende psychologische Interesse. Auch wenn er, seiner Zeit folgend, seelische Elemente und deren Assoziationen zugrundelegt, so sieht er doch kritisch die Grenzen dieser Hypothese. Nicht nur der Gedankenreichtum, sondern auch die bildhafte Darstellungsweise, lassen das Erstlingswerk reizvoll erscheinen und machen es zum Ausgangspunkt einer zehnjährigen unermüdlich produktiven Schaffensperiode.

(3) Nach KAHLBAUM beruhen Aufmerksamkeit und "Versinnlichung gedachter Objektvorstellungen" (= *Reperzeption*) auf einer "reproduktiven, zentrifugalen Sinnestätigkeit". Bei Übererregbarkeit der Letzteren können "direkte Halluzinationen" entstehen. Den Gegensatz bildet die gewöhnliche Wahrnehmung, die an zentripetalen Prozessen anknüpft. Bemerkenswert ist, daß KAHLBAUM die Wahrnehmung – sei sie trughaft oder objektiv – mit intentionalen Haltungen verknüpft.

(4) In dieser Arbeit und in den drei folgenden versucht der Verfasser zu zeigen, daß psychische Störungen grundsätzlich aus drei humanbiologischen Prinzipien abzuleiten sind: Einer *Abnormität des Gehirns*, einem bestimmten *Charakteraufbau*, der auf dem *dynamischen Profil des Temperaments* ruht und durch Erziehung und Erfahrung geprägt worden ist und schließlich einem verstehbaren *Erlebnisfaktor*. Implicite wird als Viertes die metaphysische Dimension i.S. der Fähigkeit *sittlichen Wertens* vorausgesetzt. Die besondere Reaktionsbereitschaft des Gehirns entstammt der *Vererbung* oder darüber hinaus in der Ontogenese von der Foetalzeit an *erworbenen Schäden* im Zentral-

nervensystem. Diese Disposition bestimmt das Temperament, dieses wieder den Charakter und dieser die Form von Erleben und Handeln. Die sittliche Person befaßt sich mit den Erlebnissen. So sind alle Dimensionen aufeinander bezogen und nicht voneinander trennbar. Diese Perspektive richtet sich zunächst auf eine mehrdimensionale, d.h. *synthetische Diagnose des jeweiligen Individuums*, das anhand aller Determinanten zu untersuchen ist. Die individuelle Diagnose, ohne auf ein Krankheitssystem zu achten, entspräche am besten dem ärztlichen Erfordernis, weil sie die optimale, d.h. *mehrdimensionale Therapie* nach sich zieht. KRETSCHMER als Arzt hätte in letzter Konsequenz das *Kraepelin'sche* System auflösen müssen. Als Wissenschaftler war er jedoch weise genug, es beizubehalten und lediglich zu relativieren. Er wußte nicht nur, daß Krankheitssysteme der praktischen Verständigung wegen unumgänglich sind, sondern auch, daß sich in den seelischen Störungen etwas ausdrückt, was nicht in den vier Dimensionen aufgeht und einer besonderen Ordnung bedarf.

Angesichts der großen Breite des Entwurfs, dessen Fundament schon im "Sensitiven Beziehungswahn" gelegt worden war, kann das bewegliche System nicht veralten, umso mehr als immer wieder eindimensionale Betrachtungsweisen propagiert werden und die Psychiatrie gefährden.

Besondere Aktualität bekommt das *pluridimensionale Vorgehen* heute erneut auf höherer Ebene durch die Fortschritte der *Gehirnphysiologie* und die Therapie mit *Psychopharmaka*. Hier stellt sich das Problem der stofflichen Ursachen der Psychosen und des Angriffspunktes der Arzneimittel. Man spricht vom Verhältnis zwischen psychischem Erscheinungsbild und organischem Grundprozeß (bzw. der organischen Insuffizienz) und fragt sich, warum verschiedene Störungen das gleiche Bild bedingen oder umgekehrt *eine* Störung verschiedene Bilder hervorbringen kann. Alle diese Probleme wurden, wie die vorliegenden Arbeiten zeigen, schon um 1920 vom Autor diskutiert.

Der Exkurs über die *Fortentwicklung der Systematik* wurde durch einen, KRETSCHMER ungenügend erscheinenden Entwurf KÖRTKES angeregt. Das Anliegen, nicht dualistisch, sondern *synthetisch* vorzugehen, tritt hier am stärksten hervor. In der "Psychopathologischen Forschung" verteidigt KRETSCHMER gewandt seine Positionen gegenüber den Angriffen von KAHN, der gleichsam als Staatsanwalt der einflußreichsten Schule, nämlich der *Kraepelin'schen*, die gestörte Ordnung wieder herzustellen versucht hatte. Geistvoll werden die Probleme von Kausalität und Verstehen diskutiert.

(5) Dieser Eigenbericht beweist, wie die folgenden, daß man im psychiatrischen Bereich recht unbefangen Erblichkeit annahm, wenn krankhafte Merkmale innerhalb einer Familie oder über Generationen hinweg mehrfach auftraten. Wir sind heute wegen der Möglichkeit gehirnorganischer oder auch umweltpsychologischer Einflüsse vorsichtiger geworden, ohne daß darum das Problem der Vererbung im geringsten an Bedeutung verloren hätte. Nur die wissenschaftlichen Ansprüche wurden größer. Gemessen an der Norm der Zeit ist *Kretschmers* Standpunkt immer recht ausgewogen, was am deutlichsten in "Ursachen der Schizophrenie" hervortritt. Wichtiger als die Erblichkeit waren ihm die gesetzmäßigen Zusammenhänge zwischen Körperbau, prämorbidem Charakter und Psychose.- Inwieweit Krankheiten regional gezüchtet werden oder inwieweit sie durch Vorbild und Erziehung entstehen, läßt sich nicht sagen. Wegen der zunehmenden Rassenmischung und kulturellen Homogenisierung seit dem letzten Krieg kann man der grundsätzlich sehr interessanten Frage bei uns jetzt nicht mehr nachgehen.

(6) KRETSCHMER war, wie nicht wenige Psychiater damals und heute, Anhänger der Eugenik. Er meinte nicht nur, daß sich defekte Persönlichkeiten nicht fortpflanzen sollten, sondern erkannte auch, daß seelisch Abnorme meist auch schlechte Ehegatten und schlechte Erzieher ihrer Kinder sind.

(7) Im folgenden exemplifiziert KRETSCHMER seine psychopathologische Hauptanschauung vom Zusammenwirken autonomer *biotischer Prozesse* (gleich ob sie körperlich faßbar sind oder nicht) und verstehbarer *Erlebniswirkungen*. Zwischen beiden liegt der *Charakter*, der also einen angelegten und einen biographisch geformten Aspekt hat.

(8) Die zwei nächsten Abhandlungen geben ein Bild vom Verfasser als feinfühligem und umsichtigem Psychiater und Neurologen. Beide Themen sind nicht nur als Spezialgebiete der Gehirnpathologie, sondern auch als Ausgangsbasis einer Grundsatzdiskussion physisch-psychischer Bezüge sehr instruktiv. KRETSCHMER findet hier ideale Ansatzpunkte für sein Interesse, das nicht der Einteilung von Krankheiten, sondern großen und allgemeinen biologischen Gesetzen gilt.

(9) In diesem Teil kann nur ein fragmentarischer Überblick über die medizinisch-psychologischen Anschauungen und Forschungen des Autors gegeben werden. Doch handelt es sich um grundsätzlich wichtige Ausführungen. Die "Kritik des Unbewußten" bewirkte eine gedruckte Entgegnung Eugen BLEULERS und einen (noch vorhandenen) handschriftlichen Brief an KRETSCHMER. Dieser – sonst in bestem Einvernehmen mit dem Schöpfer des Schizophreniebegriffs – rechtfertigte sich mit "Seele und Bewußtsein". - Mit den "Gefühlen und Gemeingefühlen" begibt sich der Verfasser in ein mehrdeutiges Grenzgebiet der Psychologie, das den psychophysischen Zusammenhang von einer bestimmten Seite her beleuchtet und das unmittelbar zum Problem des "Tonus" hinführt. Der Handbuchbeitrag erschien später in Moskau in russischer Sprache.

(10) Mit dem "Tonus" erreicht KRETSCHMER den Kern des Konstitutionsbegriffes, insofern dieser die *elementare Dynamik des Organismus* meint. Es könnte sein – das ist der Gedanke dieses Artikels –, daß es typische Zeitprofile gibt, welche für muskuläre, nervöse, metabolische und vielleicht auch affektive Abläufe gleichermaßen gelten und so das einzelne Individuum oder eine Menschengruppe charakterisieren.

GUREVIČ (1925) begründete sein Forschungsprogramm mit dem wohlgemeinten Vorhalt, KRETSCHMER habe in seinem System eine Lücke gelassen und das wesentliche Gebiet der "motorischen Funktionen" kaum beachtet. Da KRETSCHMER die wichtigen Arbeiten aus der Moskauer Psychoneurologischen Kinderklinik nur kurz streift, habe ich die für das Tonusproblem wichtigen Ergebnisse in einem Abschnitt zusammengefaßt und dem Aufsatz eingefügt. Dieser erhält dadurch noch mehr Gewicht und wird anschaulicher. Man darf sich dankbar daran erinnern, daß die russische Forschergruppe KRETSCHMER in der Zeit schwieriger Kämpfe wirksame Schützenhilfe geleistet hat. Nicht weniger bedeutsam ist es, daß sie zuerst ein Thema aufgegriffen hat, dessen Tragweite KRETSCHMER später voll ermaß und das am erfolgreichsten seine Schüler ENKE und STEINWACHS weiterverfolgten.

Nach STEINWACHS hat der *Athletiker* wegen antagonistischer Innervierung wenig Schwingung im Schreibdruckverlauf. Der Grunddruck ist relativ hoch und steigt erheblich beim Schreibakt, um oft mit einem eruptiven Stoß zu enden (Hemmung und Enthemmung nebeneinander). Der *Pykniker* hat den niedrigsten Durchschnittsdruck. Bei den *Leptosomen* ist der mittlere Druck am höchsten, als Zeichen der hohen Grundspannung. Die Druckamplitude schwingt am weitesten.

Die Bezeichnung "Tonus" = Spannung ist ausschließlich von der subjektiven Erfahrung äußerer "Kräfte" (Zug, Druck) abgeleitet und meint somit ein *Erlebnis* im Umgang mit der *gegenständlichen Welt*. Wir haben es, wie so oft in Medizin und Naturwissenschaft, mit einem rein *magischen Begriff* zu tun, der sich ebenso auf *seelische Zustände* (Spannung, Bedrückung) übertragen läßt. Naturwissenschaftlich, d.h. objektiv gesehen, gibt es keinen Tonus, sondern nur Verkürzungen und Verlängerungen von Muskelfasern und verschiedenartige elektrische und chemische Abläufe, schließlich räumlich-zeitliche Veränderungen von Körperteilen. Das magische Wort hat aber den Vorteil, sehr umständlich zu formulierende Tatsachenkomplexe einfach zusammenzufassen. Weil erlebbar, ist es außerdem lebensnah. Überhaupt bildet die *magische Dimension* das Bindeglied zwischen physischer und psychischer Erscheinungsweise. So hat KRETSCHMER intuitiv das beste Wort "Tonus" gewählt, um typische *Bewegungsstile* auf allen menschlichen Ebenen zu umgreifen und zu bezeichnen. Nach der Entdeckung der psychophysischen Konstitutionstypen war keine seiner biopsychologischen Einsichten so wichtig wie die in die *typischen Tonusablaufsformen*. Deren individuelle Unterschiede können wir bislang physiologisch nicht analysieren bzw. erklären, sondern sind auf ganzheitliches Registrieren angewiesen. So ist es auch kein Zufall, daß wir als Kennformel einer Individualität die Handschrift bzw. die Unterschrift benutzen, d.h. den "Bewegungstonus". Körperbau und Tonus verhalten sich zueinander wie Form und Bewegung.

(11) Das synthetische Streben KRETSCHMERS kommt nirgends so deutlich zum Ausdruck wie in der Psychotherapie, gleich ob es sich um schizophrene oder neurotische Patienten handelt. Hier müssen alle Möglichkeiten genutzt werden: Körperbefund, konstitutionelle Temperamentsrichtung, Charakteranalyse, biographische Analyse; Verhaltensmethoden (z.B. Dunkelzimmer), Hypnose, Autogenes Training, tiefenpsychologische Entwicklung, zukunftsgerichtetes wertsuchendes Gespräch. Synthetischem Denken und ärztlicher Verantwortung entspringen auch die Bemühungen,die in weltanschaulichem Fanatismus und Eitelkeit befangenen Gruppen von Psychotherapeuten und Einzelgängern zu sammeln und ihre Erfahrungen allgemein zu nutzen. Die hier zusammengestellten Artikel geben Ausschnitte aus dieser Arbeit und können nur in Verbindung mit "Psychotherapeutische Studien", "Vorlesungen über Psychoanalyse" und "Hysterie" voll gewürdigt werden.

(12) In den zeitgeschichtlichen Kommentaren greift die psychiatrische Erfahrung auf gesellschaftspsychologisches Gebiet über, wie dies auch sonst hin und wieder in *Kretschmers* Werk geschehen ist. Den Essay über die Kriegsschuld hat er nicht veröffentlicht. Die positive, aktive und zukunftsoffene Haltung beweist für sich allein schon, daß KRETSCHMER kein Psychoanalytiker war. Ungeachtet der Enttäuschung über JUNGS Haltung nach dem Krieg zollte er dem Schweizer Gelehrten große Achtung, die besonders dem Assoziationsversuch, den psychologischen Typen und den Schizophrenieforschungen, aber auch seiner Großzügigkeit und Überlegenheit gegenüber den verschiedenen psychotherapeutischen Schulen galt. – Mit dem Thema "Rasse" war KRETSCHMER schicksalhaft verbunden, hatte er doch in "Geniale Menschen" unwiderruflich Stellung zugunsten einer Mischung wertvoller verschiedenrassiger Bevölkerungen genommen und sich damit den Zorn

aller nationalistischen Rassenfanatiker zugezogen.- Die Gedanken zur Zeitgeschichte beziehen sich nur äußerlich auf das Jahr 1945. Tatsächlich berühren sie zeitlose Probleme jeder gewaltsamen Machtumwälzung, Probleme, die uns bis zum heutigen Tag begleitet haben und wohl auch noch in Zukunft belasten werden.

QUELLENHINWEIS

Wir danken nachstehend genannten Verlagen und Zeitschriften für die Genehmigung zum Nachdruck der Arbeiten von E. Kretschmer

Seite 67-72
KRETSCHMER, Ernst: Schizophrenien und Pubertätskrisen und ihre seelische Führung. Monatsschrift für Psychiatrie und Neurologie *125*, 562-571 (1953)

Seite 72-80
Die mehrdimensionale Struktur der Schizophrenien mit Bezug auf ihre Therapie. Zsch.Psychother (1957)

Seite 135-136
Konstitutionelle Entwicklungsphysiologie in ihrer ärztlichen und sozialen Auswirkung. *In:* Bekämpfung der Jugendkriminalität, Bundeskriminalamt Wiesbaden 1955

Seite 140-145
Moderne Probleme der psychotherapeutischen Methodik. Dtsch.Med.Wsch. (1949)

Seite 145-150
Psychologie und Psychotherapie der Paranoiker. Zsch.Psychother (1951)

Seite 150-158
Der affektive Kontakt als biologisches Problem. Zsch.Psychother (1952)

Seite 162-164
Der schizophrene Mensch und seine Behandlung. Zsch.Psychother (1961)

Seite 165-166
Goethe als Patient. Grenzgebiete der Medizin. Urban & Schwarzenberg 1948

Seite 166
Erbmängel in der Nachkommenschaft großer Männer. Ars Med. (1962)

AUTORENVERZEICHNIS

"f" bedeutet, daß das betr. Wort auch noch auf der folgenden Seite auftritt. "ff" bedeutet, daß das betr. Wort mindestens auf den beiden folgenden Seiten, evtl. bis zur vierten Seite auftritt.

SACHVERZEICHNIS

"f" bedeutet, daß das betr. Wort auch noch auf der folgenden Seite auftritt. "ff" bedeutet, daß das betr. Wort mindestens auf den beiden folgenden Seiten, evtl. bis zur vierten Seite auftritt.

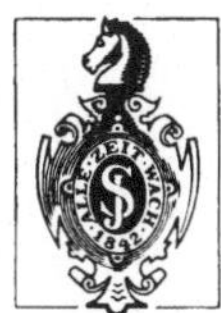

E. Kretschmer:

Körperbau und Charakter

Untersuchungen zum Konstitutionsproblem und zur Lehre von den Temperamenten
Herausgeber: W. Kretschmer
25., ergänzte Auflage. 89 Abbildungen
XVI, 484 Seiten. 1967
Gebunden DM 48,–; US $19.60
ISBN 3-540-03892-2

Aus den Besprechungen: "... Der einzigartige Erfolg des Buches wird vor dem Hintergrund der Tatsache analysiert, daß die Idee der Konstitution heute an sich gar nicht „Mode" ist. Seit dem zweiten Weltkrieg hat der Zeitgeist in Psychiatrie, Psychologie und Pädagogik geradezu biologiefeindliche Doktrinen gefördert. Im Gegensatz zu Kretschmer, der von der idealistischen Theorie ganzheitlicher Systeme oder Gestaltpläne des Organismus ausging, tendieren allgemeine Physiologie und Psychologie mit ihren Methoden des Messens und Verrechnens biologischer Daten vom Ganzen weg zum Element. Die Analyse komplexer Erscheinungen stellt demgegenüber höchst unbequeme Anforderungen. Dennoch mag der Erfolg Kretschmers nicht zuletzt mit der Tatsache zusammenhängen, daß es ihm gelungen war, die verschiedenen Gebiete des menschlichen Lebens von der Biologie her in ungewöhnlicher Fülle und Geschlossenheit zu beleuchten..."
Die Medizinische Welt

E. Kretschmer:

Der sensitive Beziehungswahn

Ein Beitrag zur Paranoiafrage und zur psychiatrischen Charakterlehre
Herausgeber: W. Kretschmer
4., erweiterte Auflage. VIII, 236 Seiten
1966. Gebunden DM 53,–; US $21.70
ISBN 3-540-03591-5

Aus den Besprechungen: "... Dieses schon historisch gewordene, grundlegende Werk der deutschen Psychiatrie hat selbst Geschichte gemacht und wesentlich dazu beigetragen, die Alternative von Prozeß und Entwicklung, wenn nicht zu überwinden, so zumindest abzuschwächen. Der unveränderte Text erscheint in dieser 4. Auflage erstmals seit dem Tod Ernst Kretschmers von seinem Sohn Wolfgang Kretschmer herausgegeben. Er ist bereichert um ein weiteres Kapitel, in dem „Begriff, Geschichte und wissenschaftliche Stellung des sensitiven Beziehungswahnes" von W. Kretschmer abgehandelt werden ..."
Jahrbuch für Psychologie, Psychotherapie und medizinische Anthropologie

E. Kretschmer:

Geniale Menschen

Mit einer Porträtsammlung
5. Auflage. VIII, 311 Seiten. 1958
Gebunden DM 40,–; US $16.40
ISBN 3-540-02318-6

Inhaltsübersicht: Gesetze: Das Dämonische. Trieb und Geist. Die geprägte Form der Persönlichkeit. Die Züchtung der Begabung. Genie und Rasse. – Bilder: Die seelische Periodik. Der Lebenskünstler. Geschlecht und Pubertät. Die Lebenskurven. Der Forscher. Held und Herrenmensch. Inspiration und Verehrung. Der Prophet. – Porträtsammlung: Vorbemerkung. Porträts. Quellen zur Porträtsammlung. Namenverzeichnis. Verzeichnis der Bilder.

Preisänderungen vorbehalten

K. Jaspers:

Allgemeine Psychopathologie

9., unveränderte Auflage. 3 Abbildungen.
XVI, 748 Seiten. 1973. Geb. DM 48,–; US $19.60
ISBN 3-540-03340-8

Dieses erstmals 1913 erschienene Werk ist trotz aller neueren Strömungen in der Psychiatrie und Psychologie (vergleichende Entwicklungslehre, Verhaltenspsychologie, kritische Lokalisationslehre) der klassische Führer durch das Gesamtgebiet der Psychiatrie geblieben.

Lexikon der Psychiatrie

Gesammelte Abhandlungen der gebräuchlichsten psychopathologischen Begriffe
Herausgeber: C. Müller. Unter Mitarbeit zahlreicher Fachleute
8 Abbildungen. IX, 592 Seiten. 1973
Gebunden DM 98,–; US $40.00
ISBN 3-540-06277-7

In diesem Lexikon, das die Nachfolge des früheren Handbuches von BIRNBAUM antreten soll, werden die wichtigsten Begriffe der Psychiatrie in knapper aber gründlicher Form abgehandelt. Die alphabetisch geordneten Stichworte enthalten Angaben über die Herkunft und die Verwendung der Begriffe sowie bibliographische Hinweise. Ein Nachschlagewerk für den angehenden Psychiater, aber auch für den Psychologen, Soziologen, Sozialarbeiter und Studenten.

Inhaltsübersicht: Die Einzeltatbestände des Seelenlebens: Die subjektiven Erscheinungen des kranken Seelenlebens (Phänomenologie). Die objektiven Leistungen des Seelenlebens (Leistungspsychologie). Die Symptome des Seelenlebens in körperlichen Begleit- und Folgeerscheinungen (Somatopsychologie). Die sinnhaften objektiven Tatbestände. – Die verständlichen Zusammenhänge des Seelenlebens (verstehende Psychologie): Verständliche Zusammenhänge. Verständliche Zusammenhänge bei spezifischen Mechanismen. Stellungnahme des Kranken zur Krankheit. Das Ganze der verständlichen Zusammenhänge (Charakterologie). – Die kausalen Zusammenhänge des Seelenlebens (erklärende Psychologie): Wirkungen der Umwelt und des Leibes auf das Seelenleben. Vererbung. Über Sinn und Wert der Theorien. – Die Auffassung der Gesamtheit des Seelenlebens: Die Synthese der Krankheitsbilder (Nosologie). Die generische Artung des Menschen (Eidologie). Der Lebenslauf (Biographik). – Die abnorme Seele in Gesellschaft und Geschichte (Soziologie und Historie der Psychosen und Psychopathien). – Das Ganze des Menschseins.

Preisänderungen vorbehalten